W0253792

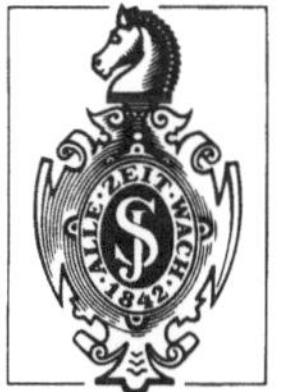

E. Biemer · W. Duspiva

Rekonstruktive Mikrogefäßchirurgie

Mit Geleitworten von
Ursula Schmidt-Tintemann und Dieter Buck-Gramcko

Mit 127 Abbildungen zum Teil farbig
in 315 Einzeldarstellungen

Springer-Verlag
Berlin Heidelberg GmbH 1980

Priv.-Doz. Dr. EDGAR BIEMER,
Priv.-Doz. Dr. WOLFGANG DUSPIVA,
Klinikum rechts der Isar der Technischen Universität München,
Ismaninger Straße 22, D-8000 München 80

ISBN 978-3-662-09738-0

CIP-Kurztitelaufnahme der Deutschen Bibliothek
Biemer, Edgar:
Rekonstruktive Mikrogefäßchirurgie/E. Biemer; W. Duspiva.
ISBN 978-3-662-09738-0 ISBN 978-3-662-09737-3 (eBook)
DOI 10.1007/978-3-662-09737-3
Ne: Duspiva, Wolfgang

Ursprünglich erschienen bei Springer-Verlag Berlin Heidelberg New York 1980
Softcover reprint of the hardcover 1st edition 1980

Reproduktion der Abbildungen. Gustav Dreher GmbH, Stuttgart

2124/3130-543210

Geleitwort

Der Wert einer neuen Operationstechnik zeigt sich nicht allein darin, daß sie im einzelnen Fall gelingt. Erst nach einer gewissen Anzahl von Eingriffen und nach einer genauen Beobachtung des Resultats stellt sich heraus, ob sie allgemein praktiziert werden kann, ob Aufwand und Effekt in einem vernünftigen Verhältnis zueinander stehen. Nur wenn auch das der Fall ist, kann man ein neues operatives Vorgehen in das Repertoire einer operativen Disziplin übernehmen.

Für die plastische Chirurgie ist der Zeitpunkt gekommen, sich regelmäßig mikrogefäßchirurgischer Maßnahmen zu bedienen. Die Erfahrung reicht aus und die Ergebnisse sind gut.

Die mikrogefäßchirurgische Praxis beweist, daß Replantationen von abgetrennten Gliedmaßen lohnend und notwendig sind, wenn die Indikation den geforderten Kriterien standhält und die klinische Organisation in der Lage ist, die Patienten ohne Zeitverlust einer mikrogefäßchirurgischen Behandlung zuzuführen. Nach den ersten Erfolgen bei der Replantation von Fingern, Händen oder Zehen haben wir durch Befragungen und Nachuntersuchungen von Patienten erfahren, daß diese Eingriffe nicht nur für die Arbeitsfähigkeit, sondern auch für das subjektive Wohlbefinden von großer Bedeutung sind.

Auch beim freien Transplantieren großer Gewebeteile hat sich die mikrogefäßchirurgische Technik bewährt. Die wesentlichen Vorteile sind die variable Spenderregion und der kürzere Krankenhausaufenthalt.

Darüber hinaus haben wir in der plastischen Chirurgie die Mikrogefäßchirurgie als eine operative Technik kennengelernt, die kaum zu überschätzende Möglichkeiten birgt. Sicher wird sie in den nächsten Jahren auch in anderen Bereichen chirurgischer Therapie dem Operateur neue Wege eröffnen. Man braucht nicht viel Phantasie, um sich vorzustellen, welche Rolle die in der Mikrogefäßchirurgie gewonnenen Erfahrungen bei Organverpflanzungen spielen werden.

Weil das so ist, gehört die Kenntnis des mikrogefäßchirurgischen Vorgehens zum Wissen eines jeden Chirurgen. Für den plastischen Chirurgen sind Theorie und Praxis dieser Technik unerläßlich.

Es ist das Verdienst der Autoren, daß sie in diesem Buch nicht nur reproduzieren, sondern vor allem eigene Erfahrungen und Überlegungen wiedergeben. Sie selbst haben bei ihrer unermüdlichen chirurgischen Tätigkeit auf diesem Gebiet viel Neues entwickelt. Ihre Anweisungen reichen von Verbesserungen des Instrumentariums über die Operationsstrategie bis zur Nachbehandlung. Deshalb sind die in diesem Buch enthaltenen Beiträge ein Stück Medizingeschichte und ich bin stolz darauf, daß es Kollegen aus meiner Abteilung sind, die auf diesem Gebiet so Hervorragendes leisten konnten.

München, Winter 1979 Prof. Dr. Ursula Schmidt-Tintemann

Geleitwort

Erst die klinische Anwendung der mikrovaskulären Chirurgie und die damit erreichten Ergebnisse brachten der Mikrochirurgie den Durchbruch zur allgemeinen Anerkennung, nachdem schon viele Jahre vorher durch experimentelle Studien die Voraussetzungen dazu geschaffen worden waren und die Mikrochirurgie peripherer Nerven bereits an vielen Kliniken durchgeführt wurde. Nach dem mühsamen und beschwerlichen Beginn durch einzelne Pioniere auf diesem neuen Gebiet der plastischen Chirurgie in Australien, China, Japan und den U.S.A. folgte in der ersten Hälfte der siebziger Jahre eine zunehmend sich verbreitende klinische Tätigkeit, die sich als Prüfstein der vorangegangenen Experimente erwies und zu zahlreichen neuen Erkenntnissen und Anwendungsmöglichkeiten führte.
Edgar Biemer und Wolfgang Duspiva hatten hier in Europa entscheidenden Anteil an der Ausbreitung und Weiterentwicklung der Mikrogefäßchirurgie. Neben den bereits bestehenden Replantationsdiensten – in Wien seit Juni 1974 an den beiden Universitätskliniken für Plastische und Wiederherstellungschirurgie, in Hamburg am Berufsgenossenschaftlichen Unfallkrankenhaus seit April 1975 – entstand durch ihre Initiative im November 1975 in München ein weiteres Zentrum, welches schon bald mit einer bemerkenswert hohen Zahl von Replantationsfällen die anderen Zentren übertraf. Mehr als 300 Replantationen in zwei Jahren mit der hohen Anheilungsquote von 86% sind eine Leistung, mit der die Autoren unübertroffen dastehen!
Mikrogefäßchirurgie kann jedoch nicht die Tätigkeit eines oder zweier Chirurgen allein sein. Ihre erfolgreiche Durchführung setzt ein Team gut ausgebildeter Mikrochirurgen voraus, deren unermüdlicher Einsatz gemeinsam mit OP-Schwestern und Anästhesisten die langdauernden Operationen zu einem guten Abschluß zu bringen hilft. Die gesamte Organisation einer Klinik wird stark beeinflußt und muß auf die geänderten Umstände eingestellt werden.
Diese Probleme wurden in München durch gute allseitige Zusammenarbeit glücklich gelöst, wodurch der hohe Standard ermöglicht wurde, von dem dieses Buch zeugt.
Zur Mikrogefäßchirurgie gehören neben den Replantationen die freien Gewebsübertragungen mit mikrovaskulären Anastomosen. Ihre Durchführung erfolgt zwar geplant – nicht als Notfalloperation wie die Replantationen –, ist aber nicht weniger aufwendig. Sorgfältige Indikationsstellung und manuelles Geschick vermögen manchem Patienten wesentlich zu helfen und seine Rückkehr in ein Berufsleben einzuleiten.
Eine Darstellung über das junge Spezialgebiet ist eine notwendige Aufgabe, deren Erfüllung die Autoren sich trotz sonstiger zeitlicher Belastung gestellt haben. Sie haben damit im deutschen Sprachraum die erste derartige zusammenfassende Darstellung über eine Technik gegeben, die in naher Zukunft Eingang in alle chirurgischen Disziplinen finden und neue Behandlungswege eröffnen wird.

Hamburg, Winter 1979 Prof. Dr. Dieter Buck-Gramcko

Vorwort

Die operative Manipulation feinster Strukturen scheiterte lange Zeit an der Begrenzung des menschlichen Auges. Dem Operateur wurde erst nach der Einführung des Operationsmikroskopes durch Nylen (1921) die feine Anatomie so sichtbar gemacht, daß sie auf mechanischem Wege präpariert, dargestellt und manipuliert werden konnte. Nylen benutzte das Mikroskop zur Behandlung von Erkrankungen des Mittelohres. 1946 begann Perritt in den USA, das Operationsmikroskop in die operative Augenheilkunde einzuführen.

1964 veröffentlichten Smith, Kunze und Mitchen erste Berichte über ihre klinischen Erfahrungen bei der Benutzung des Mikroskopes in der Nervenchirurgie. Dies ermöglichte, einen peripheren Nerv in einzelne Faszikelbündel aufzuteilen und diese dann getrennt exakt zu adaptieren.

Entsprechend dieser Entwicklung bezeichnet man als Mikrochirurgie jene Chirurgie, die mit „bewaffnetem" Auge – zumindest mit einer Lupenbrille, meistens aber unter Benutzung des Operationsmikroskopes – möglich und ausgeführt wird. Als Definition der Mikrogefäßchirurgie ergibt sich daraus die operative Behandlung kleiner Gefäße unter 2 mm im Durchmesser.

Neben experimentellen Vorarbeiten für ihre klinische Anwendung wurde die Mikrogefäßchirurgie als Hilfsmittel im Laboratorium benutzt, um an kleinen Versuchstieren Transplantationsmodelle für immunologische Studien herzustellen. So wurde sie herangezogen, um an der Ratte Leber, Nieren, Pankreas, Herz oder andere Organe zu verpflanzen. Neben dieser vorwiegend im Labor angewendeten Mikrogefäßchirurgie bezeichnet man heute den klinischen Bereich als sog. „rekonstruktive Mikrogefäßchirurgie".

Die Mikrogefäßchirurgie sowie die Mikrochirurgie im allgemeinen ist keine selbständige operative Disziplin, sondern lediglich eine Technik, die in verschiedenen Fachgebieten ihre Anwendung findet und in Zukunft sicherlich verstärkt eingesetzt wird.

Eine unerläßliche Voraussetzung für die Erlernung der Mikrogefäßchirurgie ist das experimentelle Arbeiten am Tier. Neben dem Erlernen der Technik können nur hierbei Erfahrungen gewonnen werden im Hinblick auf die oft schwer beurteilbaren Ergebnisse der Naht und neue Entwicklungen erprobt werden. Ferner ist das regelmäßige Training am Tier erforderlich, um ein Optimum an manueller Sicherheit für den klinischen Einsatz zu behalten.

Der erste Teil dieses Buches gibt eine Übersicht über die in der Mikrochirurgie der Gefäße gebräuchlichen Mikroskope und Instrumente. Möglichkeiten der Dokumentation werden dargestellt und die experi-

mentellen Grundlagen sowie die Technik der mikrochirurgischen Gefäßnaht im einzelnen erläutert.
Im zweiten Teil wird die klinische Anwendung der Mikrogefäßchirurgie in der Replantations- und Transplantationschirurgie beschrieben. Die Ausführungen und Darstellungen stützen sich auf die Erfahrungen von über 500 klinischen Operationen. Bei der Erklärung der Technik und besonders bei der Vorstellung der technischen Hilfsmittel, wie OP-Mikroskopen, Instrumenten, Nahtmaterialien wird kein Anspruch auf Vollständigkeit aller Operationsverfahren und aller auf dem Markt befindlichen Produkte erhoben, sondern es werden vorwiegend jene beschrieben, mit denen eigene Erfahrungen, zumindest experimentell, bestehen.

Danksagung

Die experimentellen und klinischen Erfahrungen, bzw. Ergebnisse, auf denen das vorliegende Buch basiert, konnten nur durch Unterstützung von verschiedenen Seiten gewonnen werden. Diesen Stellen gilt der besondere Dank der Autoren.
Die Vorarbeiten und begleitenden Untersuchungen im Labor wurden durch die Unterstützung des Direktors des Institutes für Experimentelle Chirurgie der Technischen Universität München, Herrn Professor Dr. G. Blümel ermöglicht und gefördert.
Die zahlreichen organisatorischen Probleme bei der klinischen Anwendung der neuen Technik, besonders im Bereich der Replantationschirurgie wurden großzügig von dem Direktor der Chirurgischen Klinik und Poliklinik der Technischen Universität München, Herrn Professor Dr. Georg Maurer aufgegriffen und gelöst.
Im besonderen gilt der Dank Frau Professor Dr. Ursula Schmidt-Tintemann, Vorstand der Abteilung für Plastische und Wiederherstellungschirurgie der Technischen Universität München, die unsere Arbeit von Anfang an in jeder Hinsicht unterstützte und förderte.
Bei der klinischen Anwendung war uns Herr Professor Dr. E. Kolb, Direktor des Instituts für Anästhesiologie, mit seinen Mitarbeitern und bei den Röntgenaufnahmen Herr Professor Dr. H. Anacker mit seinem Institut behilflich. Bei der Beurteilung der Spätergebnisse war die von Herrn Dr. Kramann eingeführte Xeroangiographie von großem Wert.
Herrn Professor Dr. D. Buck-Gramcko, leitender Arzt der Abteilung für Handchirurgie und Plastische Chirurgie am Berufsgenossenschaftlichen Unfallkrankenhaus, Hamburg-Bergedorf danken die Autoren für die Erstellung des Vorwortes und das damit gezeigte Interesse an ihrer Arbeit.
Der klinische Einsatz, besonders auf dem Gebiet der Replantationschirurgie war nur möglich durch die Einrichtung eines 24stündigen Bereitschaftsdienstes. Dieser wird getragen durch die Einsatzfreudigkeit der Kollegen des Replantationsteams, die neben ihren Tätigkeiten an der Chirurgischen Klinik, Abteilung für Plastische Chirurgie, Abteilung

für Thoraxchirurgie, Abteilung für Gefäßchirurgie, sowie der Orthopädischen Klinik, zusätzlich bereit waren, diesen erheblichen Arbeitsaufwand zu leisten.
Beteiligt waren hierbei: Dr. E. Herndl, Dr. W. Stock, Dr. J. Heiss, Dr. K. Werber, Dr. W. Götz, Dr. K. Glas, Dr. H. Bartels, Dr. G. Ingianni, Dr. G. Meyer-Busche und Dr. H. Schmück.
Die photographische Dokumentation wurde in hervorragender Weise von der Abteilung Bild und Film der Chirurgischen Klinik der Technischen Universität München erstellt.
Der Dank der Autoren gilt auch der Unterstützung, die sie von seiten der Schwestern, Krankengymnastinnen, Ergotherapeutinnen und des Personals der Operationssäle erhielten.
Die eigentliche Entstehung des Buches wurde durch die Bereitwilligkeit des Springer-Verlages ermöglicht. Die nicht unerheblichen anfallenden Schreibarbeiten wurden von Frl. Tismer übernommen.
Von den Firmen Ethicon-Hamburg, Firma Thomae-Biberach, Firma Aesculap-Tuttlingen wurde die Arbeit unterstützt. Ein Großteil der Arbeiten wurde durch Mittel der Volkswagen-Stiftung ermöglicht.

München, Winter 1979 E. BIEMER W. DUSPIVA

Inhaltsverzeichnis

1. Teil

Technik der Mikrogefäßchirurgie und experimentelle Vorarbeiten

I Entwicklung der Mikrogefäßchirurgie

Die bewährte Technik der fortlaufenden Gefäßnaht mit bloßem Auge, die bei größeren Gefäßen ausgezeichnete Ergebnisse liefert, stößt bei Gefäßen mit einem äußeren Durchmesser unter 2 mm auf Schwierigkeiten:
Das Gefäßlumen kann mit bloßem Auge nicht mehr sicher erkannt werden. Bei der Naht wird die Hinterwand des Gefäßes leicht mitgefaßt, und die fortlaufende Nahttechnik führt bei straffem Anziehen des Fadens zu einer Stenosierung des Lumens an der Nahtstelle.
Das Problem der Vereinigung kleinerer Blutgefäße mit einem äußeren Durchmesser von 0,3–2 mm konnte in den letzten 2 Jahrzehnten durch die Entwicklung der mikrochirurgischen Operationstechnik weitgehend gelöst werden. Der Vorteil dieser Technik liegt in der optischen Vergrößerung, die es erlaubt, das Lumen dieser dünnen Gefäße viel besser als mit dem bloßen Auge zu erkennen und die Gefäßstümpfe mit entsprechend feinem Nahtmaterial und Instrumentarium exakt so zu vereinigen, daß keine Einengung oder Verwerfung an der Nahtstelle entsteht. Die Vergrößerung wird in kleinerem Maße durch eine Lupenbrille (bis 6×) (s. Abb. 1) und durch das Operationsmikroskop erreicht. Gewisse Nachteile müssen beim Operieren mit dem Operationsmikroskop in Kauf genommen werden, so besonders die Einschränkung des Gesichtsfeldes.
Es fehlte in den letzten Jahren nicht an Versuchen, die Vereinigung von feinen Gefäßstümpfen mit anderen Techniken zu erreichen, wie reinen Klebungen, Klebungen in Verbindung mit Haltefäden, Ringen, Röhrchen, Clips und Nähapparaten (Johns 1947; Swenson u. Gross 1947; Bikfalvi et al. 1953; Samuels 1955; Androsov 1956; Inokuchi 1958; Carter u. Roth 1958; Nathan 1960; Urschel u. Roth 1961; Nakayama et al. 1962; Hafner et al. 1963; Mozes et al. 1963; Ballinger et al. 1963; Gonzales u. Nathan 1963; Sigel u. Acevedo 1963; Williams u. Takaro 1963; Chase u. Schwartz 1963; Sterling 1964; Takaro 1964; Padula et al. 1965; Smith 1966; Blümel u. Gottlob 1968; Kalkowski et al. 1970; Östrup 1976; Matras et al. 1977; Pearl et al. 1977).
Diese Techniken, die vor allem im Tierversuch Anwendung fanden, sind oft mit einer Kanülierung des Gefäßlumens verbunden und können zum größten Teil noch mit bloßem Auge durchgeführt werden.
Viele dieser Methoden sind jedoch mit Nachteilen verbunden, wie z.B. Medianekrosen durch Klebstoffeinwirkung, geringere Reißfestigkeit, Lumeneinengungen, Zurücklassen von großen Fremdkörpern im Lumen, sowie besonders die Beschränkung der Anwendbarkeit durch vorgegebene Größen.
Es werden jedoch ständig neue Methoden entwickelt, und es ist durchaus möglich, daß manche dieser Techniken, wie z.B. die Klebung mit „Fibrin-Kleber"[1] in Verbindung mit der mikroskopischen Operationstechnik, in Zukunft an Bedeutung gewinnen, ähnlich wie in der Mikrochirurgie der Nerven (Matras et al. 1973; Duspiva u. Biemer 1976; Kuderna 1976).
Sehr gute Ergebnisse bei der Vereinigung von Gefäßen mit einem äußeren Durchmesser von 0,3–2 mm liefert gegenwärtig die Gefäßnaht mit Einzelknopfnähten aus feinem Nylon unter dem Operationsmikroskop. Diese am weitesten verbreitete Technik ist bei der Naht von Arterien, Venen und Venentransplantaten, bei End-zu-End- und End-zu-Seit-Anastomosen anwendbar. Kalibersprünge können hierbei bis zu einem gewissen Grade ausgeglichen werden und selbst Gefäße mit einem äußeren Durchmesser von nur 0,3 mm können noch mit ausreichender Sicherheit vereinigt werden (O'Brien 1977).
Die mikrochirurgische Nahttechnik kleiner Gefäße wurde in den letzten 2 Jahrzehnten entwickelt und geht auf die Arbeiten von Jacobson et al. (1960) zurück.
Über erste Replantationen von abgetrennten Körperteilen bei Versuchstieren berichtete Buncke (1965 und 1966). Die erste erfolgreiche

[1] Fa. Immuno, Wien, Heidelberg

Replantation eines völlig abgetrennten Daumens in mikrochirurgischer Technik beim Menschen gelang in Japan (Komatsu u. Tamai 1968). Zur gleichen Zeit erschienen auch die ersten Berichte über freie Gewebetransplantationen mit mikrovaskulärem Anschluß im Tierversuch (Krizek 1965). Über erste klinische Fälle wurde von Daniel und Tayler (1973) und von O'Brien et al. (1973b) berichtet. Operationsmikroskope, Instrumentarium und Operationstechnik wurden ständig weiter verbessert und neue klinische Anwendungsgebiete erarbeitet. Auch im deutschen Sprachraum werden gegenwärtig an mehreren Zentren Replantationen und freie Gewebetransplantationen mit mikrovaskulären Anastomosen routinemäßig durchgeführt.

II Technische Ausrüstung

1 Operationsmikroskop

Für präparatorische Vorarbeiten in der Mikrogefäßchirurgie eignet sich eine Operationslupenbrille (s. Abb. 1), da sie durch die nur 2–6fache Vergrößerung einen größeren Überblick ermöglicht, als das kleine Arbeitsfeld unter dem Mikroskop.
Die für die Mikrogefäßnähte erforderliche stärkere Vergrößerung liefert das Operationsmikroskop (s. Abb. 2).
Es stehen heute verschiedene Modelle von Operationsmikroskopen zur Verfügung, die für die Mikrogefäßchirurgie geeignet sind. Die Autoren haben vorwiegend Erfahrungen mit Mikroskopen der Fa. Zeiss. Bei experimentellen Arbeiten wurden Mikroskope vom Typ OPMI 6 (s. Abb. 5) mit schwenkbarem Mitarbeitermikroskop und OPMI 9 am Wandschwenkarm mit entsprechenden Zusatzgeräten verwendet.
Die Stereo-Doppelmikroskope OPMI 2 und OPMI 7 D mit Faseroptikbeleuchtung werden in unserer Klinik benutzt. Diese Mikroskope ermöglichen exakte Assistenz. Bei Operationskursen in Mikrochirurgie der Gefäße haben

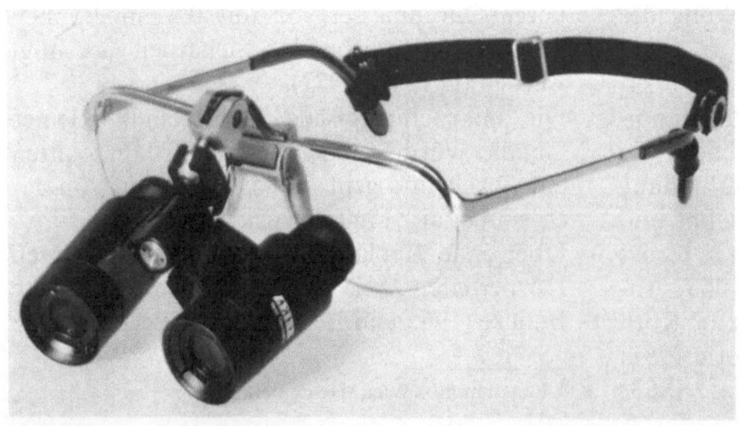

Abb. 1. Lupenbrille (Fa. Zeiss)

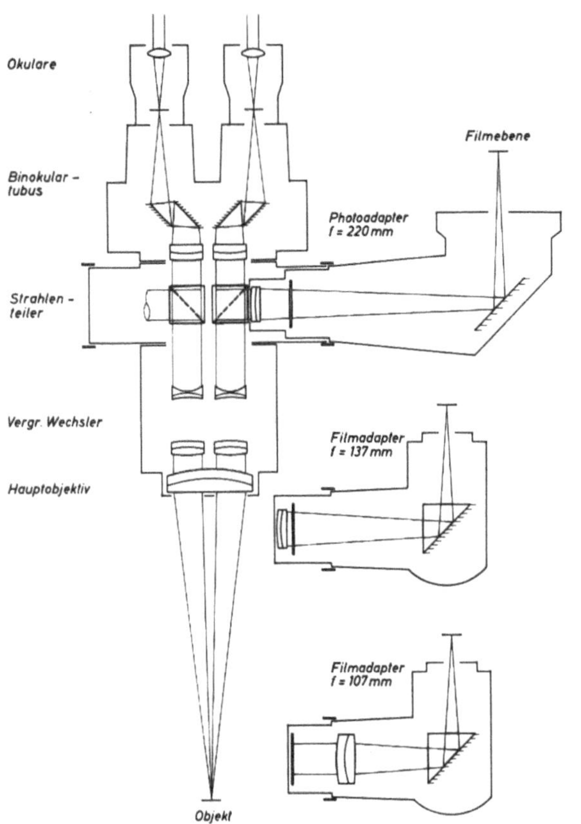

Abb. 2. Schema eines Operationsmikroskopes. (Mit freundlicher Genehmigung der Fa. Zeiss)

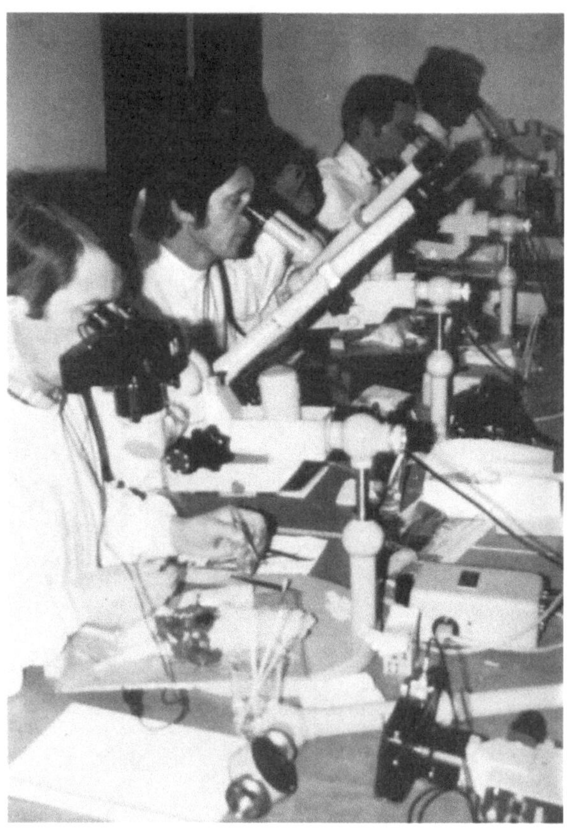

Abb. 3. Tischmikroskope beim Einsatz in einem Operationskurs

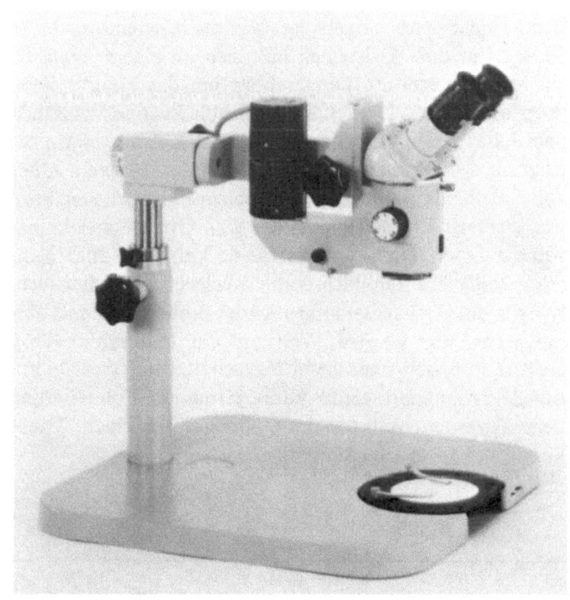

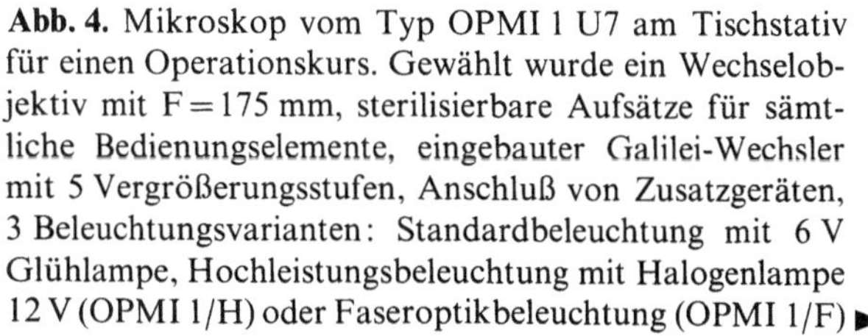

Abb. 4. Mikroskop vom Typ OPMI 1 U7 am Tischstativ für einen Operationskurs. Gewählt wurde ein Wechselobjektiv mit F = 175 mm, sterilisierbare Aufsätze für sämtliche Bedienungselemente, eingebauter Galilei-Wechsler mit 5 Vergrößerungsstufen, Anschluß von Zusatzgeräten, 3 Beleuchtungsvarianten: Standardbeleuchtung mit 6 V Glühlampe, Hochleistungsbeleuchtung mit Halogenlampe 12 V (OPMI 1/H) oder Faseroptikbeleuchtung (OPMI 1/F) ▶

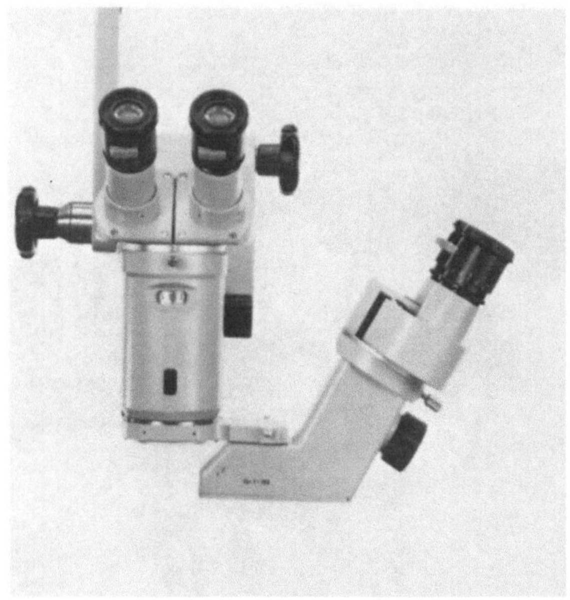

Abb. 5. Zoom-Mikroskop OPMI 6 mit Assistentenmikroskop 8°. Eine für die plastische und rekonstruktive Mikrochirurgie häufig gebrauchte Einrichtung, bei der die Mikroskopausrüstung an einem fahrbaren Bodenstativ oder einem Deckenstativ (im Bild nicht dargestellt) an eine Schwenkkupplung angehängt wird. Das Hauptmikroskop ist im vorliegenden Falle ein Zoom-Mikroskop, bei dem der Operateur vorzugsweise über einen Fußschalter die jeweils günstigste Vergrößerung wählen kann. Der Dehnungsbereich des Zoom-Systems beträgt 1:4. Im Bedarfsfalle kann der gewünschte Zoom-Faktor auch manuell eingestellt werden. Zur Beleuchtung des Operationsfeldes dient eine eingebaute Koaxialbeleuchtung (6 V, 30 W). Für den Assistenten läßt sich an einem Tragring ein Mitarbeitermikroskop drehbar um das Hauptmikroskop anbringen. Der effektive Einblickwinkel zwischen dem Assistentenmikroskop und dem Hauptmikroskop beträgt nur 8°. Das heißt also, daß auch der Assistent unter voller Beibehaltung des stereoptischen Eindruckes nahezu den gleichen Einblickwinkel auf das Operationsfeld hat wie der Operateur. Im Bedarfsfalle kann (im Bild nicht dargestellt) ein Dreifach-Galileiwechsler zwischen dem Körper des Assistentenmikroskopes und dem Binokulartubus eingefügt werden. Während das Hauptmikroskop elektromotorisch über einen Fußschalter auf das Operationsfeld fokussiert werden kann, erfolgt die Fokussierung beim Assistentenmikroskop manuell über einen Triebknopf

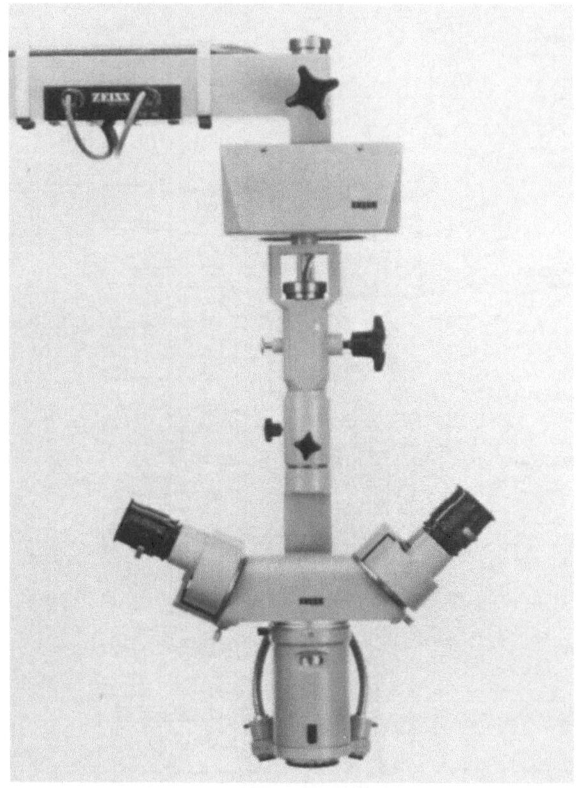

Abb. 6. OPMI 7-D mit Koordinatenkupplung. Für Feinverstellungen des Mikroskopes dient eine sog. Koordinatenkupplung, mitunter auch XY-Kupplung genannt, welche auf elektromotorische Weise eine Verschiebung in Horizontalrichtung um jeweils 50 mm zuläßt. Die Verstellgeschwindigkeit beträgt 3,5 mm/sec; sie ist so bemessen, daß auch bei relativ hohen Vergrößerungen eine prompte Positionierung des Mikroskopes ermöglicht wird. Hervorzuheben ist das Hauptmikroskop, ein Zoom-Mikroskop mit dem Dehnungsfaktor 1:5. Es trägt einen sog. Stereo-Strahlenteiler, an dem zwei binokulare Geradtuben mit entsprechenden Okularen angeordnet sind. Diese Einrichtung ermöglicht sowohl dem Operateur als auch dem Assistenten den exakt gleichen Einblickwinkel und die gleiche Stereopsis auf das Operationsfeld

sich Präpariermikroskope des Typs OPMI 1 U7 (s. Abb. 4) am Tischstativ sehr gut bewährt und der großen Zahl von Teilnehmern selbständiges Operieren ermöglicht.
Bezüglich technischer Einzelheiten zum Aufbau und zur Bedienung der zahlreichen auf dem Markt befindlichen Operationsmikroskope sei auf die entsprechenden Gebrauchsanleitungen der Herstellerfirmen hingewiesen. Im folgenden werden einige für die Mikrogefäßchirurgie geeignete Operationsmikroskope der Firma Zeiss abgebildet und beschrieben.
Besonders wichtig bei der Benutzung des Operationsmikroskopes ist eine exakte Fokussierung bei stärkster Vergrößerung, da nur dadurch ein ermüdungsfreies, mehrstündiges Operieren möglich ist. Die Mikroskope müssen insgesamt gut gepflegt und bei Nichtbenutzung sorgfältig abgedeckt werden.
Wir haben festgestellt, daß die Fußschaltpulte durch größere Mengen herabtropfenden Blutes so stark inkrustieren und verkleben können, daß sie ihre Funktion einstellen.
Wir sind deshalb dazu übergegangen, das Fußschaltpult während der Benutzung in einen entsprechend großen Plastiksack zu stecken und es so vor Verschmutzung zu schützen.
Kabelschäden durch Abknicken oder Überfahren können zum Ausfall einzelner Funktionen führen. Auf einen sorgfältigen Transport der Mikroskope innerhalb des Hospitals ist zu achten.

2 Zubehör und Dokumentation

Im Rahmen des Baugruppensystems sind verschiedene wichtige Zusatzgeräte zu den Mikroskopen erhältlich (s. Abb. 8 u. 9):
Faseroptikbeleuchtung, Elektronenblitzgerät, Mitbeobachtertuben (Abb. 7), Mitarbeitermikroskop, Strahlenteiler mit Anschlußmöglichkeit für Photo-Film- (Super 8 mm und 16 mm) und Farbfernsehadapter. Das Mitarbeitermikroskop 8° ist ein selbständiges Mikroskop. Es ist an einem Tragring befestigt und kann um die Mikroskopachse geschwenkt werden. Ebenfalls mittels Tragring läßt sich die Operationslupe 2fach montieren.
Operationslupe und Mitarbeitermikroskop können gleichzeitig angesetzt werden.

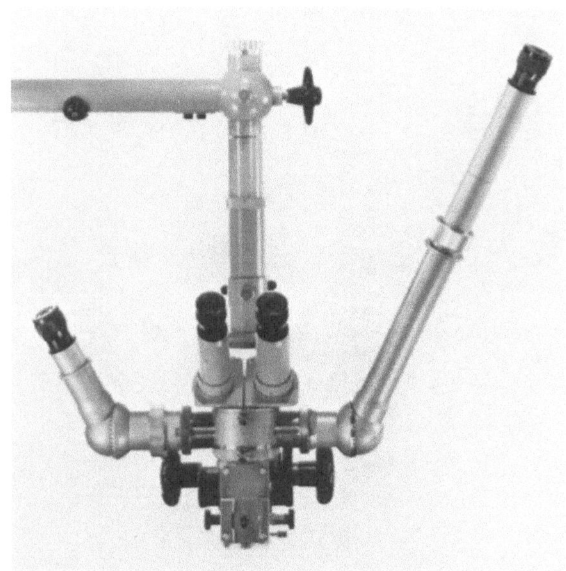

Abb. 7. Kurzer und langer Mitbeobachtertubus am Mikroskop

An die Teiler 50 und 70 kann Zubehör für Mitbeobachtung und Dokumentation einfach und schnell montiert werden. Der Teiler 50 ist besonders geeignet für die Mitarbeitertuben, denen er gleichviel Licht wie dem Hauptmikroskop liefert. Der Spezialteiler 70 wird vorteilhaft mit dem Dokumentationszubehör verwendet, weil er diesen Einheiten mehr Licht zur Verfügung stellt.
Mit den Mitbeobachter- bzw. Mitarbeitertuben kann der Assistent das Operationsfeld unter demselben Winkel beobachten, unter dem der Operateur es sieht. Sowohl der monokulare als auch der Stereomitarbeitertubus können in verschiedenen Einblickrichtungen benutzt werden. Mit dem großen Beobachtertubus kann das Operationsfeld ohne Störung des Operationsteams beobachtet werden.
Der Photoadapter f = 220 mm wird an einen der Teiler angeschlossen und kann mit allen Mikroskopobjektiven benutzt werden. Mit Galileiwechsler und Zusatzobjektiv 2 × ergeben sich für jedes Objektiv 10 Photovergrößerungen. Der Photozusatz ist mit den Mikroskopobjektiven f = 125 mm und f = 200 mm verwendbar.
Photoobjektive (125/1 ×, 125/2 ×, 200/1,25 ×) für diesen Zusatz können mit dem Zusatzobjektiv 2 × kombiniert werden. Am Photoadapter wie auch am Photozusatz können alle han-

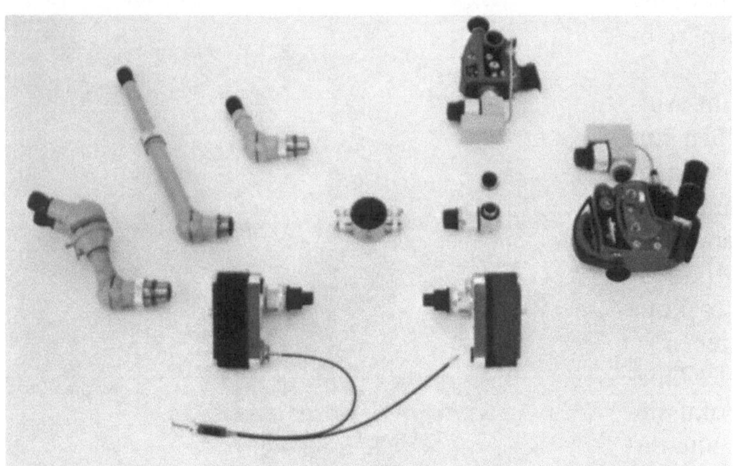

Abb. 8. Zubehör zur Mitbeobachtung und Dokumentation: Film- und Photokameras, Stereokameras, Mitbeobachtertuben, Adapter

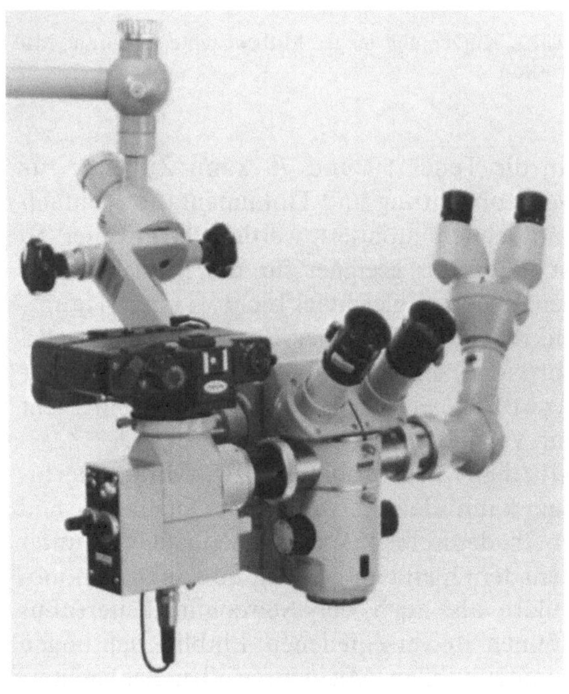

Abb. 9. Zoom-Mikroskop mit Mitbeobachtungs- und Dokumentationseinrichtung. Obwohl für den Stereomitbeobachtertubus nur ein Beobachtungsstrahlengang des Hauptmikroskopes genutzt werden kann, bietet er doch durch Pupillenteilung die Möglichkeit, einen stereoptischen Eindruck vom Operationsfeld zu gewinnen. Der Stereo-Eindruck ist jedoch zwangsläufig weniger gut als der des Hauptmikroskopes. Zwei verschiedene Einstellmöglichkeiten mechanischer Art erlauben dem Mitbeobachter, den Binokulartubus in die für ihn günstigste Stellung zu bringen. Mittels eines Bildreversionsprismas kann das mikroskopische Bild des Mikroskopfeldes in der erforderlichen Weise orientiert werden. Außer dem Stereo-Mitbeobachtertubus stehen auch monokulare Mitbeobachtertuben (welche also keinen Stereoeindruck vom Operationsfeld bieten können) in zwei verschiedenen Längen zur Verfügung. Für die Dokumentation ist im Bild ein automatischer Photoadapter mit einer Kleinbildkamera dargestellt. Statt der Kleinbildkamera können im Bedarfsfalle ebenso gut auch Film- oder Fernsehkameras angesetzt werden, sofern diese hinreichend kleine Abmessungen und hinreichend kleines Gewicht aufweisen. Diese Kameras benötigen dann entsprechende Film- bzw. Fernsehadapter

delsüblichen Kleinbildkameras mit Wechselobjektiv benutzt werden (s. Abb. 9). Es kann sowohl mit der Halogenbeleuchtung als auch mit der Faseroptikbeleuchtung photographiert werden; auch kann ein Elektronenblitz an das Mikroskop angesetzt werden.

Vorteilhaft ist die Verwendung einer vollautomatischen Photokamera wie der Contax RTS (Lichtmessung durch Silicium-Photo-Diode, Motor-Filmtransport, Einzelbild- und Infrarot-Fernauslöser, wahlweise Einspiegelung des Datums u.a.) für die Dokumentation.

Für Filmaufnahmen stehen die Filmadapter f = 74 mm (für Super-8-Film), f = 107 mm und f = 137 mm (für 16-mm-Film) zur Verfügung.

Die Adapter für 16-mm-Film unterscheiden sich in Vergrößerung und Bildausschnitt; der Filmadapter f = 107 mm hat die kleinere Vergrößerung bei größerem Bildausschnitt.

In jüngerer Zeit stehen automatische Filmadapter für Super-8-mm- und 16-mm-Filmkameras mit Blendenautomatik und ein automatischer Photoadapter (s. Abb. 9), der mit Hilfe einer Photozelle die Blende nach der Verschlußzeit einstellt, zur Verfügung, welche die Dokumentation der Operationsbefunde sehr erleichtern. Zu beachten ist, daß nur der Teil des Gesichtsfeldes, der sich innerhalb der rechteckigen, im Okular erkennbaren Formatbegrenzung befindet, zur Abbildung gelangt.

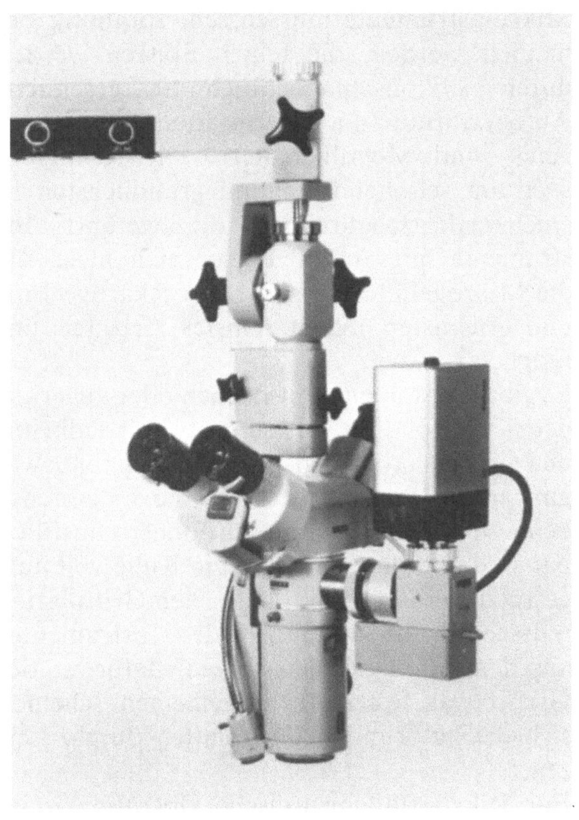

Abb. 10. Farbfernsehkamera direkt am Mikroskop montiert

Zur Vermeidung von störenden Reflexen sollten bei Photo- und besonders bei Filmaufnahmen möglichst mattierte Instrumente verwendet werden.

Bei Farbfernsehübertragungen bestanden zunächst Schwierigkeiten wegen des hohen Lichtbedarfs der Kameras (Littmann et al. 1975). In jüngster Zeit stehen jedoch brauchbare Farbfernsehkameras für die Verwendung am Operationsmikroskop zur Verfügung. Es besteht die Möglichkeit, kleine, leichte Aufnahmekameras direkt auf ein Operationsmikroskop zu montieren oder die Kamera getrennt aufzustellen, der Bildtransport erfolgt dann durch ein optisches Gelenksystem (gelenkiger Ansatz zur Bildübertragung nach Wittmoser, optisches System nach Hopkins). Erfahrungen mit der Gliederoptik liegen bereits aus benachbarten operativen Fächern vor (Mauermayer, 1976).

Besonders vorteilhaft ist die Farbfernsehübertragung bei Kursen in mikrochirurgischer Operationstechnik. Einer großen Zahl von Beobachtern ist es dadurch möglich, die Operation zu verfolgen (Biemer et al. 1978b). Gute Erfahrungen wurden mit dem mobilen „Telemed-System, Lemcke" gemacht.

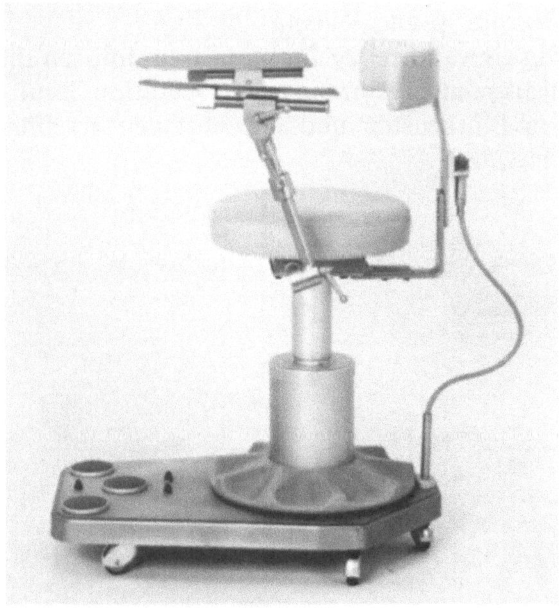

Abb. 11

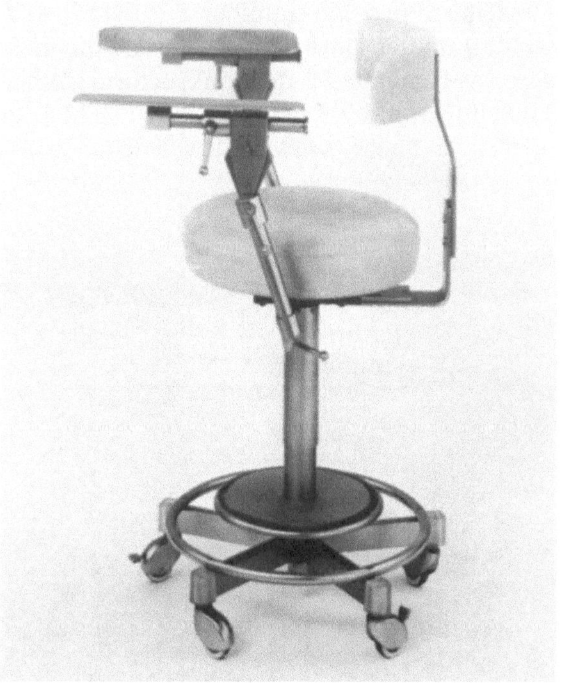

Abb. 12

Abb. 11 u. 12. Operationssessel, links mit Schaltelementen, rechts ohne Schaltelemente, mit abnehmbaren, sterilisierbaren und beliebig einstellbaren Armstützen (Fa. Zeiss)

3 Operationssessel

Für die oft langwierigen Operationen haben sich spezielle Operationssessel mit abnehmbaren und sterilisierbaren Armstützen sehr bewährt (s. Abb. 11 u. 12). Diese Sessel sind per Fußbedienung rasch und stufenlos in der Sitzhöhe verstellbar, so daß Operateur und Assistent immer entsprechend der Augenhöhe die optimale Sitzposition einstellen können. Dies ermöglicht ein ruhiges und ermüdungsfreies Operieren.

Durch die verstellbaren Armauflagen werden ausfahrende und zittrige Bewegungen weitgehend vermieden.

Ersatzweise kann eine zufriedenstellende Sitzposition auch mit Drehstühlen, untergeschobenen festen Armstützen, entsprechend ausgeschnittenen Tischen oder durch Unterlegen eines Stapels von Operationstüchern unter die Unterarme erreicht werden.

4 Instrumentarium

Die Anzahl der für die Mikrogefäßchirurgie benötigten Instrumente ist gering. Benötigt werden feine Pinzetten, Knüpfpinzetten, Scheren und Gefäßclips (s. Abb. 13).

Die feinen Pinzetten stammen aus dem Instrumentarium der Uhrmacher, während die übrigen Instrumente in der mikrochirurgischen Forschung und in der Praxis benachbarter operativer Fächer entwickelt wurden.

Mikroinstrumente müssen sehr sorgfältig behandelt werden, die feinen Spitzen werden durch Silikonschlauchabschnitte geschützt, Aufbewahrung und Sterilisation erfolgen in Rack- und Metallbehältern. Die Reinigung wird am schonendsten und gründlichsten in einem Ultraschallreiniger durchgeführt. Instrumente mit Schloß eignen sich nicht für die Mikrogefäßchirurgie. Das ruckartige Ein- und Ausrasten macht feinstes Arbeiten unmöglich.

Es gibt Instrumente mit flachen oder abgerundeten Griffplatten. Instrumente mit halbrunden Griffen haben den Vorteil, daß Drehbewegungen des Instrumentes um die Längsachse beim Operieren nur mit den Fingern ausführbar sind und die Mittelhand in Ruhe voll aufgestützt werden kann. Bei flachen Griffplatten müssen Drehbewegungen des Instrumentes aus dem Handgelenk erfolgen, dafür ist der Griff etwas fester. Im allgemeinen scheinen sich die halbrunden Griffplatten durchzusetzen.

Für mikrogefäßchirurgische Operationen im Tierexperiment und in der Re- und Transplantationschirurgie eignen sich am besten Instrumente mit einer Länge von 11–12 cm. Mit längeren Instrumenten gefährdet man leicht die Sterilität durch versehentliches Berühren von Mikroskop und Kabeln.

Um einwandfrei zu funktionieren, müssen die Instrumente während der Operation häufig von Blutkrusten und Gewebeteilen gereinigt werden.

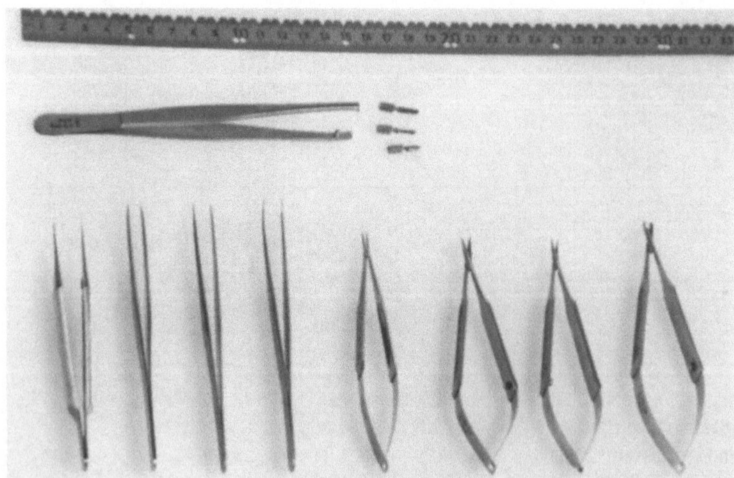

Abb. 13. Mikrochirurgisches Grundinstrumentarium

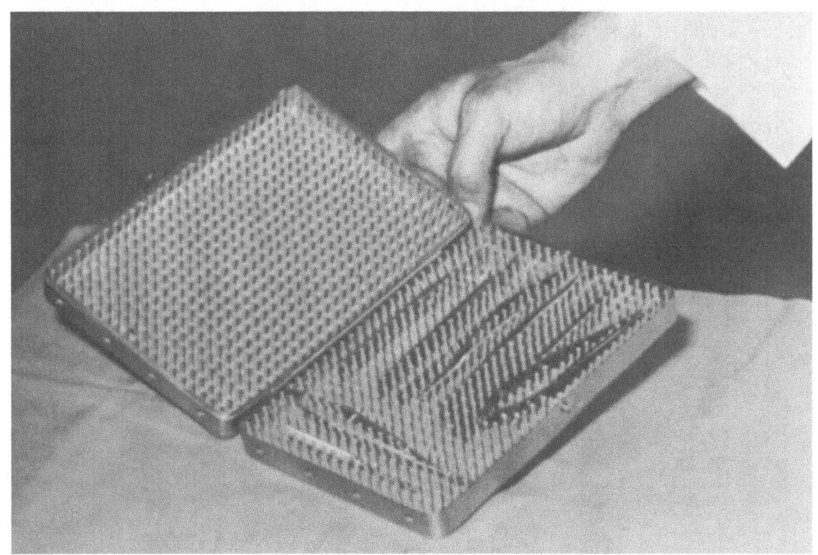

Abb. 14. Mikrochirurgische Instrumente im Metallbehälter mit Gumminoppen. Dies bietet eine absolut sichere Aufbewahrung und Sterilisation (Fa. Aesculap)

Man sollte darauf achten, daß sich das Instrumentarium nicht magnetisch auflädt, da es sehr lästig ist, wenn die Nadel von Nadelhalter und Pinzetten angezogen wird.
Das Grundinstrumentarium (s. Abb. 13) setzt sich zusammen aus *geraden Juwelier-Pinzetten* (Nr. 2–5) und *gebogenen Juwelier-Pinzetten* (Nr. 7) mit feinen oder gröberen Spitzen, dabei kann die gebogene Juwelier-Pinzette auch als Nadelhalter dienen (Acland 1975).
In jüngster Zeit wurden Pinzetten mit kleinem Plateau an der Spitze entwickelt, damit kann der Faden in einem größeren Bezirk der Pinzettenspitze fest gefaßt werden. Nützlich ist es, wenn man die Möglichkeit hat, die Pinzettenspitze nachzuschleifen und kleinere Reparaturen selbst durchzuführen. Deshalb sollte ein Schleifstein zur Ausrüstung gehören (z,B. Degussit, fein, No. 90203, Fa. Degussa).
Es werden Knüpfpinzetten mit geradem und leicht gebogenem Maul (Barraquer, Castroviejo) sowie gerade und leicht gebogene Federscheren verwendet (Wescott, Castroviejo).

Gefäßklemmen bzw. *Clips* (s. Abb. 17) sind meist notwendig, nicht nur zur Unterbrechung des Blutstromes während der Gefäßnaht, sondern auch um eine Retraktion der Gefäßstümpfe in die Weichteile zu verhindern und um die Gefäßenden zur Naht in günstiger Position zu halten. Die verschiedenen Typen von *Approximatoren* (Acland, Piza-Katzer, Biemer u.a.) verwenden die Autoren nur im Tierversuch beim Training und bei der Ausbildung in der mikrochirurgischen Technik (s. Abb. 18, 19). Es wurde die Erfahrung gemacht, daß in der Klinik einzelne kleine Clips vielseitiger anwendbar, schonender für die Gefäßwand sind und weniger Raum beanspruchen. Das gewaltsame Annähern der Gefäßstümpfe zur Naht durch festsitzende Approximatoren schädigt die Gefäßwand und führt zu späterer Spannung an der Anastomose. Der Körper der Gefäßclips sollte möglichst glatt und geschlossen sein, damit sich der Faden nicht darin verfängt.
Verbreitet sind Mayfield-Klemmen, Heifetz-Clips, Scoville-Lewis-Clips, Acland Clips, Biemer-Clips u.a.
Wichtig bei einem Clip ist die Flächenpressung, die sich aus der Schließkraft herleitet (s. Abb. 21). Bei zu hoher Schließkraft entstehen Druckschäden an der Gefäßintima (Acland 1974), bei zu geringer Schließkraft gleiten die Clips leicht ab.

Zum Ausspülen der Gefäßstümpfe und zum Feuchthalten des Operationsgebietes eignen sich kleine Plastikspritzen mit stumpf geschliffenen feinen Kanülen. Wir verwenden Heparin-Ringerlösung (10 E/ml) von Zimmer- oder Körpertemperatur.

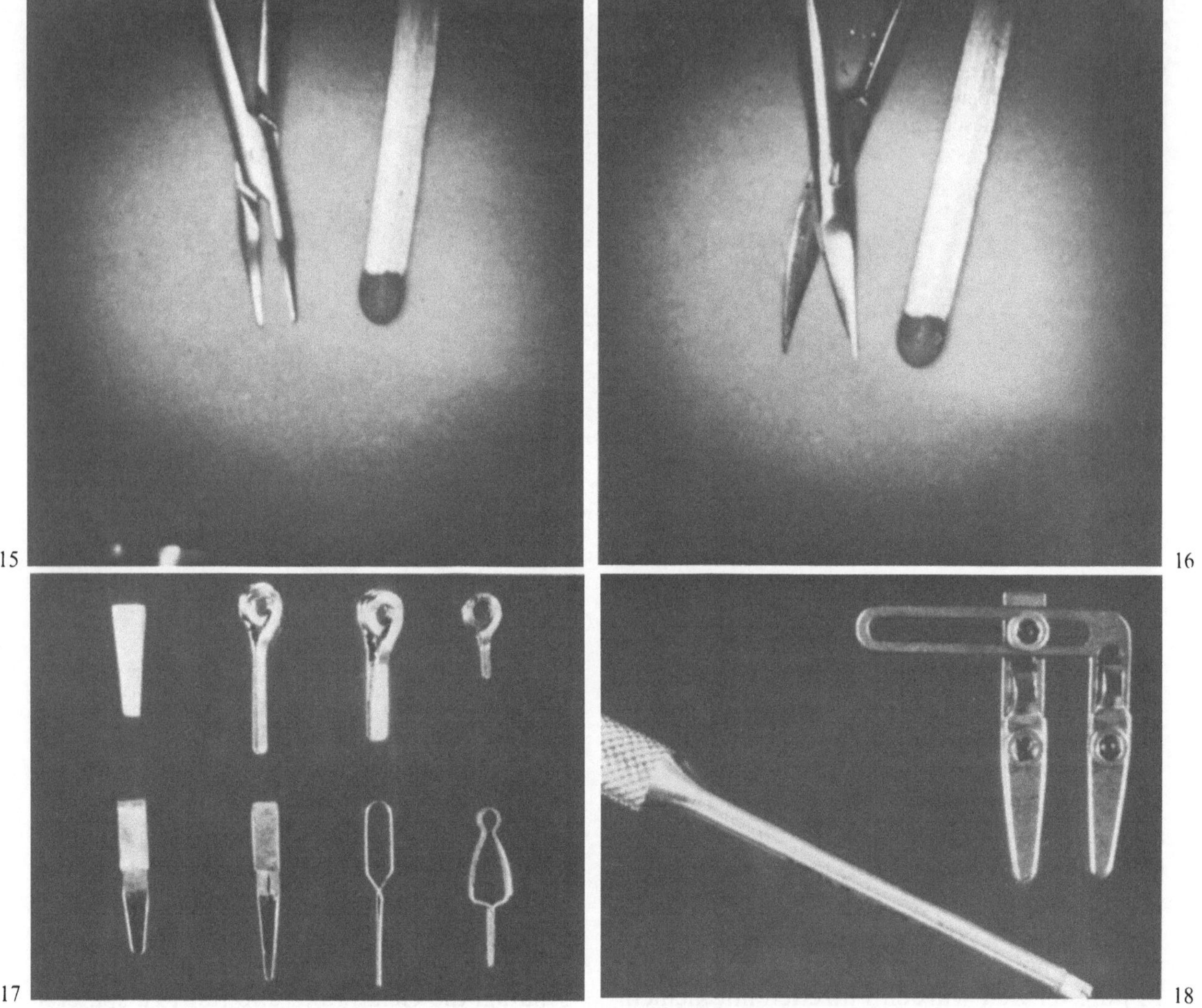

15 16 17 18

Abb. 15. Knüpfpinzette (Detail)

Abb. 16. Feine Federschere (Detail)

Abb. 17. Verschiedene Typen von kleinen Gefäßclips obere Reihe, von links nach rechts (Acland, Scoville-Lewis), untere Reihe, von links nach rechts (Biemer, chinesisches Modell)

Abb. 18. Approximator mit verstellbarer Schließkraft (Hersteller: Fa. Aesculap)

Das vorsichtige Aufdehnen und Ausspülen angeklemmter Gefäßstümpfe gelingt auch gut durch einen Tropfen Heparin-Ringer-Lösung, der in die Spitze der Juwelier-Pinzette genommen wird. Beim Öffnen der Pinzette fließt dieser Tropfen in den Gefäßstumpf hinein.

Ergänzend zum Instrumentarium seien noch einige spezielle Instrumente erwähnt, die für die Mikrogefäßchirurgie entwickelt wurden:

Eine „Counterloop" zum schonenden Gegenhalten der Gefäßwand während des Durchstechens mit der Nadel; die Gefäßwand braucht dann nicht mit der Pinzette gefaßt zu werden (Acland 1972b).

Kleine, etwa 2 cm lange Stücke eines Maßstabes mit Millimetereinteilung für experimentelle Untersuchungen und bei der Dokumentation von Operationsbefunden, sowie farbige Plättchen aus Plastik oder Metall (gelb, grün oder blau) als Hintergrund für die Gefäßanastomose (Terzis et al. 1974; Daniel u. Terzis 1977).

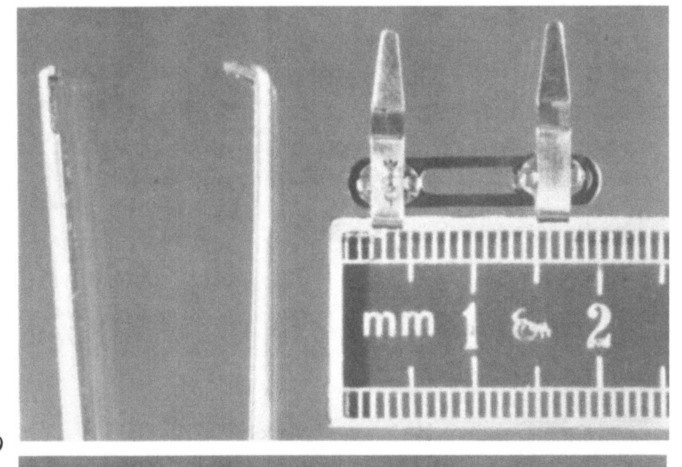

19

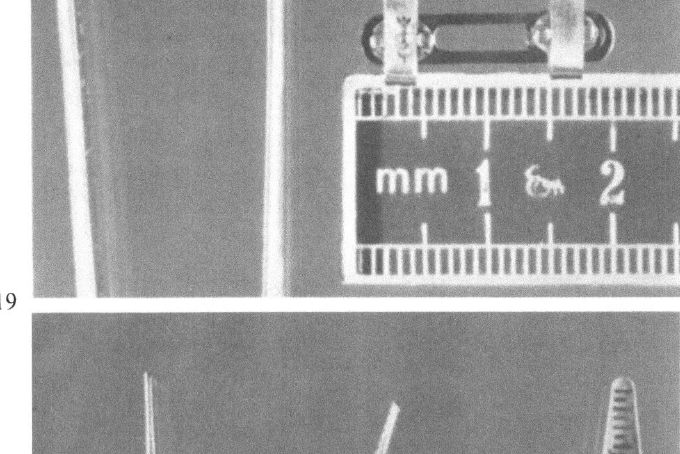

20

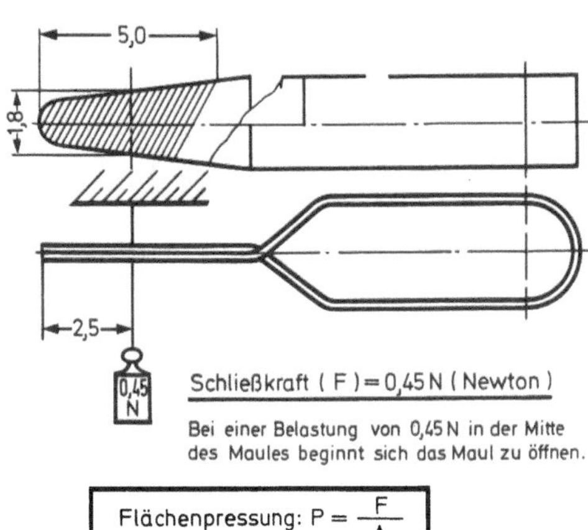

21

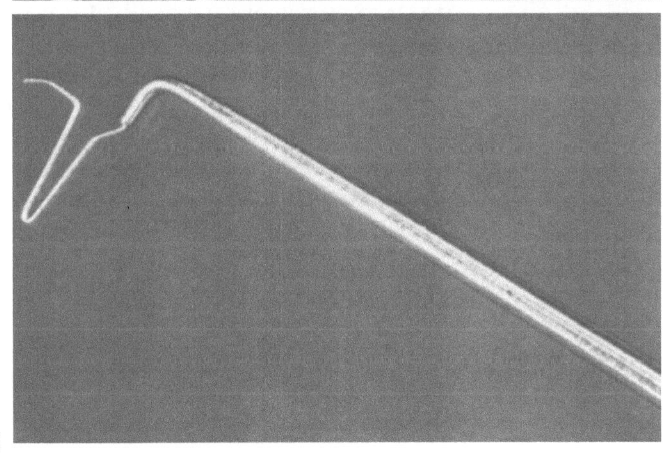

22

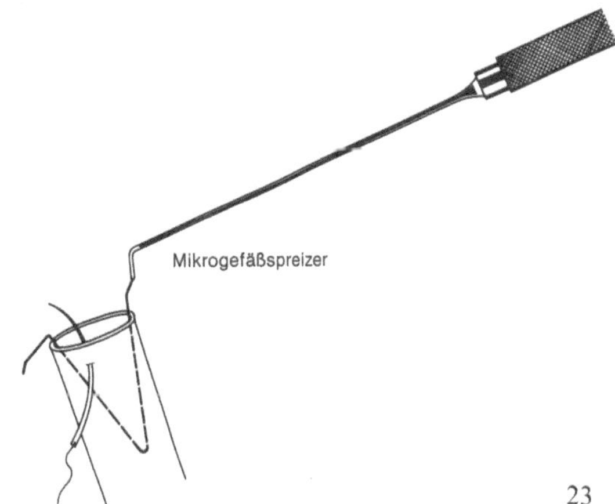

23

Abb. 19. Approximator mit fixierter, unverstellbarer Schließkraft der Clips (Hersteller Fa. Aesculap)

Abb. 20. Gefäßclips nach Biemer (Hersteller Fa. Aesculap) mit geeichter Flächenpressung (18, 20, 21 g pro mm^2) und aufgedrucktem Maßstab. Mitabgebildet ist die mit Raster versehene Anlegezange

Abb. 22. Venenspreizer nach Biemer (Fa. Aesculap)

Abb. 21. Berechnung der Schließkraft und Flächenpressung von Gefäßclips. (Mit freundlicher Genehmigung der Fa. Aesculap)

Abb. 23. Schematische Zeichnung des Mikrogefäßspreizers

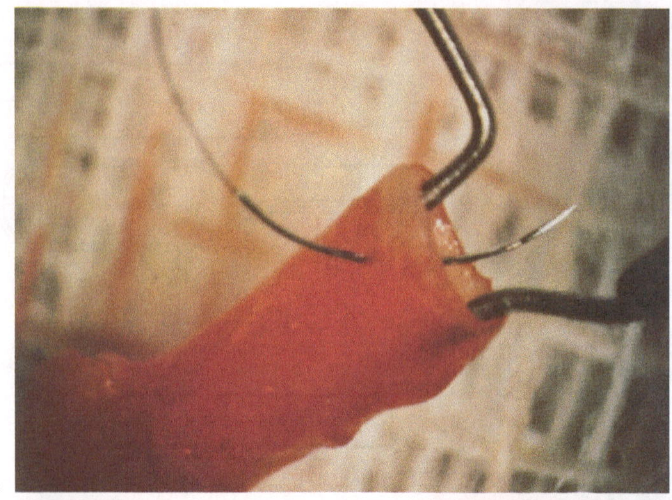

24

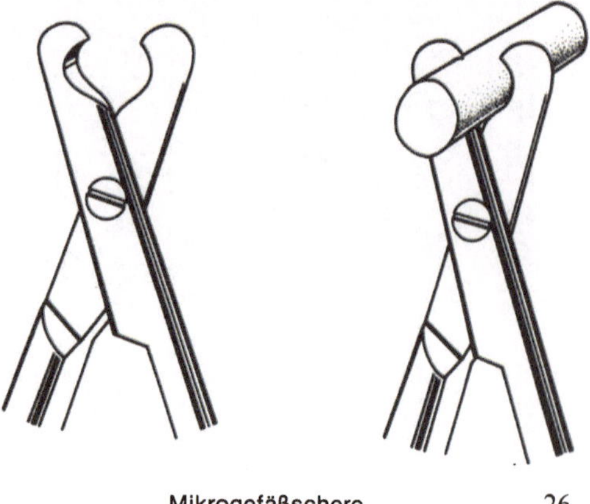

26

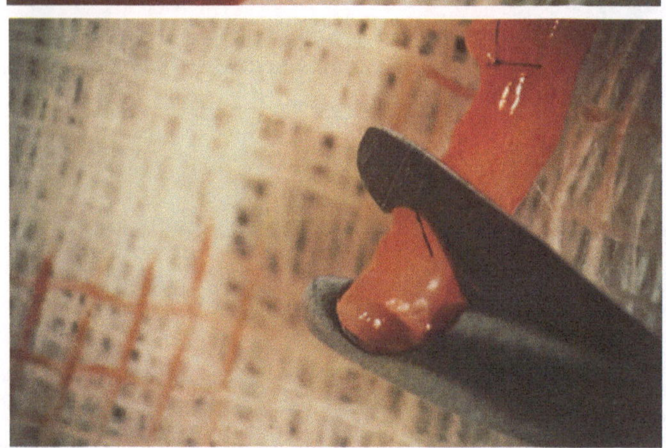

25

Abb. 24. Venenspreizer nach Biemer (Fa. Aesculap)

Abb. 25. Venenschere nach Biemer (Fa. Aesculap)

Abb. 26. Schematische Zeichnung der Venenschere

Ein Venenspreizer (s. Abb. 22) zum vorsichtigen Aufdehnen des Lumens und eine spezielle Venenschere (s. Abb. 25 u. 26), aus der die feinen Gefäße beim Abschneiden nicht herausgequetscht, sondern guillotineartig abgetrennt werden.

Pneumatische Nadelhalter (Salmon u. Assimacopoulos 1964) und Irrigatoren (Rigg 1975b).

Pedalbediente mikrochirurgische Instrumente:

Niederdruck-Hydraulik (Buncke u. Schulz 1966); Druckluft (Salmon et al. 1964); Elektrisch (Parel et al. 1970); „Bowden"-Züge (Acland 1972b).

Hingewiesen sei auch auf die „Saran-Wrap-Cuff"-Technik zur raschen Blutstillung an Mikrogefäßanastomosen (McLean u. Buncke 1973).

Auf Instrumente und Geräte, die allgemein in der plastischen Chirurgie Verwendung finden, wie z.B. bipolare Koagulation, wird hier nicht näher eingegangen. Es sollen noch die Doppler-Geräte (s. Abb. 27) erwähnt werden, die zum Aufsuchen von Unterhautgefäßen und zur Kontrolle der Durchgängigkeit von Mikrogefäßanastomosen benutzt werden (Karkowsky u. Buncke 1975; Aoyagi et al. 1975).

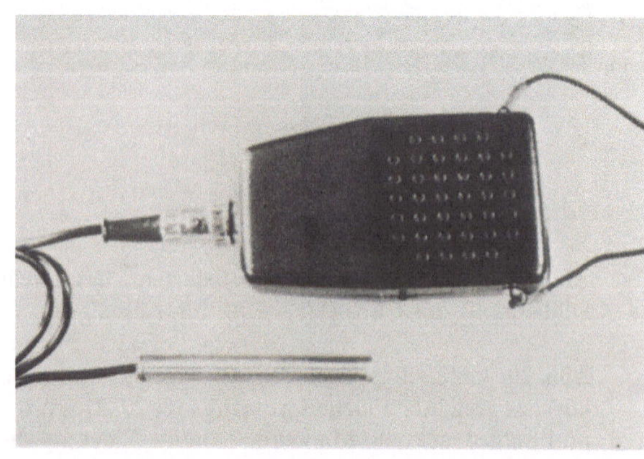

Abb. 27. Tragbares Doppler-Gerät (Typ Sonicaid, Fa. Kranzbühler u. Sohn)

5 Nahtmaterial

An Nahtmaterial stehen Nylon-Fäden der Stärken 10-0 und 11-0 mit einem Durchmesser von etwa 25 µ bzw. 15 µ zur Verfügung, z.B. die Typen EP1 (0,2) bzw. EP1 (0,1) von Ethicon (s. Abb. 29).

Die Autoren geben meist dem Faden in der Stärke von 10-0 (25 µ) wegen der höheren Reißfestigkeit den Vorzug. Diese Fäden sind für die Mikrogefäßchirurgie mit $^3/_8$ Kreis-Rundkörpernadeln vom Typ BV-2, BV-4 und BV-6 armiert (Nadeldurchmesser 0,14, 0,10 und 0,07 mm).

In jüngster Zeit ist der 10-0-Nylonfaden auch mit der stärker gekrümmten TF-10-Nadel erhältlich.

Scharfe Nadeln eignen sich für die Gefäßchirurgie nicht. Die Fäden sollten vom Operateur bzw. der Operationsschwester zur Verwendung unter dem Operationsmikroskop jeweils auf 5–7 cm Länge abgeschnitten werden, damit Nadel und Fadenende möglichst im Gesichtsfeld gehalten werden können. Erwähnt seien noch Fäden mit metallisierten Spitzen (O'Brien u. Hayhurst 1973) und feines, resorbierbares Nahtmaterial (10-0 Vicryl von Ethicon), welches in jüngster Zeit auf den Markt kam. Damit die Rundkörpernadeln besser im Nadelhalter fixiert werden können, werden sie teilweise am Ende abgeflacht. Häufig verwendet wird auch das Nahtmaterial „Vascular“ von Acland der Fa. Spingler & Tritt mit 18 µ Nylonfaden und einer 70 µ dicken und 4 mm langen $^3/_8$ Kreisnadel.

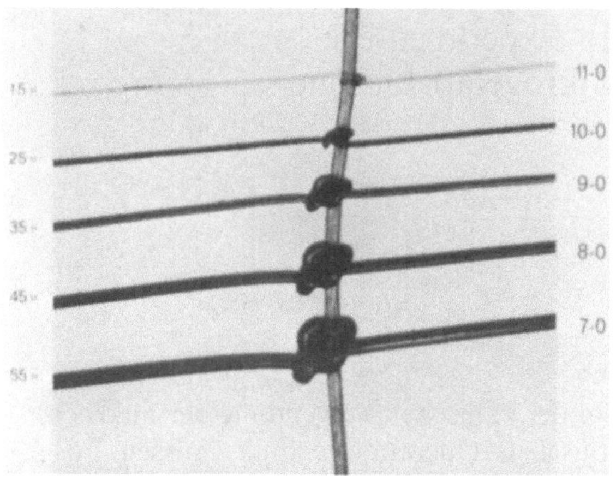

Abb. 28. Nylonfäden der Stärken 8-0 bis 11-0 zum Größenvergleich um ein Frauenhaar geknüpft. (Mit freundlicher Genehmigung der Fa. Ethicon)

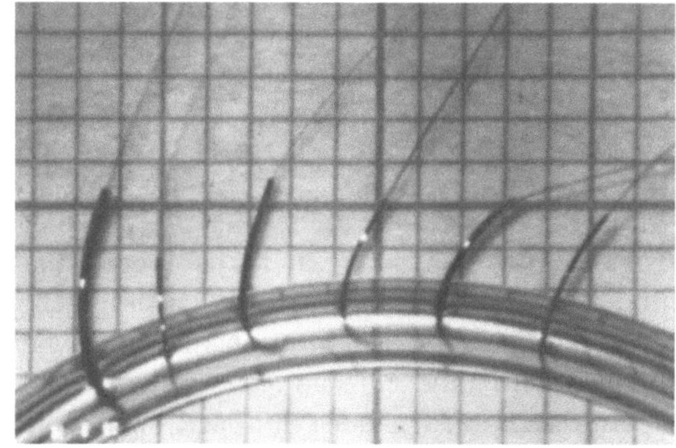

Abb. 29. Mikrochirurgisches Nahtmaterial für die Mikrogefäßchirurgie, armiert mit verschiedenen Nadeltypen

III Experimentelle Mikrogefäßchirurgie

Vor der klinischen Anwendung der mikrochirurgischen Operationstechnik müssen ausgedehnte Übungen und experimentelle Untersuchungen am Kleintier durchgeführt werden (s. Abb. 32).

In der Literatur sind zahlreiche Übungs- und Versuchsmodelle an verschiedenen Tierarten beschrieben: Verwendung fanden unter anderem:

Ratten	(Salyer u. Kyger 1973; Strauch u. Murray 1967; Piza-Katzer 1974; Duspiva u. Biemer 1976; Rigg 1975b u. a.)
Kaninchen	(Piza-Katzer 1974; Buncke u. Schulz 1966; O'Brien u. Shanmugan 1973)
Schweine	(Daniel u. Williams 1973)
Affen	(Buncke u. Schulz 1965)
Hunde	(Goldwyn et al. 1963; Krizek et al. 1965)

Auf die zahlreichen Organ-Transplantationsmodelle an der Ratte für die Grundlagenforschung der Transplantationsimmunologie soll hier nicht näher eingegangen werden. Diese Operationen werden meist mit der Lupenbrille in fortlaufender Nahttechnik durchgeführt. Eine kleine Übersicht findet sich bei Medrano-Heredia et al. (1976).

Nach ersten Nahtübungen am zerschnittenen Gummihandschuh eignet sich für das Erlernen der Mikrogefäßnaht besonders die Bauchaorta der Ratte mit einem äußeren Durchmesser von 1–1,5 mm. Während der Fortgeschrittene an der A. femoralis, A. carotis communis und A. epigastrica inferior superficial der Ratte operieren und sogar freie Transplantationen von Haut-Unterhautgewebe und anderen Organen im Modell durchführen kann. Etwas größere anatomische Verhältnisse finden sich beim Kaninchen.

An größeren Tieren können besonders alle Arten von freier Gewebetransplantation mit mikrovaskulären Anastomosen geübt und untersucht werden.

Anästhesie der Versuchstiere

Für die Anästhesie der Ratte eignen sich neben der bekannten Äthernarkose Rompun (Bayer, Leverkusen) (16 mg = 0,8 ml/kg KG) und Ketanest (Parke, Davies & Comp., München) (100 mg = 2 ml/kg KG) i.m.

Die Narkosedauer beträgt 90–120 min, es folgt ein langer Nachschlaf. Nach-Injektionen von $^1/_4$ der Anfangsdosis alle 90 min sind möglich. Eine gute Anästhesie läßt sich auch mit Thalamonal (Janssen GmbH, Düsseldorf) (3 ml/kg KG) i.m. erzielen. Dabei ist auf eine mögliche Atemdepression zu achten, die Nasenlöcher des Tieres müssen freigehalten werden. Die Narkosedauer beträgt auch hier 90–120 min.

Die Anästhesie von Kaninchen erfolgt mit

Atropin	0,1 mg = 0,2 ml/kg KG i.m.
Rompun	4 mg = 0,2 ml/kg KG i.m.
Ketanest	50–70 mg = 1,0–1,4 ml/kg KG i.m.

Die Narkosedauer beträgt 30–45 min.

Rompun und Ketanest können nachinjiziert werden.

Oder

Natrium-Pentobarbital 30 mg/kg KG langsam i.v.; die Narkosedauer beträgt etwa 30 min, und es kann nachgespritzt werden.

Das anästhesierte Versuchstier wird an der entsprechenden Körperregion rasiert, lose herumliegende Haare werden sorgfältig entfernt,

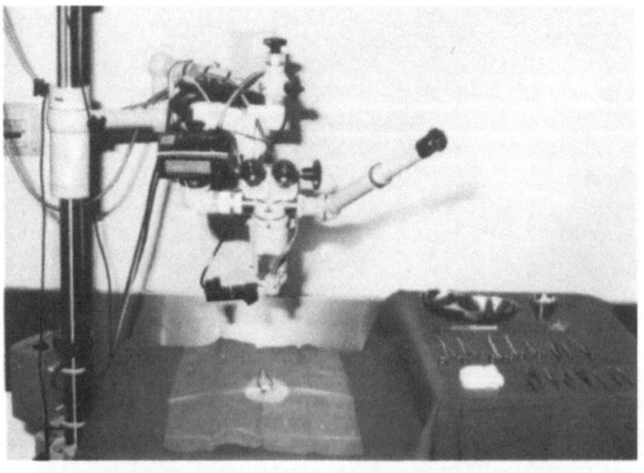

Abb. 30. Arbeitsplatz für die Übung der mikrochirurgischen Nahttechnik

evtl. unter Verwendung einer Desinfektionslösung, denn Haare im Operationsfeld sind sehr hinderlich. Nach dem Fixieren des Versuchstieres auf einer Korkplatte oder einem Kleintieroperationstisch erfolgen die Hautinzision und das Darstellen des Operationsgebietes. Die sichtbehindernden Weichteile werden mit Wundspreizern oder durch Anspießen mit Kanülen beiseitegehalten. Das Operationsmikroskop wird hereingeschwenkt. Für die mikrochirurgische Operation wird eine bequeme Sitzposition – mit entsprechender Sitzhöhe – eingenommen, Unterarm und Hände werden breitflächig aufgestützt. Die Darstellung der einzelnen Gefäße geschieht teils stumpf, teils scharf, meist mit wenigen Handgriffen. Besonders einfach ist der Zugang zur A. femoralis. Bei Präparieren der Aorta kann es bei zu forschem Vorgehen leicht zum Einreißen der benachbarten und leicht verletzlichen Vena cava mit schwerer, oft tödlicher Blutung kommen.
Die Gefäßwände, insbesondere die Venenwände, bei den Versuchstieren sind noch wesentlich zarter als vergleichbare menschliche Gefäße und erfordern eine besonders schonende Präparation.

IV Nahttechnik in der Mikrogefäßchirurgie

1 Vorbemerkungen

Die Mikrogefäßnaht ist heute zur Routine geworden. Sie wird mit einzelnen Modifikationen im Detail an den zahlreichen Zentren für Mikrogefäßchirurgie auf der ganzen Welt durchgeführt.
Im folgenden soll die von den Autoren geübte Technik der Mikrogefäßnaht am Beispiel der Rattenaorta dargestellt werden. Auf Modifikationen wird mit Angabe der Quellen hingewiesen.

Zunächst einige wichtige Regeln, die Voraussetzung für das Gelingen einer funktionstüchtigen *Mikrogefäßanastomose* sind:

1. Bequeme Sitzposition und exakte Fokussierung.
2. Gute Sicht, überhängende Weichteile mit Haltefäden weghalten, Präparation und Knoten der Fäden werden bei 4–10facher Vergrößerung, Beurteilung der Stümpfe und Legen der Nähte bei 20–30facher Vergrößerung durchgeführt.
3. Atraumatischste Präparation der Gefäßstümpfe.
4. Nur gesunde, nicht-traumatisierte, jedoch ausreichend freigelegte Gefäßstümpfe vereinigen.
5. Möglichst Gefäße mit etwa gleichem Durchmesser vereinigen.
6. Jede Spannung zwischen den Stümpfen vermeiden.
7. Abknicken und Verdrehen der Gefäßstümpfe vermeiden. Bekannt ist die Thromboseneigung bei Wirbelbildungen (Smith et al. 1972).
8. End-zu-End-Anastomosen sind technisch einfacher als End-zu-Seit-Anastomosen.

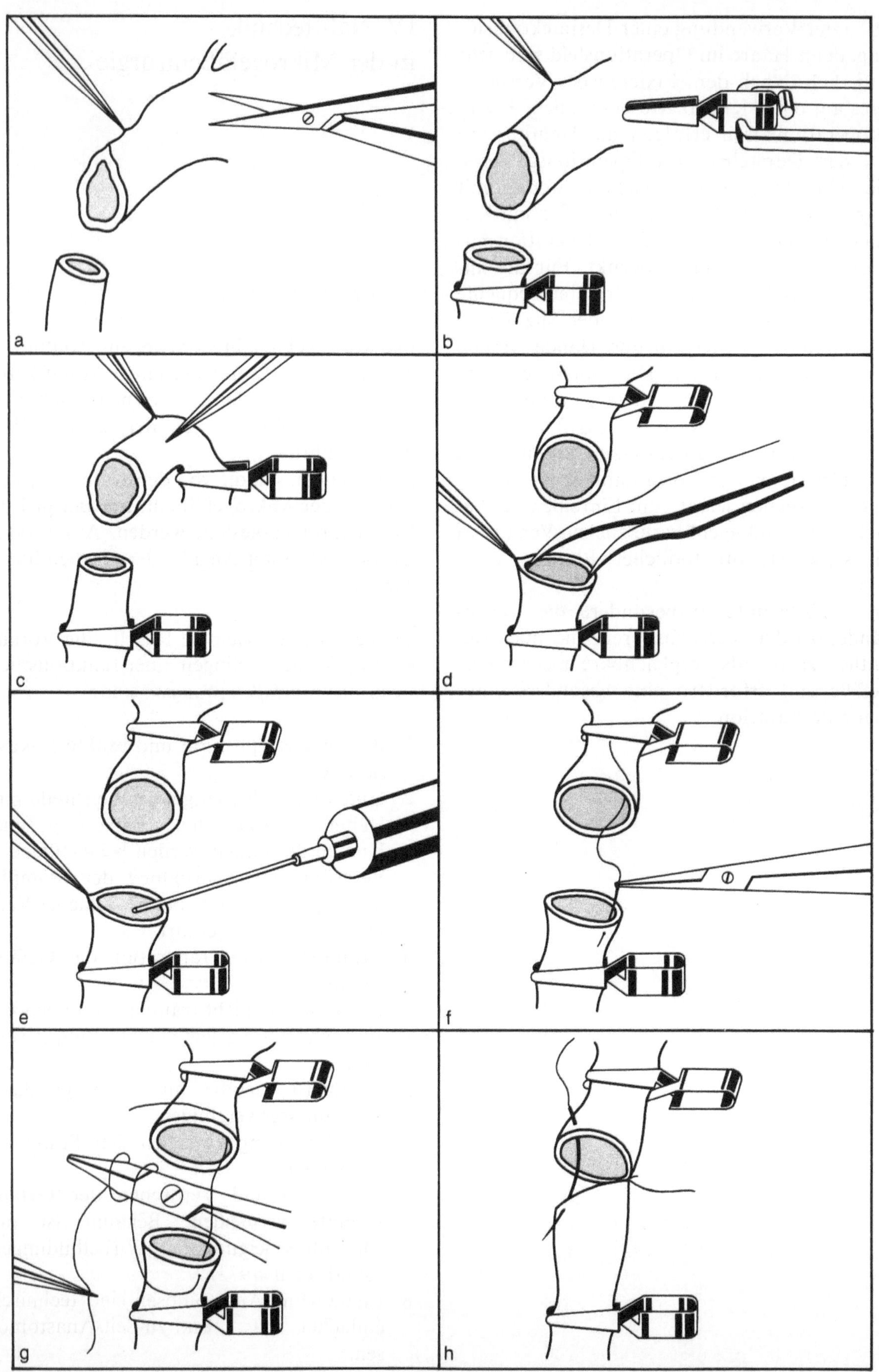
a
b
c
d
e
f
g
h

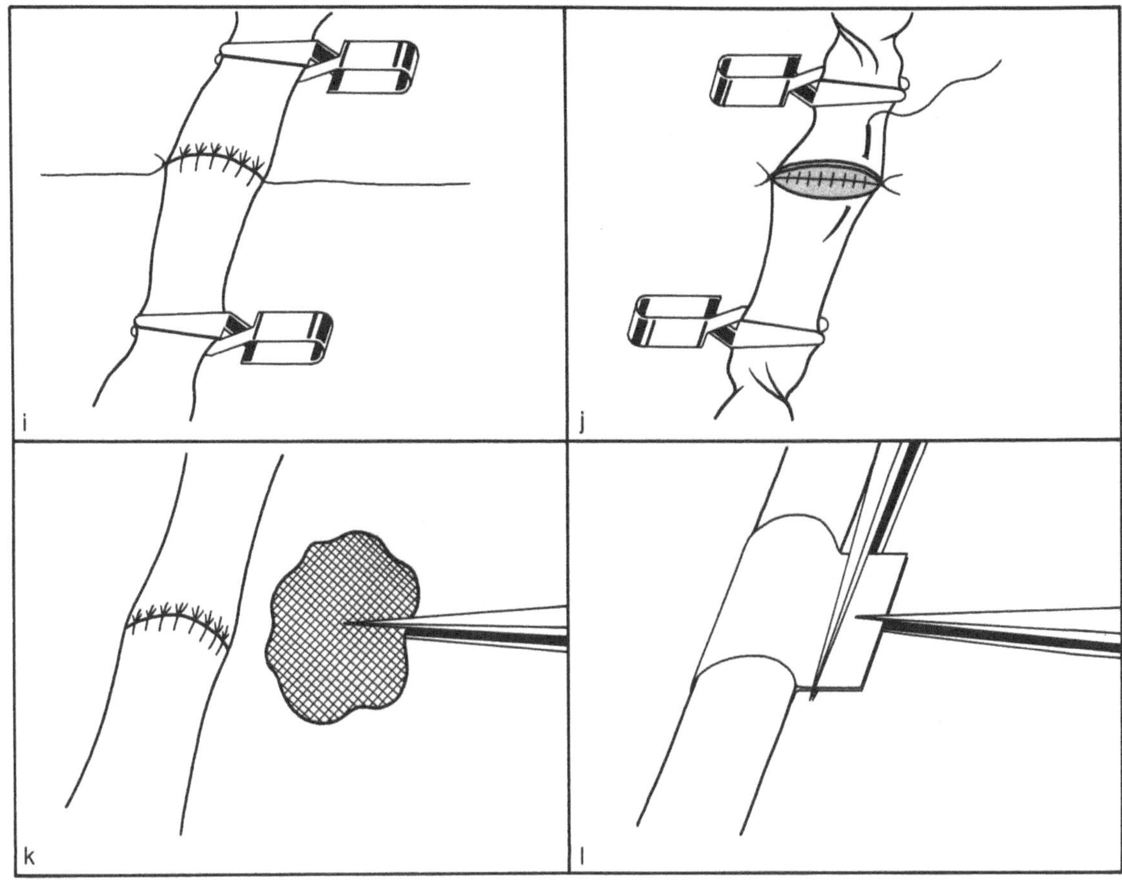

Abb. 31a–l. End-zu-End-Anastomose. **a** Aufsuchen und ausreichende Freilegung der Gefäßstümpfe, evtl. Anfrischen im Gesunden. **b** Anklemmen der Gefäßstümpfe, soweit erforderlich. **c** Zurückstreifen und Entfernen von periadventitiellem Gewebe und Adventitiafetzen, soweit sie in das Lumen hineinhängen. **d** Vorsichtiges Entfalten und leichtes Aufdehnen des Gefäßlumens, dadurch auch Ausgleich von kleinen Kalibersprüngen. **e** Ausspülen des Lumens mit Heparin-Ringer-Lösung, dabei Entfernen von kleinen Blutkoageln. **f** Einzelknopfnähte durch alle Wandschichten. Entfernung der Einstichstelle vom Rand des Gefäßstumpfes etwa der Dicke der Gefäßwand entsprechend. **g** Knotung des Fadens instrumentell mit zwei bis drei gegenläufigen Knoten. **h** Anlegen der zweiten Naht in einem Winkel von 120° an der Gefäßvorderwand, Fäden eventuell als Haltefäden lang lassen. **i** Vorderwandnaht mit Einzel-Knopfnähten. **j** Naht der Hinterwand nach Drehen der Clips und Haltefäden. **k** Nach Fertigstellung der Naht, Abnehmen der Clips. Zur rascheren Abdichtung der Anastomose, Aufdrücken eines Tupfers oder einer Kompresse. **l** Manche Autoren scheiden die Anastomosen auch vorübergehend in Folien ein. (McLean u. Buncke 1973)

9. Anastomosen nicht in unmittelbare Nähe von Gefäßgabeln legen, da die entstehenden Wirbelbildungen eine Thrombose begünstigen (O'Brien 1977).
10. Wegen der entstehenden Wirbelbildungen ein kleines Gefäß möglichst nicht in ein größeres Gefäß hineinleiten. Bei Einmündung eines größeren Gefäßes in ein kleineres treten diese nicht auf (O'Brien 1977).
11. Abgeschnittene Fadenstücke immer gleich aus dem Operationsfeld entfernen, um Verwechslungen beim Knoten zu vermeiden.
12. Gefäße mit der Pinzette immer nur an der Adventitia anfassen. Quetschen des Gefäßes und Intimaverletzungen vermeiden.

2 End-zu-End-Anastomosen
(s. Abb. 31a–l)

Zunächst wird das Gefäß durchtrennt, bzw. werden die Stümpfe eines bereits durchtrennten Gefäßes angefrischt. Dies kann gerade oder schräg erfolgen (Buncke u. Schulz 1966; Jacobson u. Katsumura 1965; Harii 1975; Nishikawa u. Yonekawa 1976; O'Brien 1977).

Am gebräuchlichsten ist in der Mikrogefäßchirurgie eine rechtwinklige Schnittebene zur Gefäßachse. Meist ist ein Anklemmen der Gefäßstümpfe erforderlich. Selten kann in Blutleere ohne Anklemmen der Stümpfe genäht werden.

Periadventitielles Gewebe und Adventitiafetzen, die das Gefäßlumen verdecken und in das Gefäßlumen hineinhängen, werden zurückgestreift oder entfernt. Bisweilen wird auch ein schmaler Streifen Adventitia an den Gefäßstümpfen reseziert, oder die Adventitia wird in Längsrichtung des Gefäßes etwas vorgezogen und dann glatt abgeschnitten.

Adventitia, die durch die Naht nach innen in das Lumen hineinhängt, führt zu einer Thrombose an der Nahtstelle (Seidenberg et al. 1958). Die Frage, ob und wie weit die Adventitia an den Gefäßstümpfen entfernt werden soll, ist noch nicht ganz geklärt. Seidenberg et al. (1958) entfernten die Adventitia vollkommen bis 3 mm vom Gefäßende entfernt. Auch Hedberg (1962) und Chase u. Schwartz (1963) sowie Smith (1966) entfernten die Adventitia. Acland (1973) fand keine Thrombusbildung in kleinen Gefäßen nach Abpräparieren der Adventitia, O'Brien (1977) rät jedoch nur zum Entfernen des periadventitiellen Gewebes.

Nach der Präparation folgt ein vorsichtiges Aufspreizen der Gefäßenden, manchmal auch ein Aufdehnen der meist kollabierten oder spastisch verengten Gefäßstümpfe. Hierdurch lassen sich auch kleinere Kaliberunterschiede ausgleichen.

Es muß dabei aber beachtet werden, daß die Intima hierbei nicht verletzt wird (Hedberg 1962).

Anschließend werden die Lumina mit Heparin-Ringerlösung (10 E/ml) ausgespült. Dadurch wird das Lumen voll entfaltet, das darin enthaltene Blut und evtl. vorhandene Blutkoagel werden entfernt. Nun nähert man die Gefäßenden einander an. Dies kann im Experiment oder bei der Übung durch einen Gefäßapproximator erzielt werden. In der Klinik müssen die Stümpfe zur Naht ohne instrumentelle Hilfe locker gegenüberliegen.

Die Naht wird mit instrumentell geknüpften Einzelknopfnähten ausgeführt. Eine fortlaufende Naht führt leicht zu einer Stenosierung. Der Nadelhalter wird im Federhaltergriff gehalten. Die Nadel wird in der Mitte bzw. in der hinteren Hälfte gefaßt. Die Nadelspitze soll dabei gleich in die für die Naht erforderliche Richtung zeigen.

Der Einstich erfolgt leicht tangential von außen nach innen durch alle Wandschichten. O'Brien (1977) bevorzugt den senkrechten Durchstich durch die Gefäßwand, da das Trauma dabei geringer sein soll. Hierbei wird aber leichter die Rückwand mitgefaßt. Die Entfernung der Einstichstelle vom Ende des Gefäßstumpfes soll etwa der doppelten Dicke der Gefäßwand entsprechen. Die Nadel wird ihrer Krümmung folgend zart durch die Gefäßwand geführt. Die Nadel darf nicht zu tief in das Gefäßlumen vorgeschoben werden, damit die Hinterwand des Gefäßes nicht verletzt oder mitgefaßt wird.

Bei den ersten Nähten sollte man immer nach Durchstechen einer Gefäßwand ausstechen und nicht in einem Zuge beide Stümpfe durchfahren, da man so die entsprechende Einstich-

stelle am anderen Stumpf besser auswählen kann.
Nun wird der gegenüberliegende Gefäßstumpf mit der Mikropinzette an der Adventitia gehalten und entsprechend von innen nach außen durchgestochen. Der Faden wird vorsichtig in Längsrichtung des Gefäßes durchgezogen. Geknotet wird der feine Nylonfaden mit einem doppelt umschlungenen und zwei gegenläufigen einfachen Knoten. Beim Knoten wird entweder die Nadel oder der Faden gefaßt. Bewährt hat sich das Nähen mit kurzen Fäden (ca. 5 cm lang) und das Fassen der Nadel mit der Pinzette beim Knüpfen. Die Nadel wird so gefaßt, daß das fadentragende Ende nach medial zum Knüpfinstrument zeigt. Wird die Nadel dann in Richtung Mikroskop senkrecht nach oben geführt und wieder auf das Operationsfeld zurückgesenkt, bildet sich eine zum instrumentellen Knüpfen günstige Fadenschlinge aus.
Beim langen Faden muß die Nadel abgelegt und der Faden stückweise durchgezogen werden. Zur nächsten Naht muß dann die Nadel wieder gesucht und aufgenommen werden.
Das erste Verfahren ist deshalb schneller und vermeidet eine Beschädigung des Fadens. Reißt der Faden an der Armierungsstelle an der Nadel beim Knoten ab, so gilt dies als Zeichen, daß die Nahtstelle unter zu großer Spannung steht.
Der Knoten wird in Längsrichtung des Gefäßes zugezogen, um ein seitliches Verziehen der Anastomose zu vermeiden. Die Knoten dürfen nicht sehr fest angezogen werden, denn sonst kommt es zu ausgedehnteren Medianekrosen an der Anastomose. Die Kontrolle erfolgt hier mehr optisch als nach dem Tastgefühl. Hinter dem Knoten wird ein Fadenende kurz abgeschnitten, das andere Ende kann als Haltefaden lang gelassen werden.
Die 2. Naht wird in einem Winkel von 120° zur ersten Naht an den Gefäßvorderwänden angelegt, dadurch stehen die Gefäßhinterwände beim Anspannen der Haltefäden locker nach hinten ab und werden bei der Vorderwandnaht nicht so leicht mitgefaßt (asymmetric biangulation, Cobbett 1967a, b).
Die weiteren Einzelknopfnähte der Vorderwand werden jetzt entweder von einer Ecke ausgehend oder durch jeweiliges Unterteilen der bestehenden Lücken eingefügt. Dabei ist auf eine gute Adaptation – Stoß auf Stoß – oder leicht evertierend zu achten. Die Fäden werden kurz abgeschnitten. Zwischendurch wird mit Heparin-Ringerlösung gespült und das Operationsgebiet feuchtgehalten.
Durch Drehen der Clips wird die Gefäßhinterwand zur Naht dargestellt. Manchmal ist dieses Drehen der Clips aus räumlichen Gründen nicht möglich. Dann kann durch Durchziehen und Anspannen der Haltefäden die Hinterwand nach vorn gedreht und eingesehen werden (Abb. 32u).
Dadurch, daß jeweils ein Faden des letzten Knotens lang gelassen und als neuer Haltefaden nach vorn gezogen wird, kann die Hinterwand auch in einer Art „Kletterfadentechnik" von beiden Seiten her vollständig versorgt werden (ähnlich der von Fujino u. Aoyagi 1975 angegebenen Technik).
Es wird mit Arterien und Venen in gleicher Weise verfahren. Unterschiedlich ist nur die Anzahl der Nähte. Bei Arterien mit einem äußeren Durchmesser von 1 mm sind etwa 8–10 Nähte, bei gleichgroßen Venen nur 4–6 Nähte erforderlich. Ganz allgemein sollte man bestrebt sein, mit möglichst wenig Nähten auszukommen, um die Traumatisierung der Gefäßwand geringer zu halten. Sehr feine Venen mit einem äußeren Durchmesser unter 0,5 mm lassen sich bisweilen am besten ohne Klemmen unter fließendem Blutstrom nähen. Die schlechtere Übersicht wird dabei durch das entfaltete Lumen kompensiert.
Nach Fertigstellen der Anastomose werden die Gefäßclips entfernt, zunächst jeweils der distale, dann der proximale Clip. Anfangs kommt es zum Austritt von Blut zwischen den Einzelknopfnähten. Die Blutung läßt sich durch Auflegen oder zartes Aufdrücken einer Kompresse kontrollieren. In wenigen Minuten dichtet die Anastomose durch einen wandständigen Plättchenthrombus ab, an diesen lagert sich dann Fibrin an. Dieser Vorgang läuft in etwa 10 min ab (Acland 1973).
Bei Arterien kann mit der „Cuffing"-Technik ein rasches Abdichten der Nahtstelle erzielt und damit ein stärkerer Blutverlust vermieden werden: Hierfür wird ein schmaler Folienstreifen um die Anastomose gelegt, mit einem Clip befestigt und etwa 3 min belassen (McClean

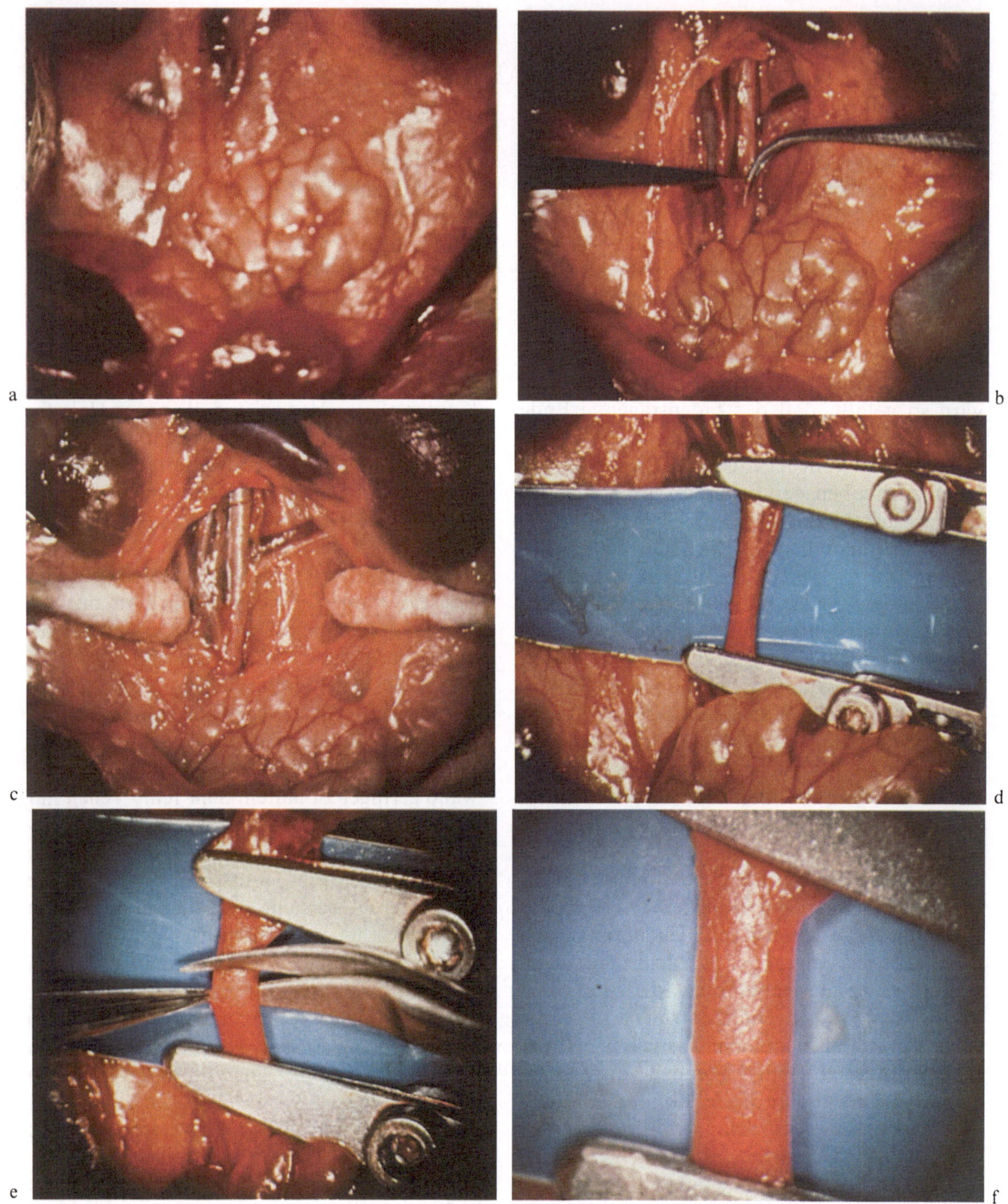

Abb. 32a–c. Bei schwacher Vergrößerung Blick auf die retroperitoneal gelegenen Organe der Ratte. Die Darmschlingen sind mit einer Kompresse nach rechts weggedrängt. Die Präparation der Aorta erfolgt teils scharf, überwiegend jedoch stumpf mit Hilfe von 2 Watteträgern, Kompressen oder Pinzetten

Abb. 32d–f. Die Aorta wird von der Vena cava inferior vorsichtig abgelöst, unterfahren und mit einem Adapter angeklemmt. Zur Verbesserung des Kontrastes für Photographien kann ein farbiger Plastikstreifen unter das Gefäß gelegt werden. Die weitere Präparation erfolgt nun bei mittlerer Vergrößerung. Das Gefäß wird durchtrennt

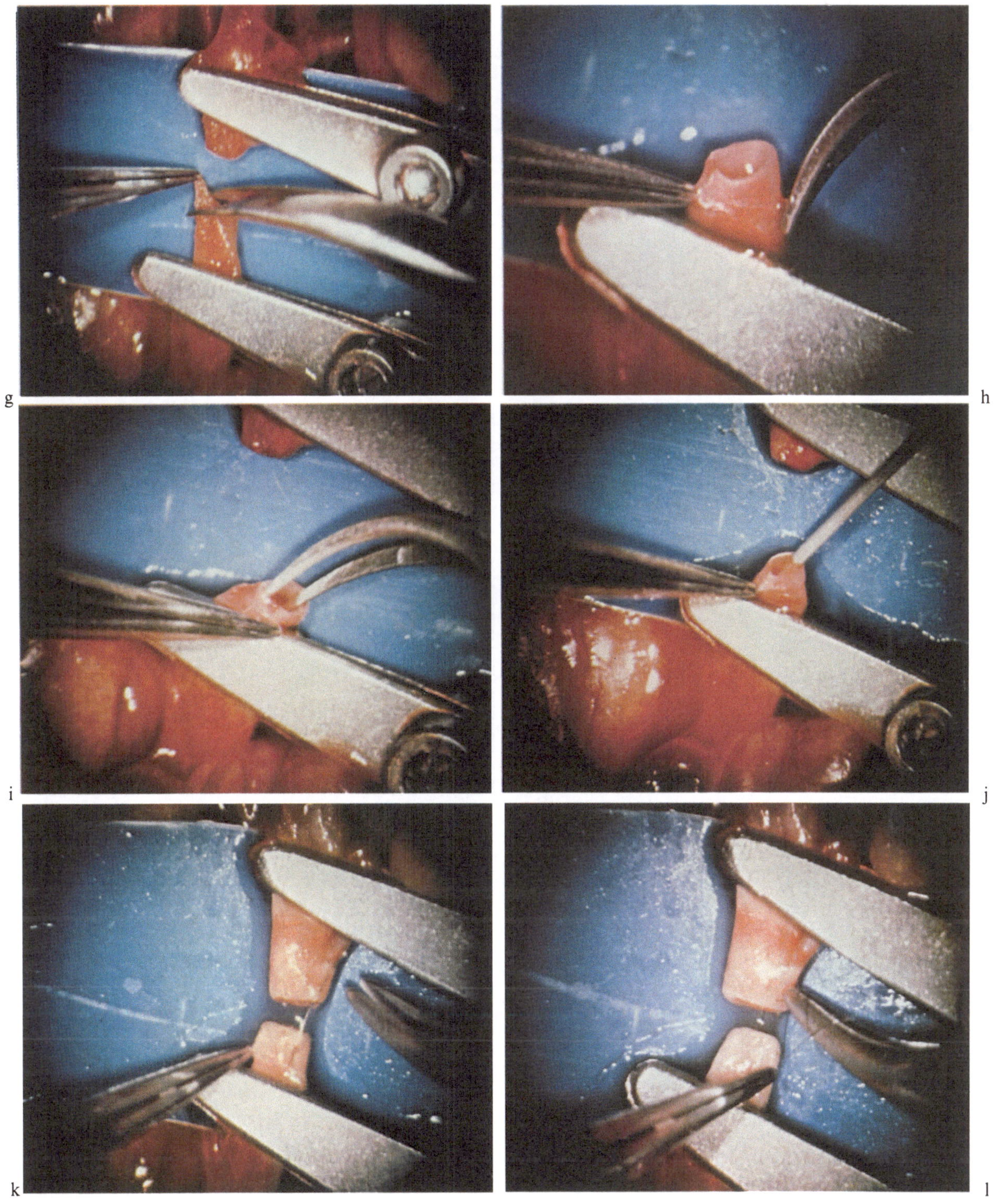

Abb. 32g–i. Die Gefäßstümpfe werden für die Naht vorbereitet. Überstehende Intimafetzen werden abgetragen oder zurückgestreift, kollabierte Lumina zart aufgedehnt

Abb. 32j–l. Es folgt das Ausspülen der Lumina mit Heparin-Ringerlösung. Jetzt kann die erste Naht gelegt und instrumentell geknotet werden

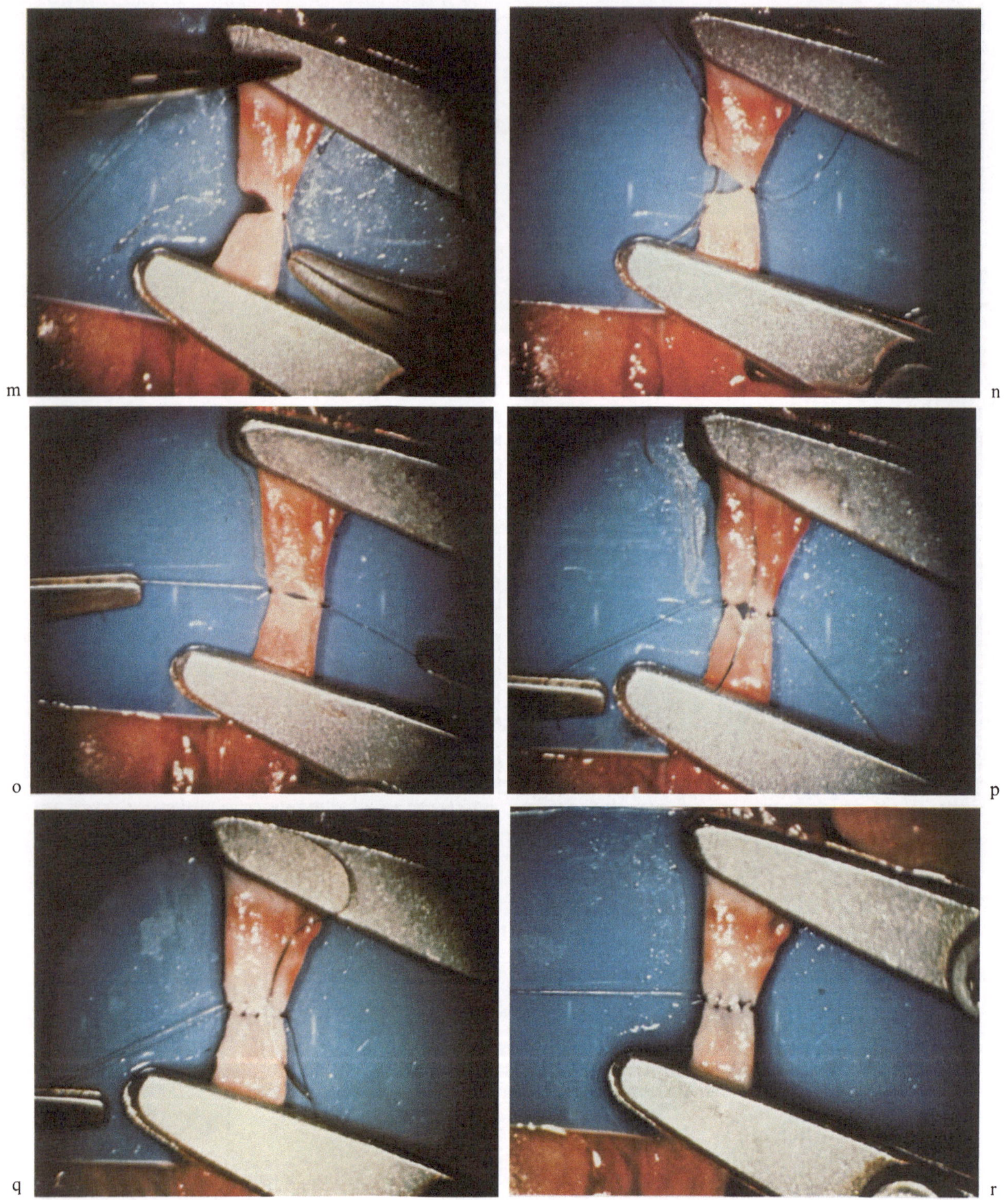

Abb. 32m–o. Der Zug an den Fäden beim Knoten erfolgt in Längsrichtung des Gefäßes, um Verziehungen an der Anastomose zu vermeiden. Die zweite Naht wird in einem Winkel von 120° an der Gefäßvorderwand angelegt. Die ersten beiden Fäden können als Haltefäden lang gelassen werden, an diesen Fäden läßt sich die Anastomose gut hantieren und anspannen

Abb. 32p–r. Die Vorderwand der Anastomose wird mit Einzelknopfnähten versorgt

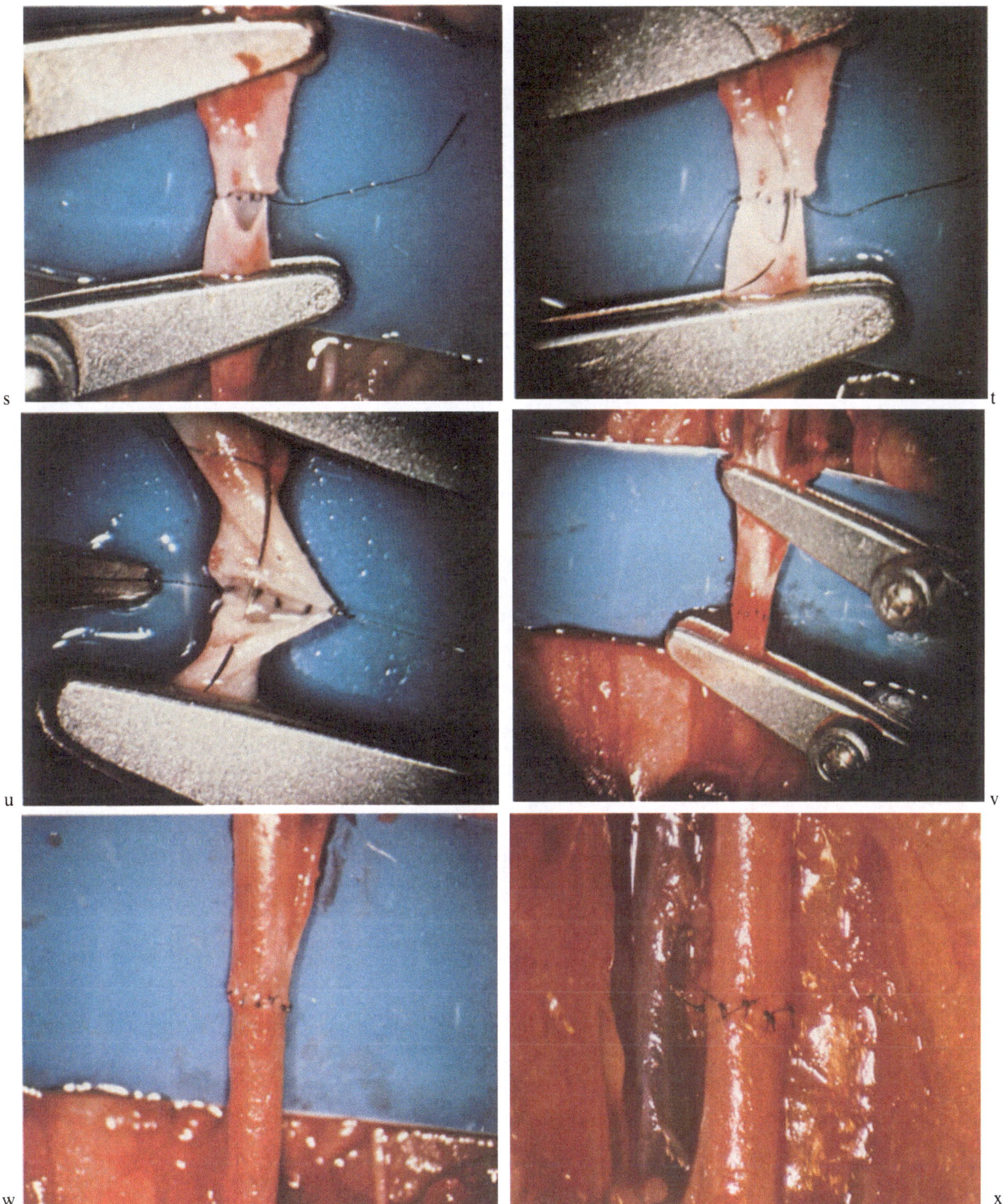

Abb. 32s–u. Nach Fertigstellen der Vorderwandnaht wird das ganze Gefäß mitsamt Adapter herumgedreht, die Hinterwand kann jetzt unter guter Sicht genäht werden. Manchmal können aus räumlichen Gründen Gefäßclips oder Adapter nicht herumgeklappt werden. In diesen Fällen muß die Anastomose an den Haltefäden herumgedreht werden. Die Naht wird dadurch technisch schwieriger und es kommt dabei leichter zu Fehlern wie Verziehungen der Anastomose oder Mitfassen der Gefäßhinterwand bei der Naht

Abb. 32v–x. Nach Fertigstellen der Hinterwandnaht wird zunächst der distale Gefäßclip geöffnet, die Anastomose dichtet dann rasch durch einen wandständigen Thrombus ab. Nun kann auch der proximale Gefäßclip entfernt und der Blutstrom freigegeben werden

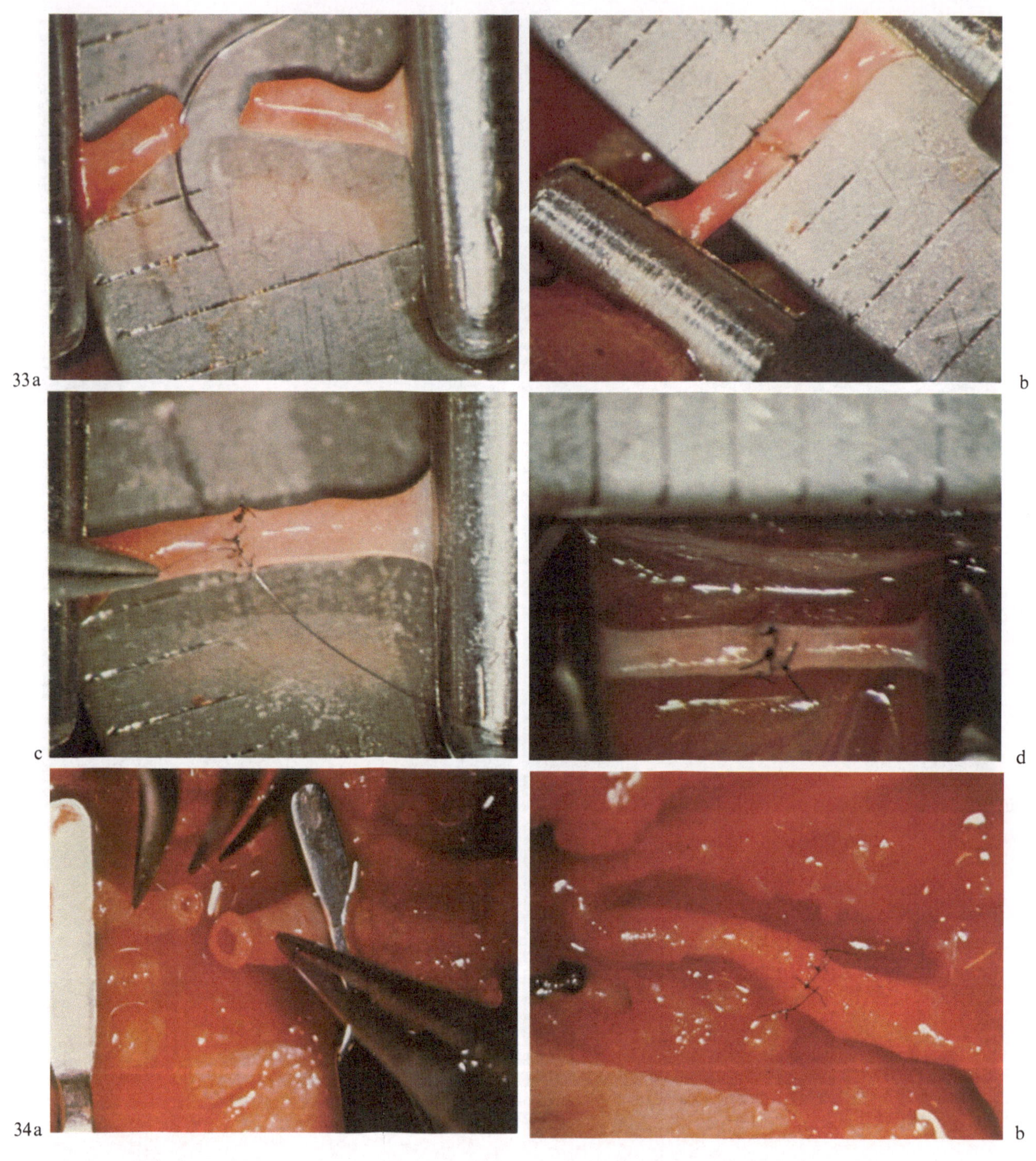

Abb. 33a–d. Naht der A. femoralis der Ratte mit einem äußeren Durchmesser von 0,8 mm

Abb. 34. a Naht einer feinen Arterie beim Menschen; deutlich sichtbar ist die gegenüber den Rattengefäßen wesentlich kräftiger ausgebildete Gefäßwand. **b** Fertiggestellte Mikrogefäßanastomose

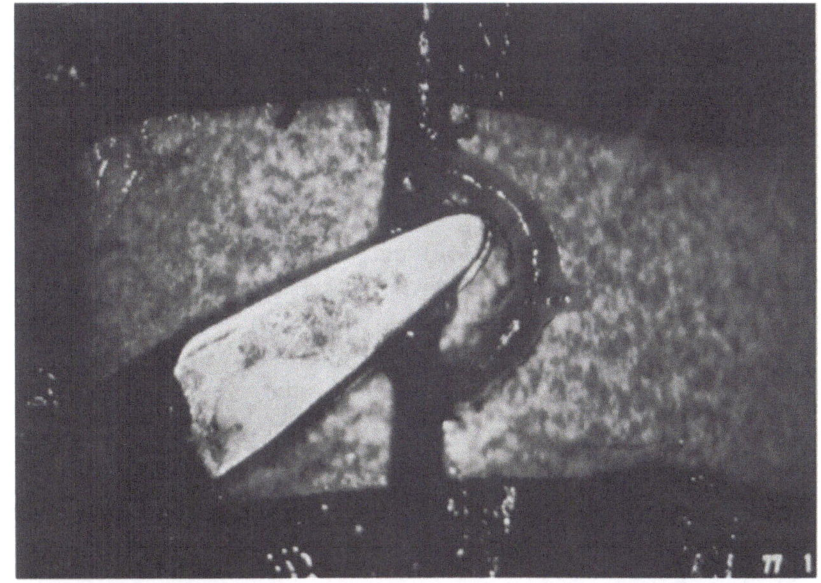

Abb. 35. Modell für eine End-zu-Seit-Anastomose an der A. carotis der Ratte. Es wird ein Bypass aus der transplantierten A. femoralis angelegt. Durch Abklemmen der A. carotis läßt sich die Durchgängigkeit der Anastomose prüfen

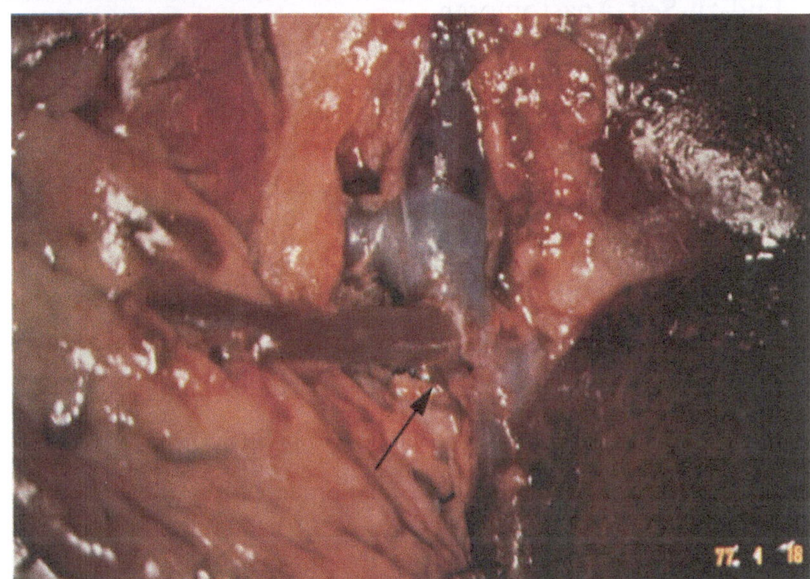

Abb. 36. Porto-kavaler Shunt End-zu-Seit bei der Ratte

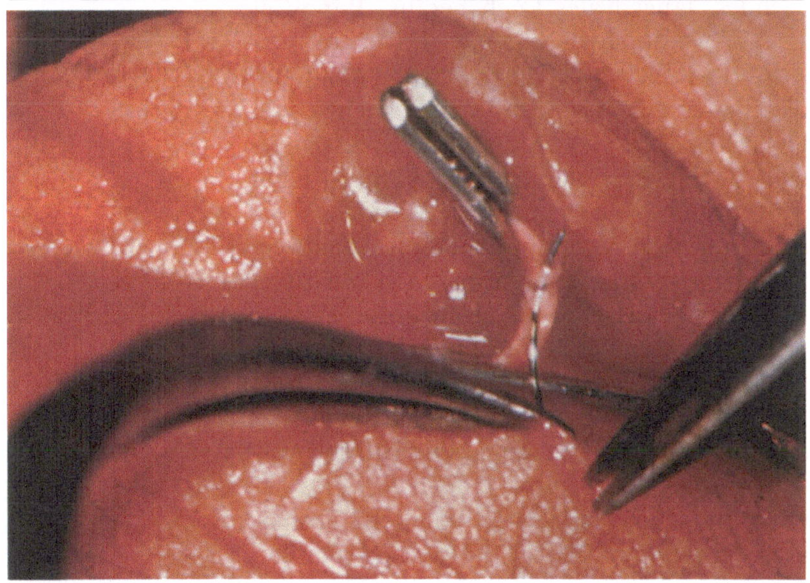

Abb. 37. Naht einer feinen Fingerarterie beim Kind

u. Buncke 1973). Auch die Zahl der erforderlichen Nähte kann dadurch gesenkt werden. Für Venenanastomosen eignet sich diese „Cuffing"-Technik nicht, da diese Anastomosen leicht kollabieren (O'Brien 1977).
Auch durch Aufbringen von Fibrinkleber, der mit Thrombin zur Gerinnung gebracht wird, kann Nahtmaterial gespart und eine rasche Abdichtung der Naht erzielt werden (Matras 1977).
Die einzelnen Schritte bei der Mikrogefäßnaht werden durch die folgende Abbildungsreihe nochmals dargestellt. Gezeigt wird die Naht der Bauchaorta der Ratte mit einem äußeren Durchmesser von 1,5 mm.

3 End-zu-Seit-Anastomosen
(s. Abb. 38a–f)

In manchen Fällen kann das Spendergefäß nicht geopfert werden, und wir müssen den technisch etwas schwierigeren End-zu-Seit-Anschluß wählen. Der Winkel der Einmündung scheint dabei keine wesentliche Rolle für die Thrombusbildung zu spielen (Acland 1977).
Um eine seitliche Öffnung in der Gefäßwand zu erhalten, die möglichst genau dem seitlich anzuschließenden Gefäßlumen entspricht, hat sich folgender Trick bewährt:
Wir durchstechen die Wand des Spendergefäßes mit der Mikronadel, heben sie an und schneiden dann mit der Schere ein entsprechendes, längsovales Loch heraus. Popov et al. (1977) empfehlen eine einfache, quere Inzision, die sich durch die Eigenspannung des Gefäßes zu einem runden Loch aufziehen soll. Die Naht erfolgt wiederum mit Einzelknopfnähten. Oft kann durch Herumklappen eines ganzen Gewebeteiles am Gefäßstiel auch die Anastomose gedreht und unter guter Sicht genäht werden. Ist dies nicht möglich, wird von einer Ecke ausgehend zunächst die Hinterwand mit außen geknüpften Einzelknopfnähten genäht und anschließend die Vorderwand in der üblichen Technik versorgt. Um bis zuletzt das Lumen sicher beurteilen zu können, werden bisweilen die letzten 2 oder 3 Nähte zunächst ungeknüpft gelassen. Ähnliche Techniken werden von Rigg (1975a) und Nathan (1976) angegeben. Ein schönes Übungsmodell für die End-zu-Seit-Nahttechnik ist der Bypass an der A. carotis der Ratte (s. Abb. 35). Als Transplantat wird dabei ein Stück der A. femoralis desselben Tieres verwendet. Ein Übungsmodell für eine End-zu-Seit-Venennaht ist der porto-kavale Shunt bei der Ratte. Hier können wegen der Größe des Gefäßes auch einmal fortlaufende Nähte Anwendung finden.

Technik der End-zu-Seit-Mikrogefäßanastomose
(s. Abb. 38a–f)

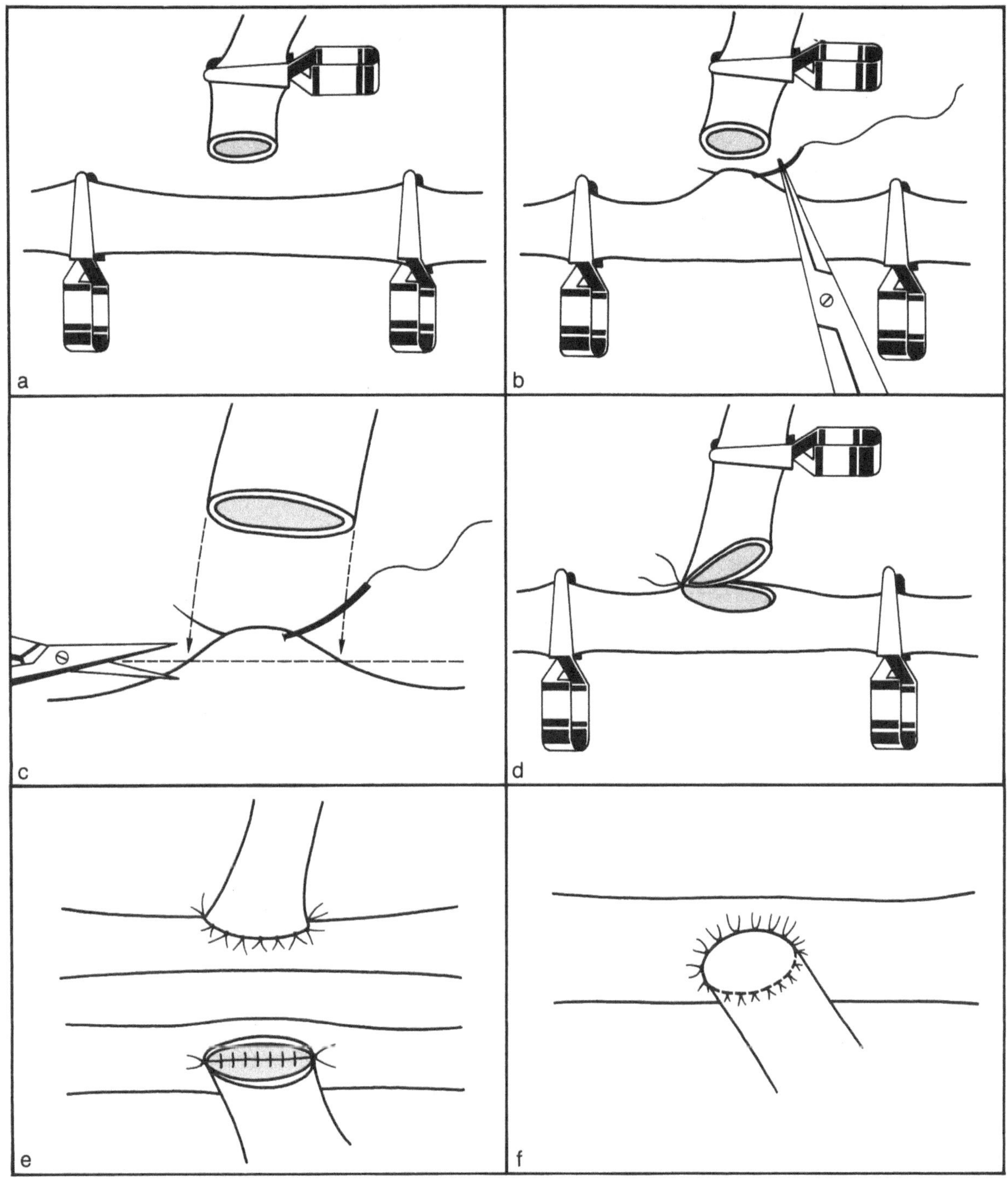

Abb. 38. **a** Präparieren und Anklemmen der Gefäße. **b** Durchstechen und Anheben der Wand des nicht-durchtrennten Gefäßes mit der Nadel. **c** Herausschneiden eines Segmentes der Gefäßwand mit der feinen Schere. **d** Entweder: von einer Ecke ausgehend zirkuläre Einzelknopf-Nähte, Knotung außen. **e** Oder: Naht der Hinterwand nach Herumklappen des ganzen Gewebeteiles am Gefäßstiel. **f** Auf diese Weise kann nun die Gefäßnaht unter guter Sicht zu Ende geführt werden

V Komplikationen bei der Mikrogefäßnaht

1 Beurteilung einer Mikrogefäßanastomose

Wie bereits erwähnt, ist etwa 10 min nach Freigabe des Blutstromes der wandständige Thrombus an der Gefäßanastomose voll ausgebildet. Es erhebt sich nun die Frage: Ist die Anastomose durchgängig? Ein blau durchscheinender Thrombus, ein blasser und schlaffer Gefäßabschnitt, bei Arterien auch das Fehlen von Blutaustritten aus dem Gewebe distal der Anastomose, zeigen den kompletten Verschluß der Nahtstelle an. Ein rötlich gefärbter, prall gefüllter, bei Arterien pulsierender, distaler Gefäßabschnitt mit frischen Blutaustritten distal der Nahtstelle läßt eine durchgängige Anastomose erwarten. Durch ganz zartes Betasten und Ausstreifen der Nahtstelle mit der Mikropinzette kann bisweilen ein Thrombus gefühlt, manchmal auch durch volle Entfaltung des Lumens die Durchgängigkeit der Anastomose hergestellt werden. Vor einem allzu heftigen Ausmassieren oder gar Quetschen der Nahtstelle ist jedoch zu warnen, da die weitere Traumatisierung mit Sicherheit zum kompletten thrombotischen Verschluß führt.

2 Durchgängigkeitstest

O'Brien (1977) gibt einen Durchgängigkeitstest für End-zu-End-Anastomosen an, der modifiziert auch für End-zu-Seit-Anastomosen Verwendung finden kann:
Distal von der Anastomose wird mit einer Juwelierpinzette durch Abdrücken des Gefäßes der Blutstrom unterbrochen und von hier aus mit einer 2. Pinzette der Inhalt des Gefäßes distalwärts ausgestreift. Dann wird das Gefäß distal abgedrückt und anschließend proximal der Blutstrom freigegeben. Wenn die Anastomose durchgängig ist, erfolgt von proximal her rasch die Auffüllung des ausgestreiften Gefäßabschnittes.
Da meist der ganze Operationserfolg von einwandfreien Gefäßanastomosen abhängt, wird man bei fraglicher Durchgängigkeit doch meist eine oder zwei Nähte entfernen und das Lumen besichtigen sowie bei thrombosierter Nahtstelle – eine Mikrothrombektomie durchführen.

3 Mikrothrombektomien

Das „Ausmelken“ von Thrombenmaterial, das sich in einer Mikrogefäßanastomose festgesetzt hat, in Stromrichtung ist meist erfolglos. Auch das Öffnen von einzelnen Fäden an der thrombosierten Anastomose und Ausdrücken der Thromben führt fast nie zum Ziel, denn die Ursache für die Thrombosierung an der Nahtstelle liegt häufig in einer Schädigung der Gefäßwand, besonders der Intima im Bereich der Anastomose (Quetschung, Überdehnung), oder in zu großer Spannung zwischen den genähten Gefäßstümpfen. Weitere Ursachen können sein: Knickungen und Verdrehungen an der Nahtstelle oder eine mangelhafte, zu stark traumatisierende Technik der Mikrogefäßnaht (Mitfassen der Hinterwand, Einstülpen der Adventitia, Einengung).
In manchen Fällen entsteht ein kurzstreckiger thrombotischer Verschluß des Gefäßes – unabhängig von der Nahtstelle – im Gebiet eines Gefäßwandschadens. In diesen Fällen kann, wenn der lokale Schaden an der Gefäßwand gering ist, der Versuch gemacht werden, den Thrombus über einen Seitenast mit der Pinzette auszustreifen oder mit dem kleinsten Fogarty-Katheter zu entfernen.
Fast immer muß nach einer Thrombektomie der Bezirk der Nahtstelle, an der sich der Thrombus gebildet hat, reseziert werden (s. Abb. 52a–c). Vor der Reanastomosierung sollten die Gefäßenden auf Veränderungen untersucht werden.

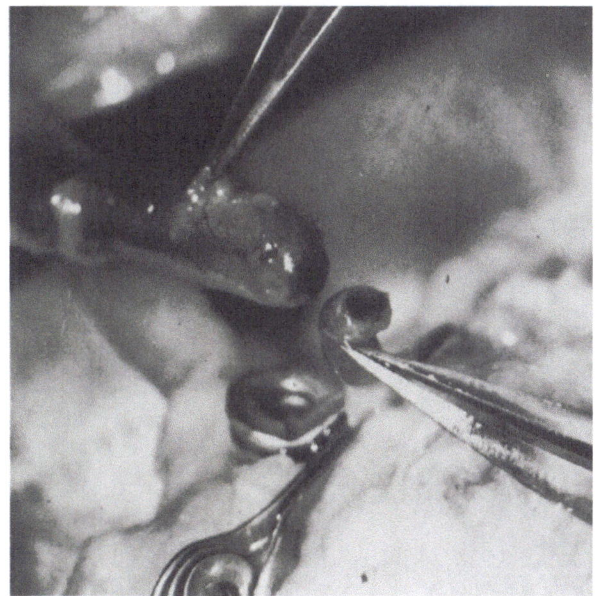

39

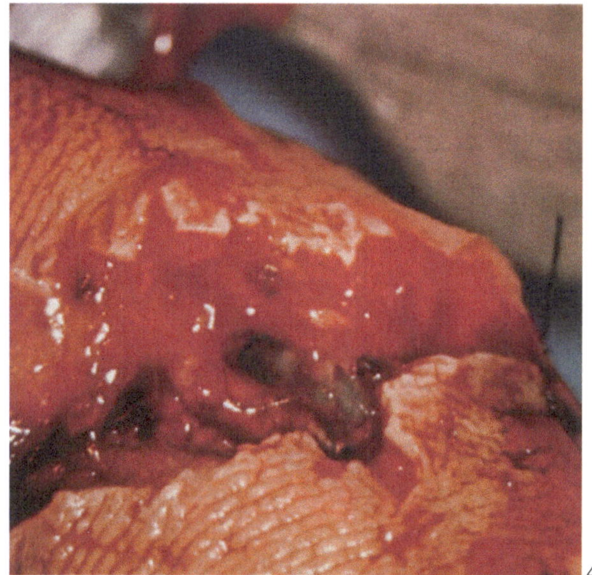

40a

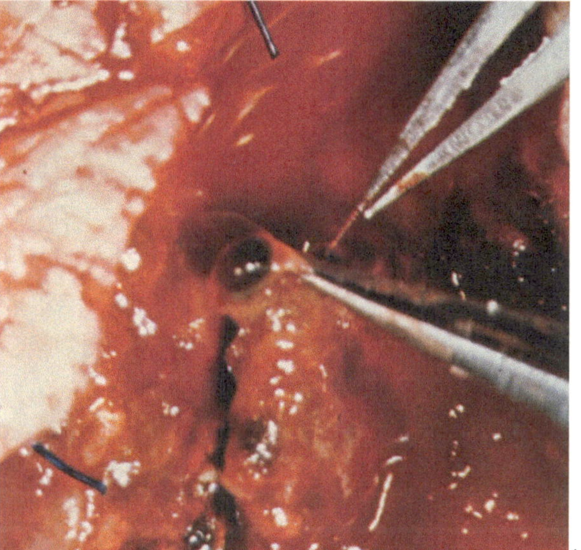

b

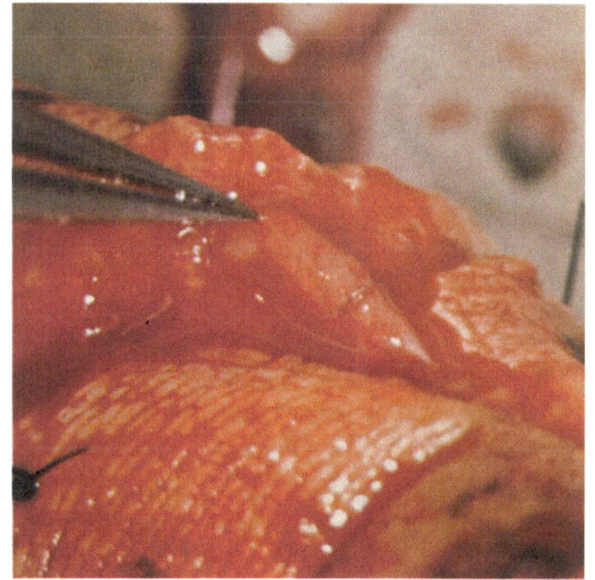

c

Abb. 39. Thrombose einer Mikrogefäßanastomose beim Menschen

Abb. 40a–c. Thrombose einer dorsalen Fingervene. Der Thrombus wird mit der geraden Mikropinzette vorsichtig herausgeschoben. Danach erfolgt die Reanastomosierung nach Resektion der ehemaligen Nahtstelle

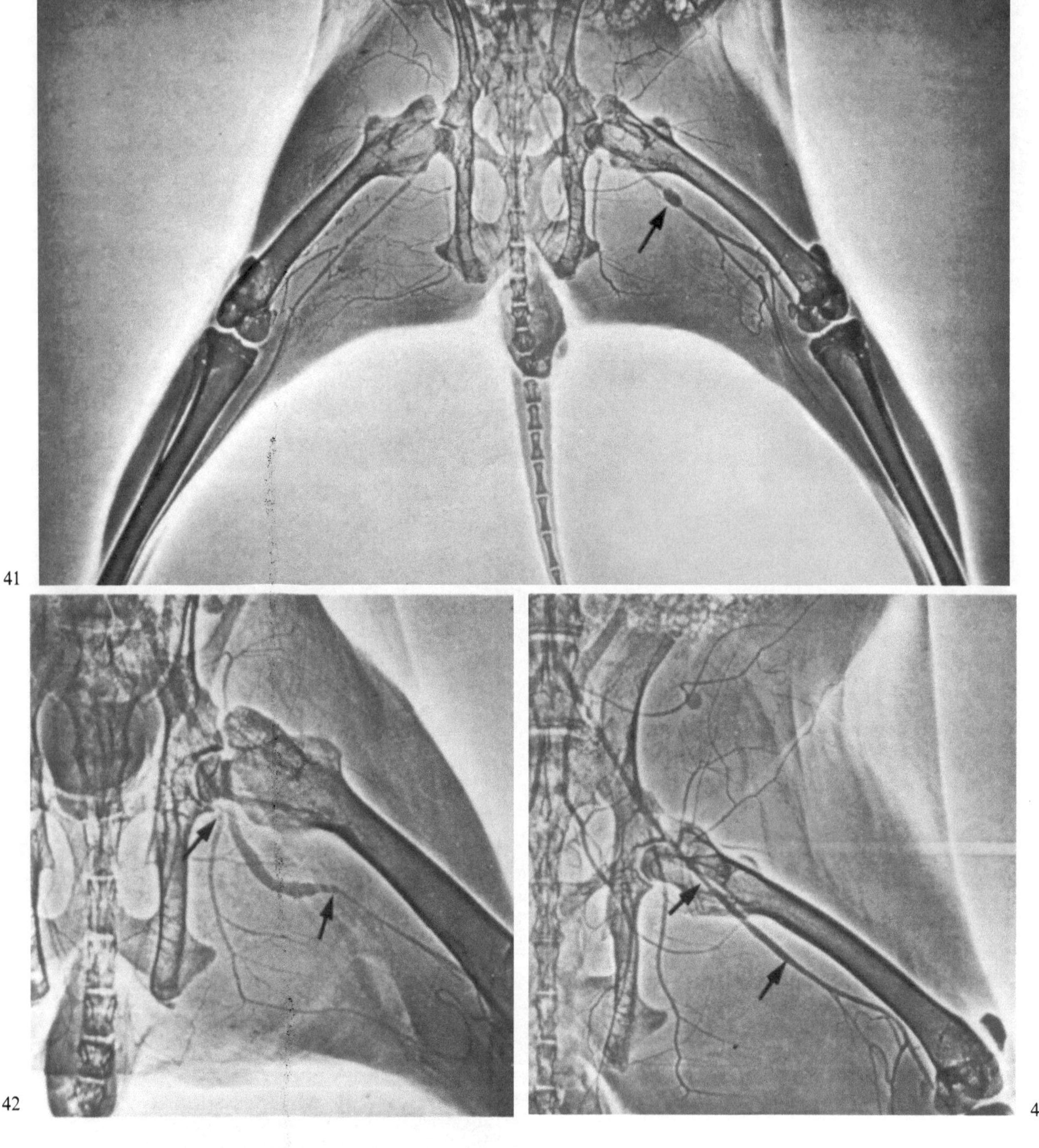

41

42

43

Abb. 41. Autologes Veneninterponat in der linken A. femoralis beim Kaninchen. Das Interponat wurde zu großlumig gewählt (Pfeil) (intravenöse Xeroarteriographie)

Abb. 42. Autologes Veneninterponat beim Kaninchen. Das Interponat wurde zu lang gewählt (Pfeile), (intravenöse Xeroarteriographie)

Abb. 43. Autologes Veneninterponat beim Kaninchen. Das Interponat besitzt richtige Länge und richtiges Kaliber. Die Anastomosen (Pfeile) sind kaum zu erkennen (intravenöse Xeroarteriographie). Die Röntgenaufnahmen wurden am Institut für Röntgendiagnostik am Klinikum rechts der Isar der TU München, (Direktor Prof. Dr. A. Anacker) von Herrn Dr. B. Kramann durchgeführt

4 Mikroveneninterponate

Wie in der Gefäßchirurgie ergibt sich auch häufig in der Mikrochirurgie die Notwendigkeit, einen Gefäßdefekt zu überbrücken. Hier bieten sich entsprechende, kleinkalibrige, autologe Venentransplantate an.

Fujikawa und O'Brien (1975) untersuchten autologe Mikroveneninterponate zur Überbrükkung von arteriellen sowie venösen Gefäßdefekten am Kaninchen. Sie fanden in beiden Gruppen eine gleiche Thromboserate von 10–20%, unabhängig von der Transplantatlänge.

Eigene experimentelle Untersuchungen bei der Verwendung von autologen Veneninterponaten, die in der A. femoralis bei Kaninchen interponiert wurden, ergaben folgende Ergebnisse.

Tabelle 1. Ergebnisse von autologen Veneninterponaten beim Kaninchen von unterschiedlicher Länge. Es wurde die V. femoralis in die A. femoralis interponiert

	Länge der Interponate	Durchgängig	Thrombose
Gruppe A, n=16	0,9–1,5 cm	15	1
Gruppe B, n=13	2,2–2,7 cm	12	1
Gruppe C, n=12	3,0–3,7 cm	12	0

Die Untersuchungen wurden in Zusammenarbeit mit dem Institut für Experimentelle Chirurgie und dem Institut für Röntgendiagnostik der TU München ausgeführt (T.H. Holzmann, I. Wriedt-Lübbe, B. Kramann, E. Biemer und G. Blümel 1978)

Histologisch zeigte sich 3 Wochen nach der Transplantation eine neue Innenauskleidung aus einer einschichtigen, endothelartigen Zellschicht. Unter dem Endothel kam es durch Einlagerungen von Kollagen und elastischen longitudinalen Fasern zu einer Wandverdikkung. Gleichzeitig verdickte sich auch die Adventitia durch Neubildung von Kollagen. Diese Verdickung der Gefäßwand betrug nach 6–8 Wochen häufig das 10fache einer normalen Wandstärke.

In ca. $^1/_4$ der Transplantate kam es zu einer Kalzifikation in der subendothelialen Schicht.

Nach 8 Wochen ging die Wandverdickung allmählich zurück, nach 4 Monaten betrug sie nur noch das 1,5–2fache (s. Abb. 44–46). Diese Wandveränderungen waren unabhängig von der Nahttechnik und der Länge der Transplantate. Ferner scheinen sie die Durchgängigkeit nicht wesentlich zu beeinflussen.

a) Indikationen für Mikroveneninterponate

1. Gefäßdefekte (arteriell oder venös).
2. Schwierige Anastomosen bei kurzen Gefäßstümpfen.
3. Umleitungen von Gefäßverbindungen.
4. Spannung an der Anastomosenstelle.
5. Unterschiedliche Gefäßkaliber.

Bei Replantationen kann der Längenverlust an den Gefäßstümpfen meist durch Knochenkürzung ausgeglichen werden. Schwieriger wird es bei subtotalen Amputationen, wenn eine Kürzung wegen erhaltener Strukturen nicht ausreichend durchgeführt werden kann. Ebenso sind auch bei Quetschungen und besonders bei Ausrißverletzungen immer Gefäßdefekte zu überbrücken, um einen Anschluß zu erreichen. In all diesen Fällen kann der arterielle sowie der venöse Anschluß über ein Interponat erzielt werden.

Nicht selten ist man gezwungen, eine Anastomose mit einem sehr kurzen Stumpf durchzuführen. Da in solchen Fällen eine Drehung des Gefäßes zur Naht der Rückwand nicht möglich ist, ergeben sich oft erhebliche technische Schwierigkeiten, die Rückwand exakt zu versorgen. Diese können vermieden werden durch Verwendung eines kleinen Interponates. Durch einfaches Umklappen – nicht Drehen – kann die Rückseite der Anastomose gut dargestellt und damit die Anastomose problemlos ausgeführt werden.

Besonders bei den variablen Venen an der Hand ist häufig durch Weichteilverlust oder Wundausschneidung kein gegenüberliegender Venenstumpf zu finden. Durch ein Mikroveneninterponat ist es nun möglich, auch versetzte oder weit entfernt liegende Gefäßenden miteinander zu anastomosieren. Durch diese größere Variabilität der Anschlußmöglichkeit an die funktionstüchtigsten Gefäße gewinnt die Operation zusätzlich an Sicherheit.

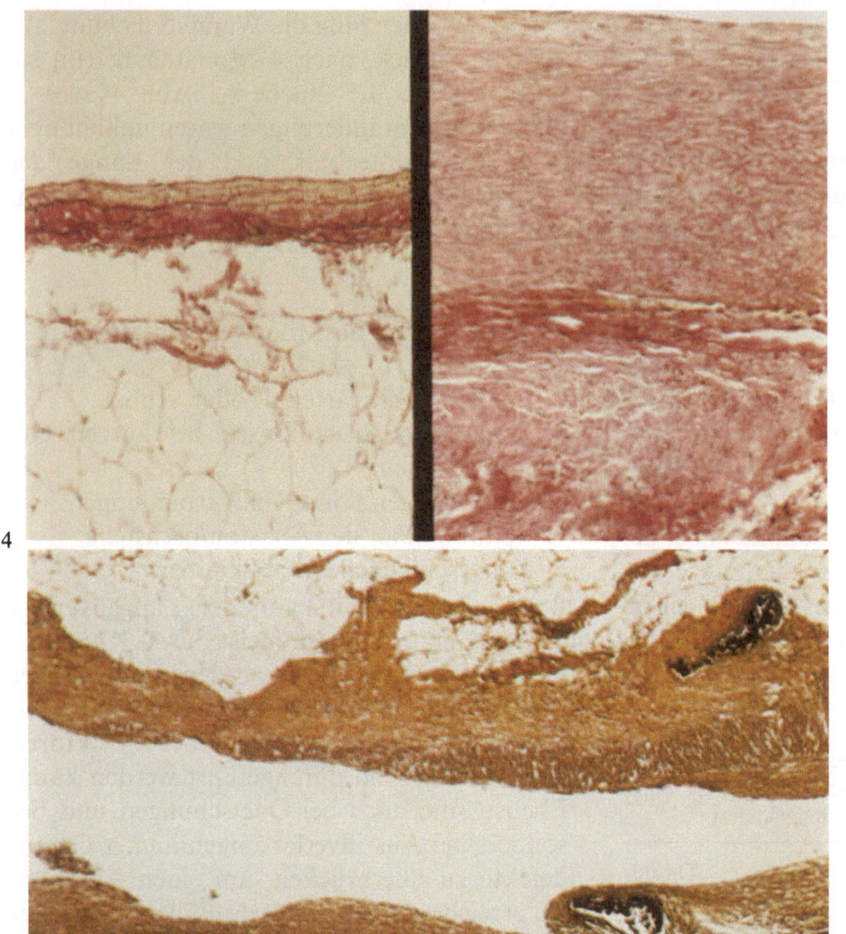

44

45

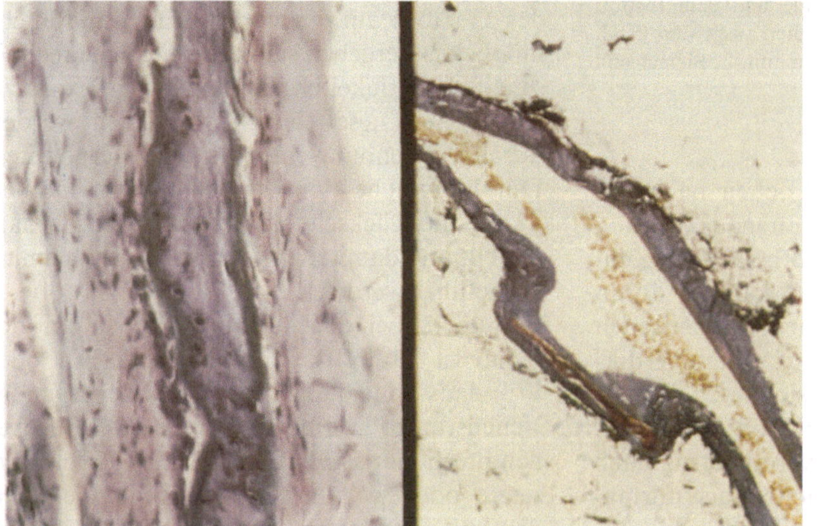

46

Abb. 44. Histologischer Schnitt durch eine V. femoralis des Kaninchens in Elastica-v.-Gieson-Färbung, 47fache Vergrößerung; links: normales Gefäß, rechts: 6 Wochen nach der Implantation in die A. femoralis am gleichen Tier. 10fache Verbreiterung der Gefäßwand durch vorwiegend subendotheliale Verdickung[2]

Abb. 45. Histologischer Schnitt durch die Wand der V. femoralis beim Kaninchen $2^{1}/_{2}$ Monate nach der Implantation in die A. femoralis. Färbung nach Kossa. 18,9fache Vergrößerung. Deutlich sichtbar sind die Verkalkungen[2]

Abb. 46. Histologischer Schnitt durch die Wand der V. femoralis beim Kaninchen 4 Monate nach der Implantation in die A. femoralis. Links: Elastica-Färbung. Deutlich sichtbar ist eine Faserknocheneinlagerung[2]. Rechts: Toluidinblau-Färbung. Deutlich sichtbar ist eine Faserknocheneinlagerung[2]

---

[2] Die histologischen Untersuchungen wurden durchgeführt von Frau Dr. I. Wriedt-Lübbe am Inst. f. Experimentelle Chirurgie, am Klinikum rechts der Isar der TU München. (Direktor Prof. Dr. G. Blümel)

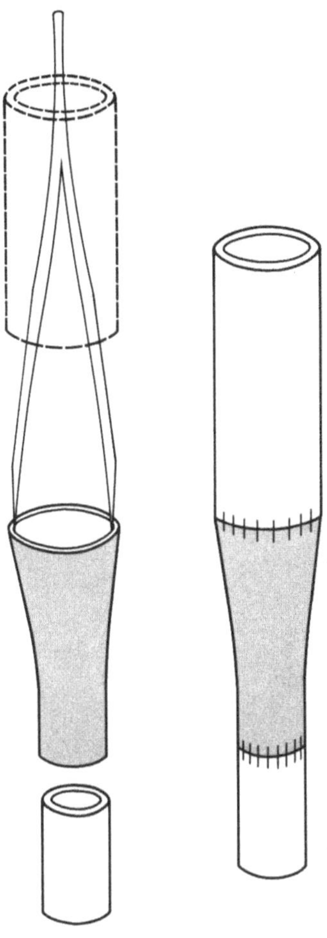
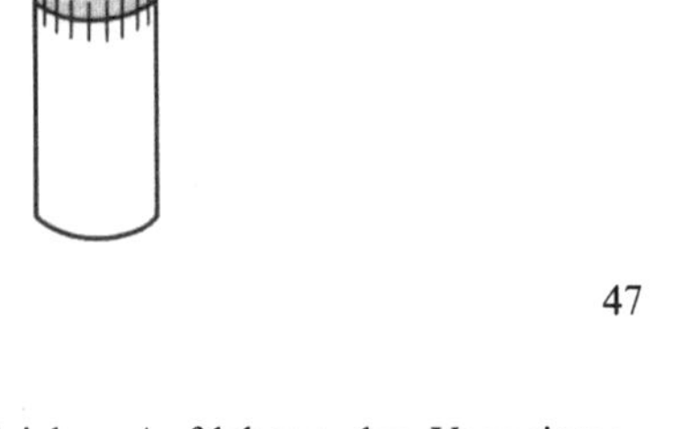

47

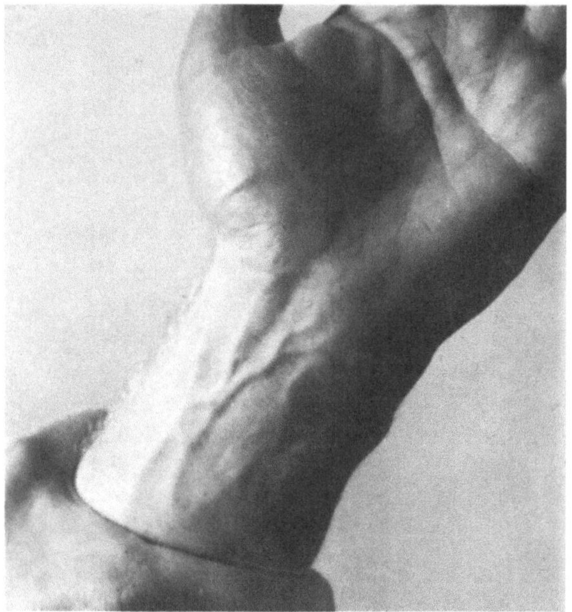

48

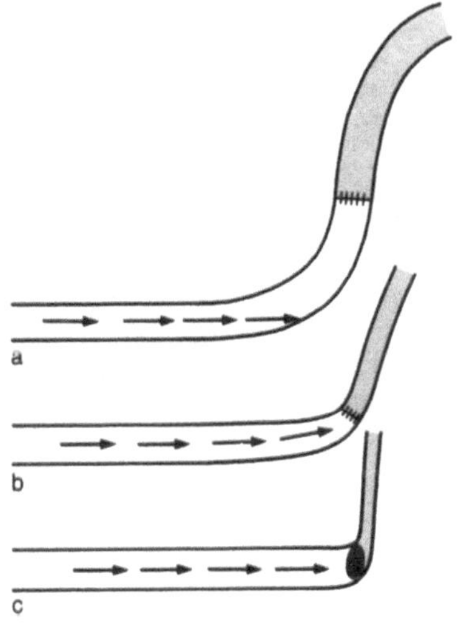

49

Abb. 47. Durch ungleiches Aufdehnen des Veneninterponates kann der Kaliberunterschied zwischen zwei Gefäßen kontinuierlich überbrückt werden

Abb. 48. Die geeignetste Entnahmestelle von Mikroveneninterponaten ist die volare Seite des Handgelenkes

Abb. 49. Wird ein Veneninterponat zur Überbrückung eines Arteriendefektes diagonal eingenäht, so kommt es bei zu kurzem Transplantat zu einer Geradstellung der Arterie durch die Pulswellen. Dies führt **a** zu einer Verjüngung der angespannten Vene, **b** zur Verkleinerung des Winkels und **c** schließlich zur Thrombose

In der Mikrogefäßchirurgie gilt als oberstes Gebot die Vermeidung jeglicher Spannung an der Anastomose. Diese kann in der Klinik häufig auch ohne eigentlichen Längenverlust auftreten. Sei es, daß die zu anastomosierenden Gefäßenden nicht gegenüberliegen oder der eine Stumpf durch einen wichtigen Seitenast zurückgehalten wird. Auch hier erleichtert ein kurzes Veneninterponat die Durchführbarkeit der Naht. Darüber hinaus verhindert es die Thrombose, die sich sonst durch die Gefäßverjüngung, die durch den Längszug entsteht, bilden kann.

Sind durch eine Amputation längere Gefäßstrecken zerstört (z.B. tangentiale Abtrennungen, breite Quetschzonen, Ausrisse), müssen unterschiedliche Gefäßdurchmesser verbunden werden. Dies ist besonders häufig bei der freien Gewebetransplantation mit End-zu-End-Anschluß an größere Gefäße der Fall.

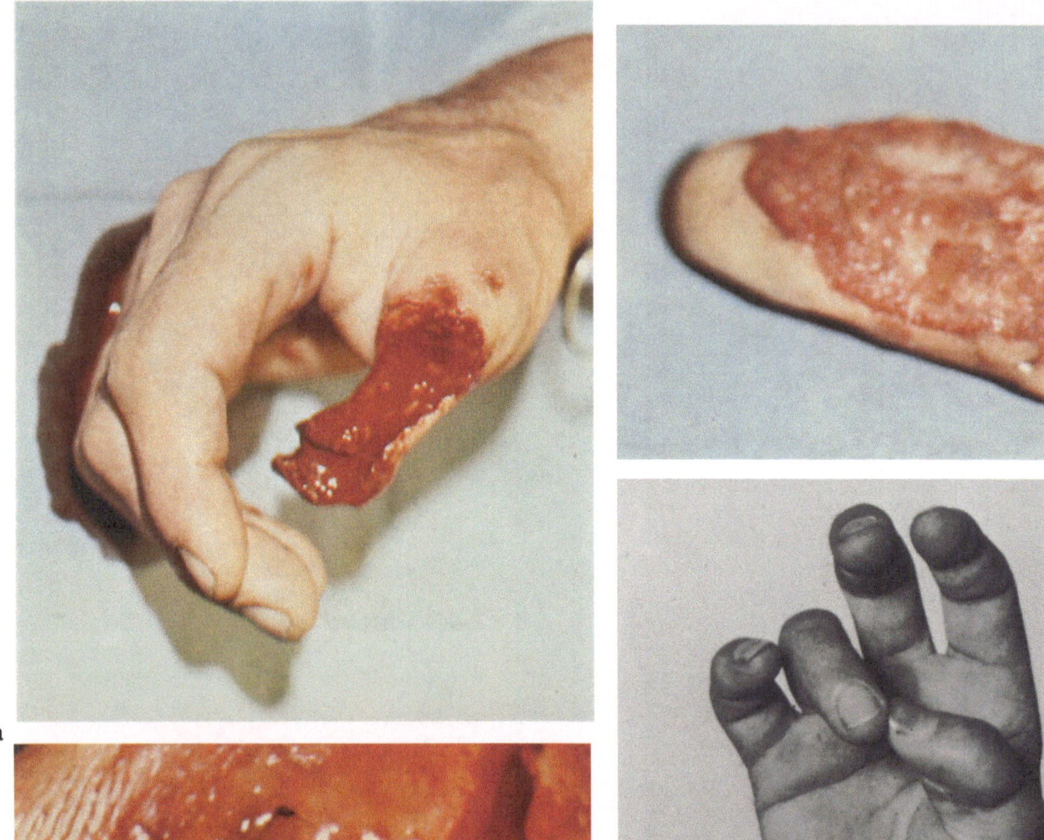

Abb. 50a–d. Schräge Totalamputation mit Zerstörung der volaren Arterien am Daumen. Um eine stärkere Kürzung des Daumens zu vermeiden, wird der Gefäßverlust durch ein Veneninterponat überbrückt

Der Ausgleich durch schrägen Anschnitt des kleinkalibrigeren Gefäßendes führt meist nicht zu dem entsprechend größeren Gefäßquerschnitt und ist schwerer durchführbar als eine End-zu-End-Anastomose mit geraden Gefäßenden. Die durch den schrägen Anschnitt entstehende Knickbildung ist ebenfalls strömungstechnisch ungünstig. Ein günstigerer und kontinuierlicher Übergang läßt sich durch Zwischenschalten eines Veneninterponates erreichen (s. Abb. 47).

Die größere Elastizität der Venen ermöglicht es, daß durch unterschiedlich weites Aufdehnen an den beiden Enden des Interponates der Übergang exakt geschieht.

b) Entnahmestellen
für Mikroveneninterponate

Die geeignetste Stelle, um Mikroveneninterponate zu gewinnen – besonders bei der Replantation im Handbereich – ist die volare Seite

Abb. 51 a, b. Ähnlicher Fall wie Abb. 50

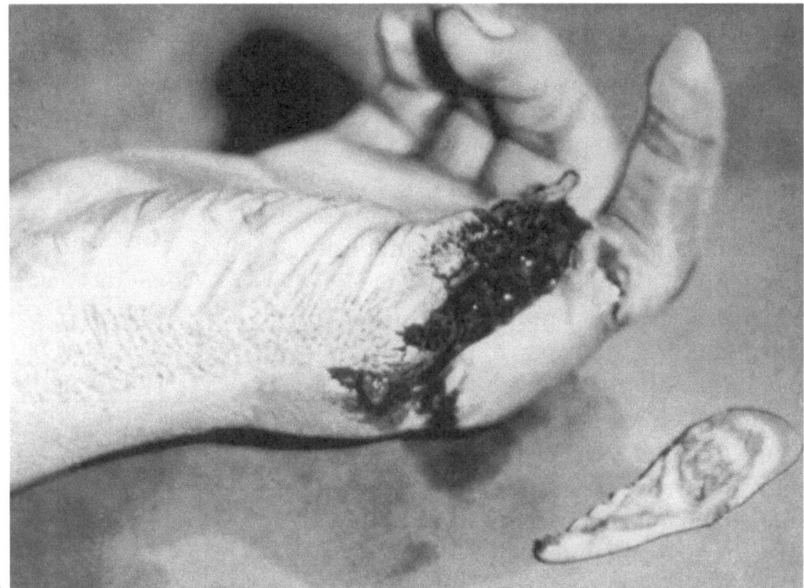

a

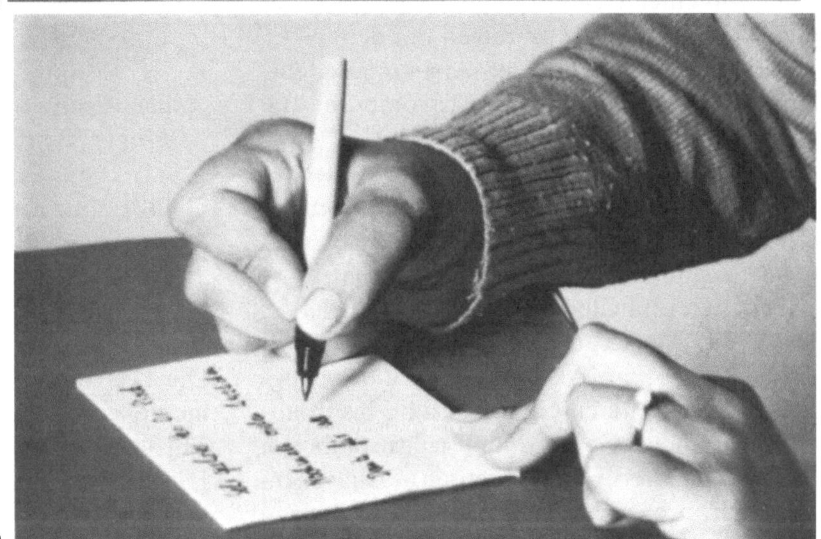

b

des Handgelenks und Unterarmes. Hier befindet sich ein gut sichtbares und einfach darstellbares Venenmuster in der geeigneten Größe von ca. 1–3 mm Durchmesser (s. Abb. 48). Auch bei korpulenten Patienten liegen diese Venen relativ oberflächlich. Durch eine leichte Stauung am Unterarm treten sie kräftig hervor. Ihre Entnahme stört in keiner Weise den venösen Rückfluß der Replantate, der über den Handrücken verläuft. Vor der Verwendung muß auf eine exakte Unterbindung der Seitenäste geachtet werden, da sich hier sonst Thromben ausbilden können. Die Unterbindung erfolgt am besten unter dem Mikroskop als Umstechungsligatur mit 10-0-Nylon-Fäden. Das Interponat darf nicht traumatisiert werden und muß von allem umgebenden Gewebe säuberlich befreit werden.

Durch Schrumpfung führt dies sonst zur Einschnürung nach der Transplantation. Immer muß ein Austrocknen der Transplantate durch Befeuchtung mit Ringerlösung verhindert werden.

c) Regeln für Mikroveneninterponate

1. Äquivalenter Durchmesser,
2. richtige Länge des Interponates,
3. Entfernung des umgebenden Bindegewebes,

4. exakte Unterbindung der Seitenäste an ihrem Ursprung,
5. bei Arterien-Venen-Verbindungen keine rechtwinklige Gefäßumleitung (Abb. 44).

Da die Veneninterponate häufig zu spastischem Zusammenziehen neigen, ist es wichtig, die Stärke vorher im normalen Zustand abzuschätzen, damit man ein Transplantat mit entsprechendem Durchmesser entnimmt. Bei Lösung des Spasmus kommt es sonst bei einem zu großkalibrigen Transplantat zu einer pseudoaneurysmatischen Erweiterung.

Bei der oben erwähnten schrägen Arterien-Venen-Arterien-Verbindung muß eine Verbiegung des Arterienstumpfes vermieden werden. Unter dem pulsierenden Druck kommt es sonst zu einer Geradstellung der Arterie, gefolgt von einer Dehnung und Verjüngung des Veneninterponates. Zusammen mit der spitzeren Winkelbildung an der Anastomose entsteht dann hier eine Thrombose (s. Abb. 49).

Durch die häufige Anwendung der Mikroveneninterponate ist es den Autoren gelungen, alle Ausrißverletzungen, die sonst die schlechteste Prognose in der Replantationschirurgie haben, zur Einheilung zu bringen (O'Brien et al. 1973a; American Replantation Mission to China 1973). Ferner können, wegen der Möglichkeit der weiteren Gefäßkürzung bis in absolut gesundes Gebiet, die Frühthrombosen weitgehend vermieden werden. Außerdem wird hierdurch sicherlich eine gute Prophylaxe gegen spätere Gefäßverschlüsse betrieben. Eine Notwendigkeit, *Arterieninterponate* zu benutzen, besteht nach der Erfahrung der Autoren nicht. Diese sind immer schwer zu gewinnen und besitzen z.B. keine große Elastizität und Anpassungsfähigkeit an unterschiedliche Durchmesser.

Eine Nachuntersuchung von 38 mikrogefäßchirurgischen Operationen, bei denen eine oder mehrere Veneninterponate benutzt wurden, ergab folgendes Bild (Biemer 1977):

Ergebnisse bei der klinischen Anwendung von Mikroveneninterponaten n=38

Die häufigste klinische Anwendung finden Veneninterponate in der Replantationschirurgie (s. Abb. 50a–d u. 51a, b).

Im mikrochirurgischen Replantationsdienst des Klinikums rechts der Isar werden etwa bei jeder *fünften* Replantation ein oder mehrere Veneninterponate eingesetzt.

Tabelle 2.

Bei Replantationen	32
Venen-Venen-Interponate (Länge: 4–35 mm)	22 (2 Thrombosen)
Arterien-Venen-Interponate (Länge: 10–70 mm)	10 (0 Thrombosen)
Bei Transplantationen	6
Venen-Venen-Interponate (Länge: 20–40 mm)	4 (2 Thrombosen)
Arterien-Venen-Interponate (Länge: 25–30 mm)	2 (1 Thrombose)

Andere Arten von Gefäßersatz in der Mikrogefäßchirurgie

Gefäßersatz wird auch erreicht durch:
1. Dacronprothesen,
2. lyophilisierte, homologe Venentransplantate.

Die Dacronprothesen zeigen in ersten experimentellen Untersuchungen eine relativ hohe Thromboserate ab dem 3. Tag[3].

Günstigere Ergebnisse zeigen sich bei lyophilisiertem homologem Gefäßersatz. (Eine abschließende Beurteilung ist aber zum gegenwärtigen Zeitpunkt noch nicht möglich.)

[3] Untersuchungen wurden in Zusammenarbeit mit dem Institut für Experimentelle Chirurgie des Klinikums rechts der Isar, München, durchgeführt

Abb. 52. a Thrombosierte dorsale Fingervenen. **b** Vorbereiten eines Mikroveneninterponates. Entfernung des periadventitialen Gewebes und exakte Unterbindung der Seitenäste unter dem Mikroskop. **c** Eingenähte Mikroveneninterponate

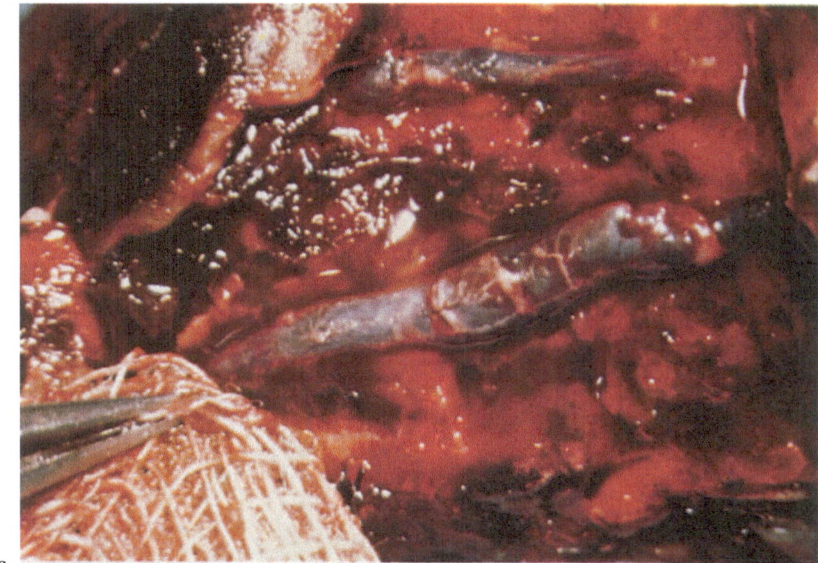

a

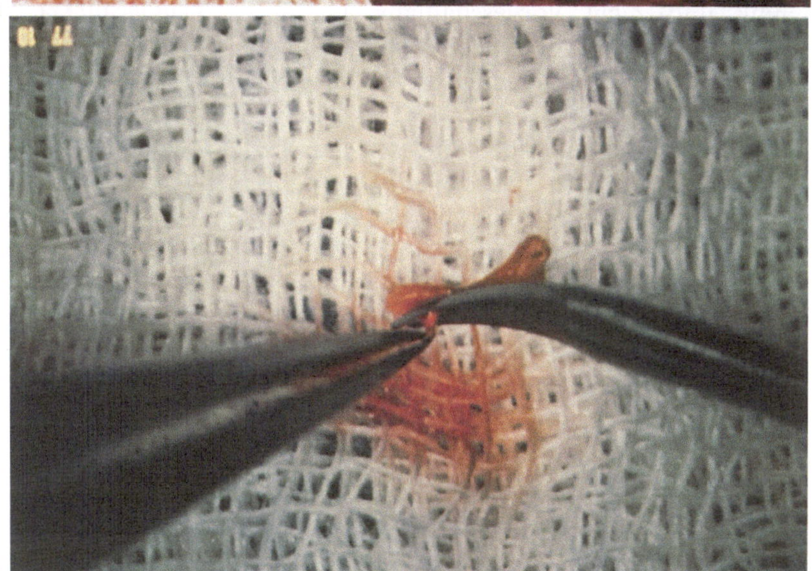

b

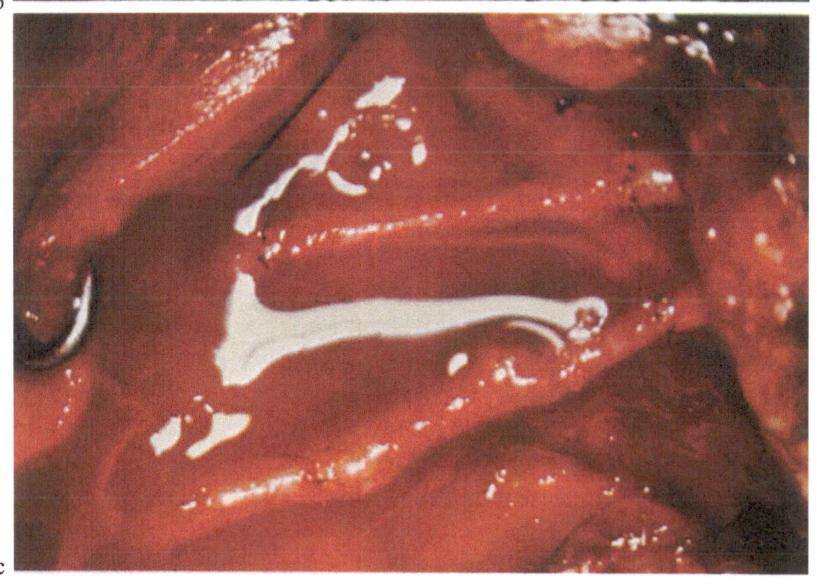

c

VI Mikromorphologische Befunde an Anastomosen kleiner Gefäße

Nach Freigabe des Blutstromes dichtet sich die Anastomose durch einen wandständigen Plättchenthrombus ab, an den sich dann Fibrin anlagert.

Bei sorgfältiger atraumatischer Operationstechnik und nicht vorgeschädigter Gefäßwand wird der Thrombus nicht so groß, daß er das Lumen wesentlich stenosiert oder verschließt.

Doch bei Gefäßen mit einem äußeren Durchmesser unter 0,5 mm, insbesondere bei sehr feinen Venen, werden auch bei sorgfältiger Nahttechnik häufiger thrombotische Gefäßverschlüsse im Bereich der Anastomose beobachtet. Eine Zusammenstellung der von verschiedenen Autoren im Tierversuch erreichten Rate an durchgängigen Gefäßen findet sich bei O'Brien (1977).

Über die weiteren feingeweblichen Vorgänge an der Nahtstelle bis zur Reendothelialisierung liegen mikromorphologische Untersuchungen zu verschiedenen Zeitpunkten postoperativ vor (Baxter et al. 1972; O'Brien 1977; Murray et al. 1966; Poole et al. 1958; Buck 1961; Harashina et al. 1976).

Die Angaben über den Zeitpunkt der völligen Reendothelialisierung schwanken zwischen ein und vier Wochen, bei Venen scheint dieser Vorgang mehr Zeit zu beanspruchen als bei Arterien (O'Brien 1977; Bos 1977). Die Autoren fanden an Gefäßanastomosen der Aorta und A. femoralis der Ratte in einzelnen Fällen noch 3 Wochen postoperativ kleinere Intimadefekte, während nach 4 Wochen postoperativ die Reendothelialisierung abgeschlossen war (s. Abb. 53–55).

Die Herkunft dieser „Neointima" ist noch nicht völlig geklärt (Poole et al. 1959; Zweifach 1959; Ghani u. Tibbs 1962; Nomura 1970).

Untersucht wurden von Harashina et al. (1976) die Auswirkungen von unterschiedlich großen, einzelnen Einstichen an der Anastomose auf die Rate der Durchgängigkeit. Eine Abhängigkeit wurde nicht festgestellt. Auch hatten die in das Lumen hineinragenden Fäden keinen so starken thrombogenetischen Effekt, wie vermutet wurde.

Nishikawa u. Yonekawa (1976) beschäftigten sich mit den Heilungsvorgängen an Mikrovenenanastomosen und wiesen auf die Bedeutung des Zeitpunktes einer Nachuntersuchung hin. In diesen Untersuchungen trat 2 Wochen postoperativ eine Rekanalisierung, zunächst thrombosierter Anastomosen ein.

Diese Fähigkeit zur Rekanalisierung war bei Venen stärker als bei Arterien ausgeprägt.

O'Brien (1977) fand 2 Wochen postoperativ weder bei Arterien noch bei Venen Zeichen einer Rekanalisierung.

Medianekrose und subintimale Hyperplasie sind (s. Abb. 53 u. 56) charakteristische Befunde an Mikrogefäßanastomosen und offenbar abhängig vom Grad der Traumatisierung der Gefäßwand (Björkerud 1969; Lendvay u. Owen 1970; O'Brien 1977; Bos 1977).

Besonders ausgeprägt ist die subintimale Hyperplasie an den Gefäßen replantierter Finger, möglicherweise spielt hierbei auch die Dauer der vorangegangenen Kühlung des Fingers eine Rolle (s. Abb. 56).

Rasterelektronenmikroskopische Untersuchungen an kleinen Gefäßen und Mikrogefäßanastomosen (Thurston et al. 1976; Servant et al. 1976; Duspiva u. Biemer 1976; Frost u. Hess 1969; O'Brien 1977; Szabo 1977) geben einen Einblick in die Morphologie der inneren Oberfläche kleiner Gefäße (s. Abb. 57–61).

Es werden die Veränderungen und Schäden deutlich, die bei der Naht durch Klemmen, Instrumente, Nahtmaterial und technische Fehler gesetzt werden, wie z.B. schlechte Adaptation, in das Lumen hineinhängende Intimafetzen, zu straff angezogene Nähte und Spannung an der Anastomose. Auch die reparativen Vorgänge von der Abdichtung der Anastomose durch wandständige Thromben bis zur völligen Reendothelialisierung können beobachtet werden. Daß auch die in das Gefäßlumen hineinragenden Fäden von Neoin-

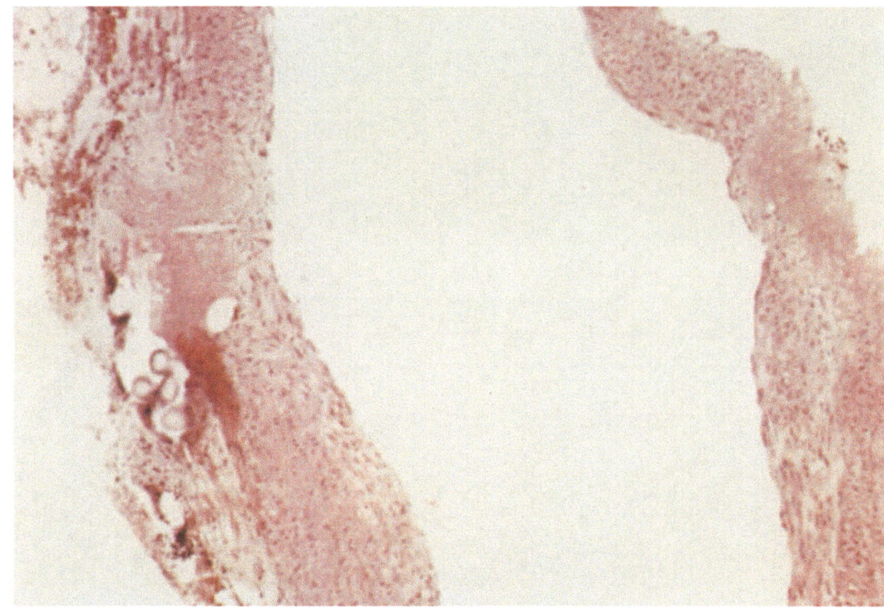

Abb. 53. Aorta der Ratte 4 Wochen nach End-zu-End-Naht, Medianekrose (HE × 90)

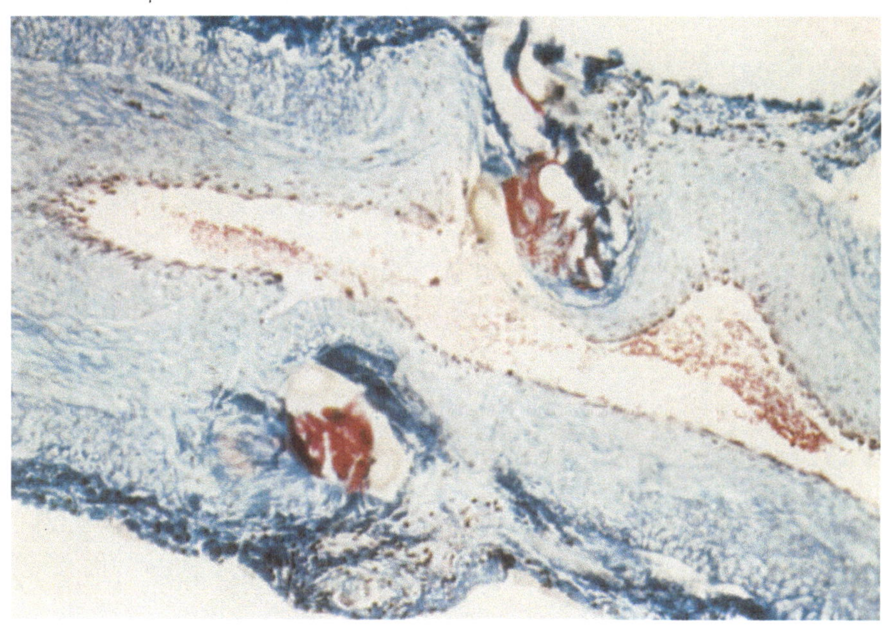

Abb. 54. Aorta femoralis der Ratte 3 Wochen nach End-zu-End-Naht (Ladewig, × 150). Noch kleiner Intimadefekt an der Nahtstelle

tima überzogen werden, läßt sich durch die Rasterelektronen-mikroskopische Aufnahmetechnik besonders gut nachweisen.

Fibrinolyse-autographische Untersuchungen an Mikrogefäßanastomosen (s. Abb. 62–65)

Der Vorgang der Fibrinablagerung und nachfolgenden Fibrinauflösung ist weitgehend abhängig von lokalen Gegebenheiten, wobei das fibrinolytische System, insbesondere der in den Endothelzellen lokalisierte Plasminogenaktivator, im Mittelpunkt steht (Todd 1959, 1961, 1964; Warren 1964; Büttner u. Schmidt 1972).

An 17 in mikrochirurgischer Technik hergestellten Anastomosen der Aorta und der A. femoralis der Ratte wurden in einem Zeitraum von 1–74 Tagen nach der Operation fibrinolyse-autographische Untersuchungen nach der Methode von Todd (1958) durchgeführt[4].

[4] Die Untersuchungen wurden in Zusammenarbeit mit Frau Dr. Ingrid Wriedt-Lübbe und Herrn Prof. Dr. G. Blümel am Institut für Experimentelle Chirurgie der Technischen Universität, München, durchgeführt

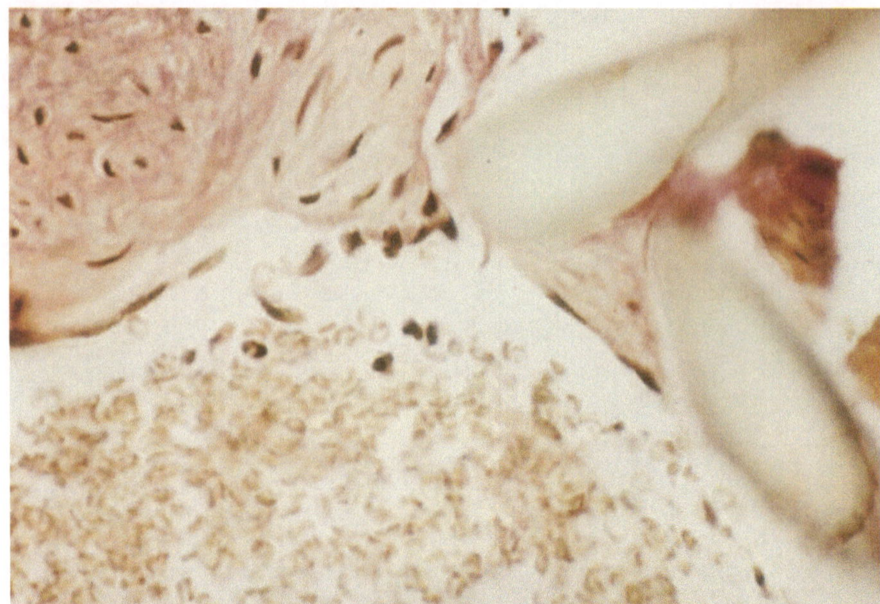

Abb. 55. A. femoralis der Ratte 8 Wochen nach End-zu-End-Naht, subintimale Hyperplasie, Neointima (E.V.G. ×500)

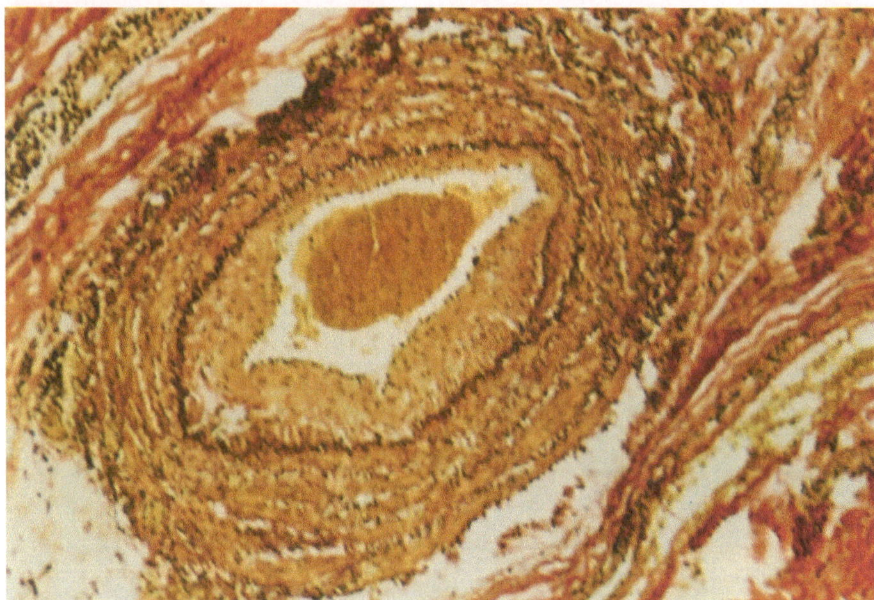

Abb. 56. Fingerarterie 12 Wochen nach Replantation. Es handelt sich um einen Kleinfinger, den wir aus funktionellen Gründen 12 Wochen postoperativ wieder amputiert haben. Auffällig ist die stark ausgebildete subintimale Hyperplasie. Der Finger war bis zum arteriellen Anschluß 12 Std gekühlt (E.V.G. ×120). Die Aufnahme verdanken wir Herrn Prof. Dr. W. Gössner und Herrn Priv.-Doz. Dr. L. Rakow (Institut für Pathologie der Techn. Universität München)

Der Gehalt an Plasminogenaktivator wird folgendermaßen erfaßt:

Es werden Objektträger mit einem Plasminogen-haltigen Fibrinfilm beschichtet, darauf werden 10 μ dicke Cryocut-Schnitte des zu untersuchenden Gewebes aufgelegt und bei 37° C 180 min lang inkubiert. Während dieser Zeit kann der im Gewebe enthaltene Plasminogenaktivator das Plasminogen im Fibrinfilm zu Plasmin umwandeln, so daß das Fibrin topographisch lysiert wird. Die mikroskopisch auszuwertenden Lyseareale stellen sich auf den mit HE gefärbten Fibrinfilmen als helle Höfe dar. Die Auswertung erfolgte semiquantitativ nach Pandolfi (1972).

Bei der normalen Rattenaorta fand sich die Plasminogenaktivator-Aktivität vorwiegend in der Adventitia und nur ganz schwach im Bereich der Intima. Zum Ausschluß einer unspezifischen Proteolyse wurde ein Schnitt von jeder Gewebsprobe auf einen Plasminogen-freien Fibrinfilm aufgelegt, dabei trat in keinem Falle eine Lyse auf.

24 Std postoperativ war weder bei der Aorta noch bei der A. femoralis eine Plasminogenaktivatoraktivität nachweisbar.

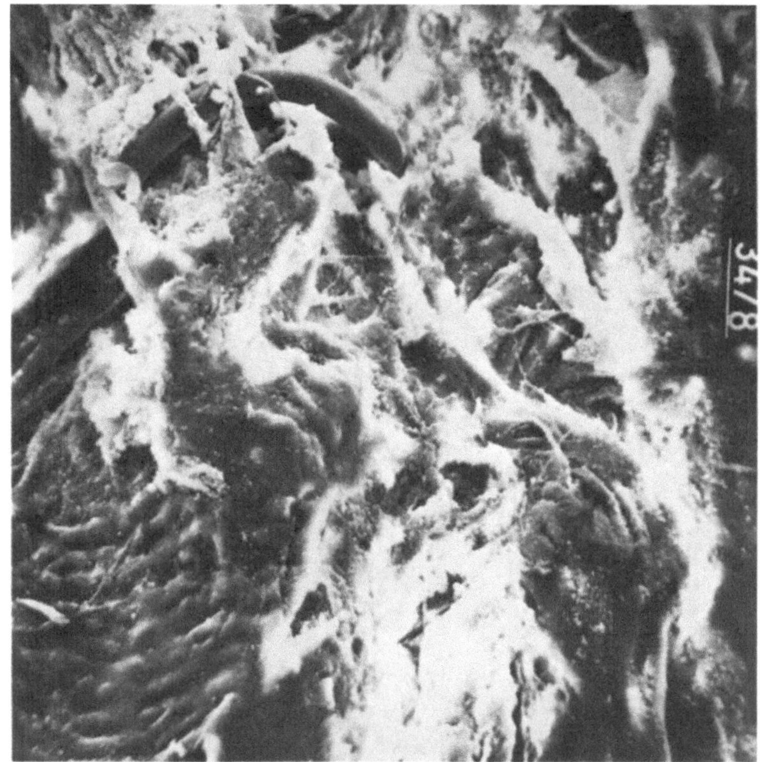

Abb. 57. Rasterelektronen-mikroskopische Aufnahme der Nahtstelle einer Rattenaorta bei Operationsende. Frische Abdichtung der Naht durch Plättchen-Thrombus und Fibrin (× 450)

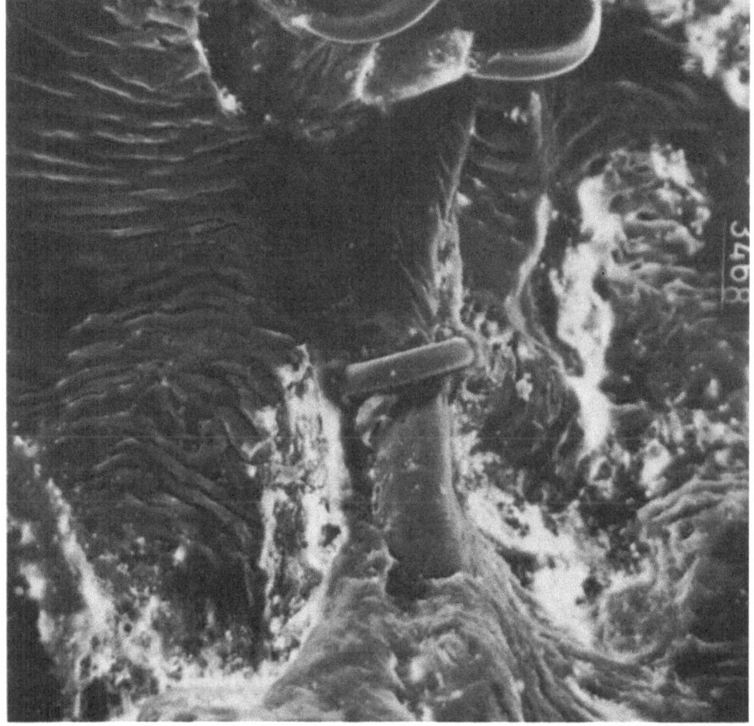

Abb. 58. Nahtstelle einer Rattenaorta 2 Tage postoperativ. Die Nahtstelle ist durch wandständiges Thrombenmaterial fest abgedichtet. Die 10-0-Nylonfäden ragen in das Lumen hinein (× 450)

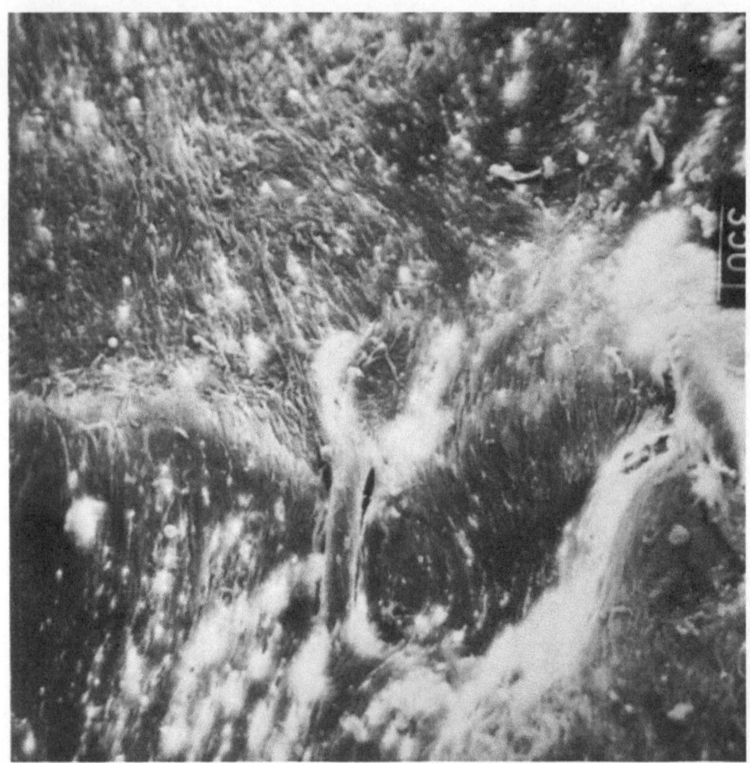

Abb. 59. Nahtstelle einer Rattenaorta 2 Wochen postoperativ. Beginnende Reendothelialisierung (×450)

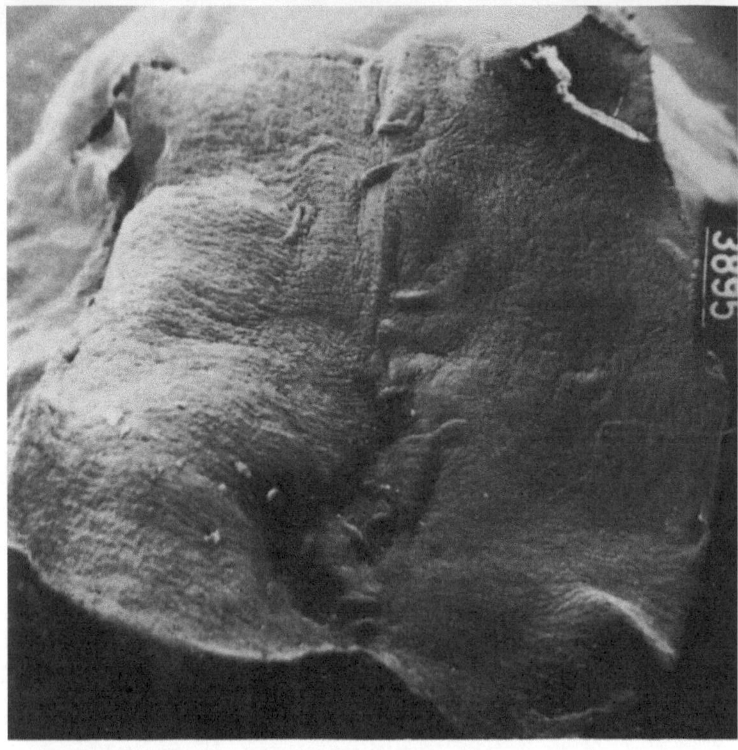

Abb. 60. Nahtstelle einer Rattenaorta 8 Wochen postoperativ. Abgeschlossene Reendothelialisierung (×90)

Abb. 61. Von Endothel überzogener 10-0-Nylonfaden (Ausschnitt aus Abb. 60)

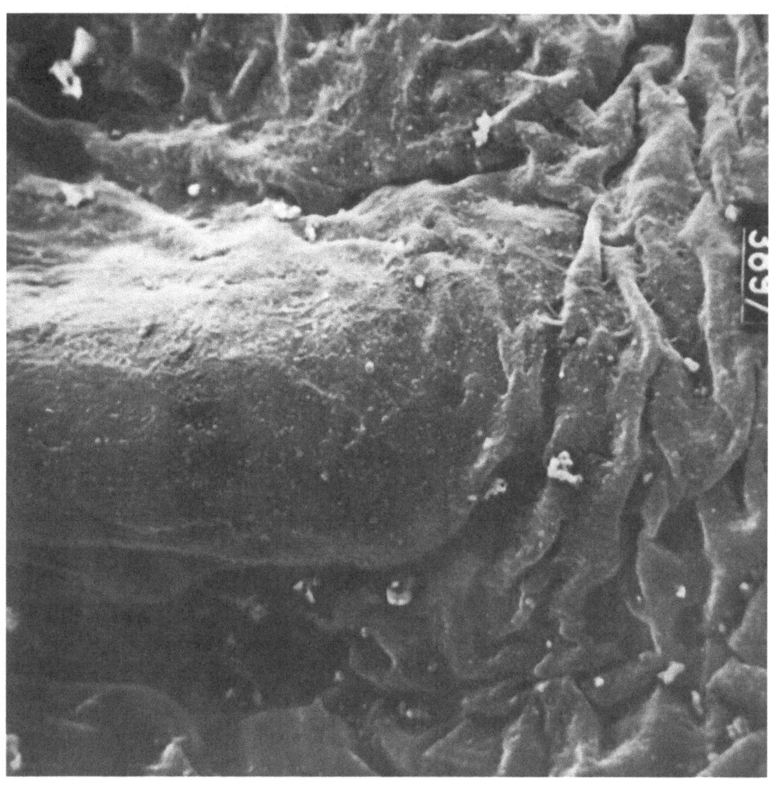

In den ersten postoperativen Tagen fand man im Bereich der Anastomosenstellen wandständige Thromben. Auch 8 Tage postoperativ war im Bereich der Intima keine fibrinolytische Aktivität nachweisbar, im Lumen zeigten sich noch Thromben. Ausgehend von der Adventitia war unmittelbar an der Nahtstelle eine starke Fibrinolyse festzustellen.

14 Tage postoperativ waren die quantitativ höchsten Lysegrade erreicht (s. Abb. 64). Die starke Zunahme der Aktivität des Plasminogenaktivators war unmittelbar auf die Anastomosenstelle beschränkt und sowohl in der Intima als auch in der Adventitia lokalisiert, während die übrigen Gefäßwandabschnitte ein den Kontrollgefäßen analoges Verhalten zeigten.

Nach einem sowie nach $2^1/_2$ Monaten fand sich um die Anastomosenstelle ganz umschrieben eine erhöhte Plasminogenaktivator-Aktivität, dabei war die Intensität der Lysen im Vergleich zu den Werten nach 14 Tagen nur wenig reduziert. Die übrigen Gefäßwandabschnitte wiesen auch hier bei vollständig durchgängigem Lumen eine normale fibrinolytische Aktivität auf.

Diese Vorgänge stellen den körpereigenen Mechanismus zur Beseitigung von Thrombenmaterial dar.

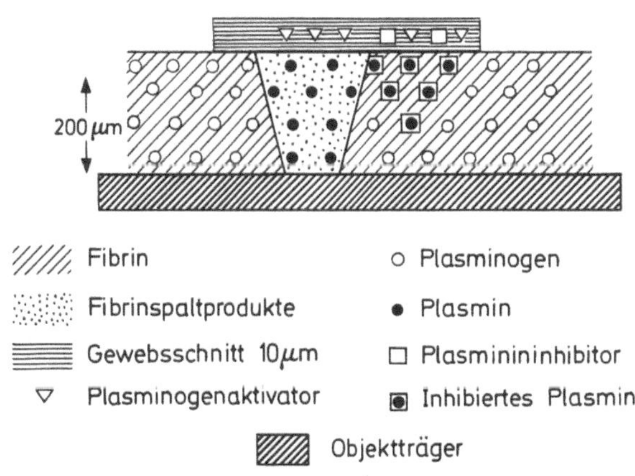

Abb. 62. Schema der Fibrinolyseautographie

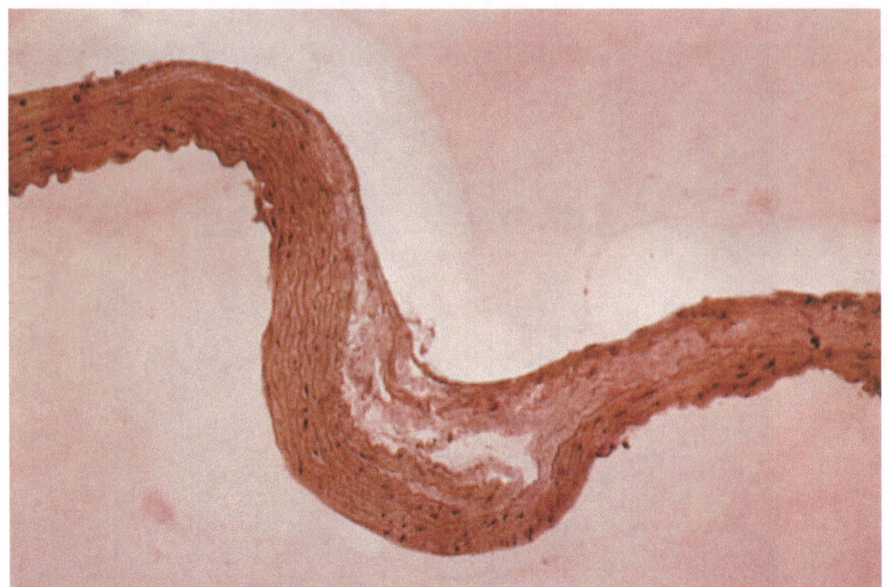

Abb. 63. Fibrinolyse-Autographie der normalen Rattenaorta. Plasminogenaktivatoraktivität findet sich an der Adventitia und nur ganz schwach im Bereich der Intima (180′ × 30)

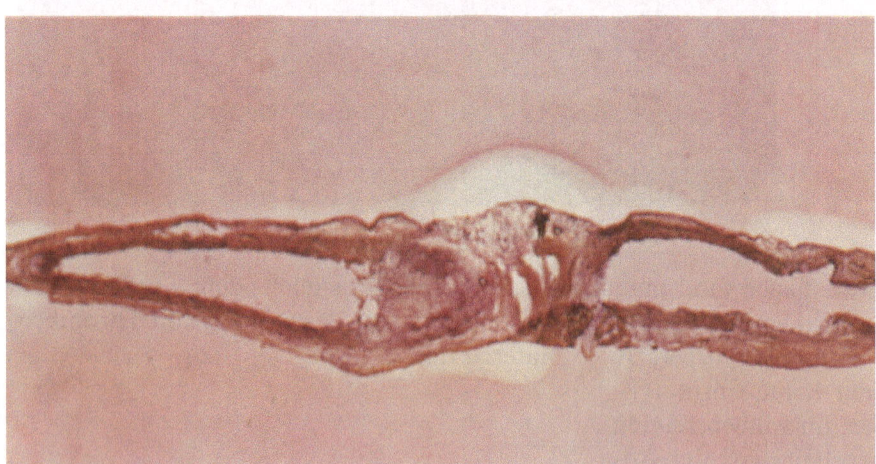

Abb. 64. Fibrinolyseautographie der Aorta der Ratte 14 Tage nach Mikrogefäßnaht (180′ × 25)

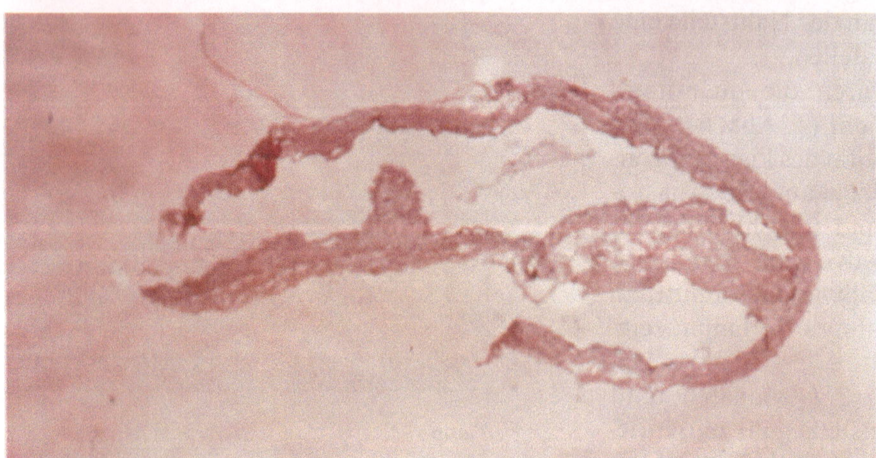

Abb. 65. Fibrinolyseautographie der Aorta der Ratte, 2,5 Monate nach Mikrogefäßnaht. Deutlich ist die an der Nahtstelle erhöhte Plasminogenaktivator-Aktivität zu erkennen (180′ × 25)

VII Medikamentöse Prophylaxe und Therapie von Gefäßthrombose und -spasmus

Die operationstechnisch einwandfreie Durchführung einer Mikrogefäßanastomose ist die beste Garantie für bleibende Durchgängigkeit der Nahtstelle auch ohne Antikoagulantien (O'Brien et al. 1973; Hayhurst et al. 1975; Horton et al. 1975; Duspiva et al. 1976). Bei sehr dünnen Gefäßen, ungünstigen Gefäßverhältnissen, traumatischen oder degenerativen Gefäßwandschäden, die nicht durch Resektion und Gefäßinterponat beseitigt werden können, sowie bei eingetretenen Komplikationen versucht man, durch prophylaktische und therapeutische Gaben verschiedener Medikamente eine Thrombose der zu- und abführenden Gefäße zu verhindern. Es kommen systemische und lokale Maßnahmen zur Anwendung.

1 Lokale medikamentöse Maßnahmen

Acland (1972a) beschrieb bei lokaler Anwendung einer isotonischen Magnesiumsulfatlösung bei Mikrogefäßnähten eine gefäßerweiternde und thrombenverhindernde Wirkung, während Fujimaki et al. (1977) hierdurch keine Verbesserung der Durchgängigkeitsrate von Mikrogefäßanastomosen feststellen konnten.
Durch Ausspülen der Gefäßstümpfe mit Heparin-Kochsalzlösung konnten Elcock und Fredrickson (1972) keine Verbesserung der Durchgängigkeitsrate gegenüber nur mit physiologischer Kochsalzlösung gespülten Kontrollen erzielen. Dennoch verwenden die meisten Autoren Heparinlösungen bei der Mikrogefäßnaht, da hierdurch auch die lokale Gerinnung im Operationsfeld vermindert wird, was der Übersicht zugute kommt. Gefäßspasmen werden durch Auftropfen von 1%igem Procain, 4%igem Papaverin (Nishikawa u. Yonekawa 1976) oder lokale Gaben von Dipyridamol (O'Brien 1977) behandelt.
Auch warmen physiologischen Lösungen (Kochsalz oder Ringerlösungen) wird bei Gefäßspasmen eine günstige Wirkung zugeschrieben (deshalb sollten keine kalten Spülflüssigkeiten an die Gefäße gebracht werden).
In den meisten Fällen führt alleiniges Abwarten zum Lösen des Spasmus. Als typisches Beispiel hierfür berichtete Anderl (1977) von einem Fall, bei dem die Operation wegen eines zunächst nicht zu beeinflussenden Gefäßspasmus abgebrochen und erst am folgenden Tag mit Erfolg fortgesetzt werden konnte.
Eine ideale und immer erfolgreiche medikamentöse Behandlung zur Behebung eines Gefäßspasmus ist bisher noch nicht entwickelt worden.

2 Systemische medikamentöse Maßnahmen

Die systemische medikamentöse Behandlung hat in der Mikrogefäßchirurgie 3 Ziele:

1. Verhinderung der Blutgerinnung,
2. damit verbunden Hemmung der Thrombozytenaggregation,
3. Verbesserung der Fließeigenschaft des Blutes und damit der Mikrozirkulation.

Bei experimentellen Untersuchungen fanden mehrere Autoren höhere Raten von durchgängigen Gefäßen bei Verwendung von Antikoagulantien (Elcock u. Fredrickson 1972; Kolar et al. 1973; Ketchum et al. 1974).
Bei Replantationen wird von vielen Chirurgen eine Heparinisierung in unterschiedlicher Dosierung und Dauer durchgeführt (O'Brien 1973; Lendvay 1973; Hayhurst et al. 1974; Duspiva u. Biemer 1976; Biemer u. Duspiva 1976a u. b; Schmidt-Tintemann et al. 1976; Mandl et al. 1977; Ikuta 1977; Biemer et al. 1977), während bei der freien Gewebetransplantation meist kein Heparin verwendet wird (Harii et al. 1974; O'Brien et al. 1974; Hayhurst et al. 1975; Biemer et al. 1976; Mandel et al. 1977; Duspiva et al. 1977).
Unerwünscht sind die oft erheblichen Nachblutungen, die auch entfernt vom Operations-

gebiet eintreten können (Poole u. Bowen 1977). Auf die zahlreichen experimentellen und klinischen Arbeiten zum Wirkungsmechanismus des Heparins in der venösen und arteriellen Strombahn wird hier nicht näher eingegangen. Es wurden unterschiedliche Dosierungen verwendet. Hingewiesen sei nur auf die Arbeit von Kakkar et al. (1971).

Cumarine werden in der Mikrogefäßchirurgie kaum angewendet.

Als Thrombozytenaggregationshemmer dient Dipyridamol[5] (Harker u. Slichter 1970; Emmons et al. 1965) und hemmt damit die Thrombosebildung (Hirsch 1965; Mayer 1973).

Untersuchungen von Scharrer (1969) und Reuter (1970) zeigten, daß Acetylsalicylsäure[6] ebenfalls über eine Hemmung der Plättchenaggregation der Thromboseprophylaxe dient. In jüngerer Zeit ist Acetylsalicylsäure auch als Injektionslösung[7] im Handel und kann prä- und intraoperativ i.v. verabreicht werden (Vinazzer et al. 1975; Schricker et al. 1977).

Niedermolekulare Dextrane aktivieren die Fibrinolyse, reduzieren die Plättchenadhäsivität und fördern die Mikrozirkulation (Fischer u. Wimmer 1965).

Bei gestielten Hautlappenplastiken kam es durch sie zu deutlich höheren Überlebensraten im Tierversuch (Olivari 1975).

Die Dosierungsvorschriften müssen beachtet werden, da als Nebenwirkungen anaphylaktische Zwischenfälle beschrieben sind (Michelson 1968).

Pluronic F. 68, eine Oberflächen-wirksame Substanz, setzt die Blutviskosität herab, verbessert die Mikrozirkulation und setzt die Plättchenadhäsivität herab (Ketchum et al. 1974).

Davies (1976) beschreibt eine Methode der Sympathikusblockade zur Bekämpfung von Gefäßspasmen in der Replantationschirurgie. Nach Anlegen einer Staubinde werden 20 mg Guanethidin in Kochsalzlösung zusammen mit 500 E Heparin in die Extremität injiziert, an der replantiert werden soll.

Einzelheiten zu den von den Autoren bei mikrochirurgischen Eingriffen angewendeten medikamentösen Maßnahmen folgen im klinischen Teil.

[5] Persantin, Fa. Thomae
[6] Colfarit, Fa. Bayer
[7] Aspisol, Fa. Bayer

Literatur

Acland R (1972a) Prevention of thrombus in microvascular surgery by the use of magnesium sulphate. Br J Plast Surg 25:292

Acland R (1972b) New instruments for microsurgery. Br J Surg 59:181

Acland R (1972c) A new needle for microvascular Surgery. Surgery 71:130

Acland R (1973) Thrombus formation in microvascular surgery: an experimental study of the effects of surgical trauma. Surgery 73:766

Acland R (1974) Microvascular anastomosis: a device for holding stay sutures and a new vascular clamp. Surgery 75:185

Acland R (1975) Notes on the handling of ultrafine suture material. Surgery 77:507

Acland R (1977) Persönliche Mitteilung

Anderl H (1977) Diskussionsbemerkung. 8. Tagung der Vereinigung der Deutschen Plastischen Chirurgen, Erlangen. In: Geldmacher J (Hrsg) Mikrovaskuläre Chirurgie, Plastische Chirurgie, Handchirurgie. Verlag für Lehrmittel, Wissenschaft und Forschung, S 56

Androsov PJ (1956) New method of surgical treatment of blood vessel lesions. AMA Arch Surg 73:902

Aoyagi F, Fujino T, Ohshiro T (1975) Detection of small vessels for microsurgery by a doppler flow meter. Plast Reconstr Surg 55:373

Ballinger WF, Fineberg C, Giglio D (1963) Repair of small blood vessels with minimal interruption of flow. J Surg Res 3:475

Baxter TJ, O'Brien BMcC, Henderson PN, Bennet PC (1972) The histopathology of small vessels following microvascular repair. Br J Surg 59:617

Biemer E (1977) Microvenous grafts in microvascular surgery. Br J Plast Surg 30:197

Biemer E, Duspiva W (1976a) Erfolgreiche Replantation eines völlig abgetrennten Daumens. Münch Med Wochenschr 118:711

Biemer E, Duspiva W (1976b) Erfolgreiche Replantation der Mittelhand. Münch Med Wochenschr 118:473

Biemer E, Duspiva W (1976c) Free microvascular transfer of a groin flap to the scull after scalp avulsion. Chir Plast 3:277

Biemer E, Duspiva W, Hebeler W (1978a) Demonstrationsbeispiele für die Ausbildung in der Mikrochirurgie der Gefäße und Nerven. Visodata 78, München (16.–20. Jan 78), Symposion Av-Medien in der Medizin

Biemer E, Holzmann Th, Schöneich H, Wriedt-Lübbe I, Kramann B, Blümel G (1978) Gefäßersatz in der Mikrochirurgie. Wissenschaftliche Ausstellung. 95. Tagung der Deutschen Gesellschaft für Chirurgie. Langenbecks Arch Chir 347:697

Bikfalvi A, Dubecz S (1953) Observations in animal experiments with mechanised vessel suture. J Int Chir 5:481

Björkerud S (1969) Reaction of the aortic wall of the rabbit after superficial, longitudinal mechanical trauma. Virch Arch [Path Anat] 347:197

Blümel G, Gottlob R (1968) Histologische Untersuchungen an mit Alkylcyanoacrylaten behandelten Gefäßen. In: Klebstoffe in der Chirurgie. Symposium, Wien 1967. Gottlob R, Blümel G (Hrsg). Verlag der Wiener Med. Akademie, Wien, S 181

Bos KE (1977) Histopathology of microvascular anastomoses. Postgraduate course of microsurgical techniques, Maastricht (19.–21. 5. 1977)

Buck RC (1961) Intimal thickening after ligature of arteries. An electron-microscopic study. Circ Res 9:418

Büttner D, Schmidt FC (1972) Über die fibrinolytische Aktivität der Venenwand. VASA 1:24

Buncke HJ, Schulz WP (1965) Experimental digital amputation and reimplantation. Plast Reconstr Surg 36:62

Buncke HJ, Schulz WP (1966) Total ear replantation in the rabbit utilizing micro-miniature vascular anastomoses. Br J Plast Surg 19:15

Carter EL, Roth EJ (1958) Direct nonsuture coronary artery anastomosis in the dog. Ann Surg 148:212

Castroviejo R (1952) Improved needle holders. Trans Am Acad Ophthalmol Otolaryngol 56:929

Chase MD, Schwartz SI (1962) Consistent patency of 1,5 millimeter arterial anastomoses. Surg Forum 13:220

Chase MD, Schwartz SI (1963) Suture anastomosis of small arteries. Surg Gynecol Obstet 117:44

Cobbett JR (1976a) Small vessel anastomosis. Br J Plast Surg 20:16

Cobbett JR (1976) Microvascular surgery. Surg Clin North Am 47:521

Daniel RK, Taylor GI (1973) Distant transfer of an island flap by microvascular anastomosis. Plast Reconstr Surg 52:111

Daniel RK, Williams BC (1973) The free transfer of skin flaps by microvascular anastomoses. Plast Reconstr Surg 52:16

Daniel RK, Terzis JK (1977) Reconstructive microsurgery. Little Brown and Co, Boston

Davies KH (1976) Guanethidine sympathetic blockade: its value in reimplantation surgery. Br Med J I:876

Duspiva W, Biemer E (1976) Technik der Mikrogefäßchirurgie. Med Welt 27:852

Duspiva W, Biemer E (1977) Komplikationen bei der freien Gewebeübertragung mit mikrovasculären Anastomosen. Handchirurgie 9:71

Duspiva W, Blümel G, Haas S, Wriedt-Lübbe I (1977) Eine neue Methode der Anastomosierung durchtrennter peripherer Nerven. Langenbecks Arch Chir [Forum Suppl] 77:100

Elcock HW, Fredrickson JM (1972) The effect of heparine on thrombosis at microvenous anastomotic sites. Arch Otolaryngol 95:68

Emmons P, Harrisson MJG, Honour AJ, Mitchei IRH (1965) Effect of pyrimidopyrimidine-derivate and thrombusformation in the rabbit. Nature 208:255

Fischer M, Wimmer H (1965) Aktivierung des fibrinolytischen Systems durch niedermolekulares Dextran. Bibl Haematol 23:1278

Frost H, Hess H (1969) Untersuchungen zur Pathogenese der arteriellen Verschlußkrankheiten. Klin Wochenschr 47:245

Fujikawa S, O'Brien BMcC (1975) An experimental evaluation of microvenous grafts. Br J Plast Surg 28:244

Fujimaki A, O'Brien BMcC, Kurata T, Threlfall GN (1977) Microsurgical repair of 0,5 mm vessels. Zitiert nach O'Brien (1977)

Fujino T, Aoyagi F (1975) A method of successive interrupted suturing in microvascular anastomoses. Plast Reconstr Surg 55:240

Ghani AR, Tibbs DJ (1962) Role of blood borne cells in organisation of mural thrombi. Br Med J 1:1244

Goldwyn RM, Lamb DL, White WL (1963) An experimental study of large island flaps in dogs. Plast Reconstr Surg 31:528

Gonzalez EE, Nathan P (1963) A new method for anastomosing blood vessels by manual applied clips. Angiology 14:178

Hafner CD, Gogarty TJ, Cranley JJ (1963) Nonsuture anastomosis of small arteries using a tissue adhesive. Surg Gynecol Obstet 116:417

Harashina T, Fujino T, Watanabe S (1976) The intimal healing of microvascular anastomoses. Plast Reconstr Surg 58:608

Harii K, Ohmori J, Ohmori S (1974) Free deltopectoral skin flaps. Br J Plast Surg 27:231

Harii K (1975) Fundamental technique of microvascular surgery. Neurol Surg 3:889

Harker LA, Slichter SJ (1970) Studies of platelet and fibrinogen kinetics in patients with prosthetic heart valves. N Engl J Med 283:1302

Hayhurst JW, O'Brien BMcC, Ishida H, Baxter TJ (1974) Experimental digital replantation after prolonged cooling. Hand 6:134

Hayhurst JW, O'Brien BMcC (1975) An experimental study of microvascular technique, patency rates and related factors. Br J Plast Surg 28:128

Healy JE, Clark RL, Gallager HS, O'Neill P, Sheena KS (1962) Nonsuture repair of blood vessels. Ann Surg 155:817

Hedberg SE (1962) Suture anastomosis of small vessels following relief of spasm by hydrostatic pressure dilation. Ann Surg 155:51

Hirsch Y (1965) Increased platelets adhesiveness in recurrent venous thrombosis and pulmonary embolism. Br Med J II:797

Holzmann TH, Wriedt-Lübbe I, Kramann B, Biemer E, Blümel G: An experimental study of venous grafts in microvascular surgery – a functional and micromorphological investigation. Vortrag auf 13. Congress of European Society for Surgical Research, Helsinki, 21.–24. Mai 1978

Inokuchi K (1958) A new type of vessel suturing apparatus. AMA Arch Surg 77:954

Ikuta Y (1977) Replantation surgery in the upper extremity. Handchirurgie 9:51

Jacobson JH, Suarez EI (1960) Microsurgery in small vessel anastomosis. Surg Forum 11:243

Jacobson JH, Suarez EI (1962) Microvascular surgery. Prog Cardiovasc Surg 41:220

Jacobson JH, Katsumura T (1965) Small vein reconstruction. J Cardiovasc Surg 6:157

Johns TNP (1947) A comparison of suture and nonsuture methods for the anastomosis of veins. Surg Gynecol Obstet 84:939

Kakkar VV, Field ES, Nicolaides AN, Flute PT (1971) Low doses of heparin in prevention of deep-vein thrombosis. Lancet II:669

Kalkowski H, Urbaszek W, Günther K, Splith G (1970) Experimentelle Untersuchungen mit einer nahtlosen Gefäßanastomose nach Payr. Z Exp Chir 3:16

Karkowsky J, Buncke HJ (1975) Plast Reconstr Surg 55:682

Ketchum LD, Wennen WW, Masters FW, Robinson DW (1974) Experimental use of pluronic F 68 in microvascular surgery. Plast Reconstr Surg 53:288

Kleinert HE, Kutz JE, Atasoy E, Neale HW, Serafin D (1974) Replantation of non-viable digits; 10 years experience. J Bone Joint Surg 56:1092

Kolar L, Wieberdink J, Reneman RS (1973) Anticoagulation in microvascular surgery. Europ Surg Res 5:52

Komatsu S, Tamai S (1968) Successful replantation of a completely cut-off thumb. Case Report. Plast Reconstr Surg 42:374

Krizek TJ, Tani R, Desprez JD, Kiehn CL (1965) Experimental transplantation of composite grafts by microsurgical vascular techniques. Plast Reconstr Surg 36:538

Kuderna H (1976) Klinische Anwendung der Klebung von Nervenanastomosen mit Fibrinogen. Fortschr Kiefer Gesichtschir 21:135

Lendvay PG, Owen ER (1970) Microvascular repair of completely severed digit: fate of digital vessels after six months. Med J Aust 2:818

Lendvay PG (1973) Replacement of the amputated digit. Br J Plast Surg 26:398

Littmann G, Riedel H, Jakubowski H (1975) Mitarbeitertubus und Film-(Fernseh-)Adapter für Zeiss-Operationsmikroskope. Zeiss-Informationen 75

Mandl H, Freilinger G, Holle J (1977) Mißerfolge und Komplikationen in der Mikrogefäßchirurgie. Handchirurgie 9:63

Matras H, Dinges HP, Lassmann H, Mammoli B (1973) Non-sutured nerve transplantation. J Maxillofac Surg 1:37

Matras H, Chiari FM, Kletter G, Dinges HP (1977) Zur Klebung kleinster Gefäße im Tierversuch. Dtsch Z Mund-Kiefer-Gesichts-Chir 1:19

Matras H (1977) Diskussionsbemerkung. Bayer.-Niederösterreichisches Arbeitstreffen Krems (8. 10. 1977)

Mauermayer W (1976) Die Gliederoptik in der urologischen Diagnostik und im Lehrbetrieb. Verhandlungsbericht der Deutschen Gesellschaft für Urologie 1975. Springer, Heidelberg, S 149

Mayer JE (1973) Dipyridamol and aspirine tested against an experimental model of thrombosis. Ann Surg 178:108

McLean DH, Buncke HJ (1973) Use of the saran wrap cuff in microsurgical arterial repairs. Plast Reconstr Surg 51:624

Medrano-Heredia J, Dostal G, Löbermann H (1976) Mikrogefäßchirurgie an der Ratte. Im Dienste der Chirurgie 28, Ethicon Serie

Michelson E (1968) Anaphylactic reaction to dextrans. N Engl J Med 278:552

Mozes M, Man B, Agmon M, Adar R (1963) Small vessel anastomoses. Surgery 54:609

Murray M, Schrodt GR, Berg HG (1966) Role of smooth muscles cells in healing of injured arteries. Arch. Path 82:138

Nakayama K, Tamiya T, Yamanoto K, Akimoto S (1962) A simple new apparatus for small vessel anastomosis (free autograft of the sigmoid included). Surgery 52:918

Nathan HS, Nachlas MM, Salomon RD, Halpern BD, Seligman AM (1960) Non-suture closure of arterial incisions using a rapidly polymerising adhesive. Ann Surg 152:648

Nathan HS (1976) An alternative technique for microvascular suture. Plast Reconstr Surg 58:635

Nishikawa M, Yonekawa Y (1976) Microvenous anastomosis. Chir Plast 3:263

Nomura Y (1970) The ultrastructure of the pseudo-intima lining synthetic arterial grafts in the canine aorta with special reference to the origin of the endothelial cell. J Cardiovasc Surg 11:282

O'Brien JR, Butterfield WV (1973) Aspirine in the prevention of thrombosis. Am Heart J 86:711

O'Brien BMcC, Hayhurst JW (1973) Metallized microsutures and a new microneedle holder. Plast Reconstr Surg 52:673

O'Brien BMcC, McLeod AM, Hayhurst JW, Morrison WA (1973b) Successful transfer of a large island flap from the groin to the foot by microvascular anastomoses. Plast Reconstr Surg 52:271

O'Brien BMcC, McLeod AM, Miller GDH, Newing RK, Hayhurst JW, Morrison WA (1973a) Clinical replantation of digits. Plast Reconstr Surg 52:490

O'Brien BMcC, Morrison WA, Ishida H, McLeod AM, Gilbert A (1974) Free flap transfers with microvascular anastomoses Brit J Plast Surg 27:220

O'Brien BMcC, Shanmugan M (1973) Experimental transfer of composite free flaps with microvascular anastomoses. Aust NZ J Surg 43:285

O'Brien BMcC (1977) Microvascular reconstructive surgery. Churchill Livingstone, Edinburgh London New York

Olivari N (1975) Beeinflussung der Lappendurchblutung und Nekroserate nach Verschiebeschwenkplastiken durch Pentoxiphyllin und Dextran 40. Med Welt 26:1973

Östrup LT (1976) Anastomosis of small veins with suture of Nakayama's apparatus. Scand J Plast Reconstr Surg 10:9

Padula RT, Ballinger WF (1965) A new clamp for rapid vascular anastomosis. Surgery 57:819

Pandolfi M, Bjernstad A, Nilsson IM (1972) Technical remarks on the microscopical demonstration of tissue plasminogen-activator. Thrombos Diathes Hemorrh 27:88

Parel JM, O'Brien BMcC, Crock GW, Henderson PN, Galbraith, JEK (1970) Prototypal electro-microsurgical instruments. Med J Aust 1:709

Pearl RM, Wustrack KO, Harbury Ch, Rubenstein E, Kaplan EN (1977) Microvascular anastomosis using a blood product sealant adhesive. Surg Gynecol Obstet 144:227

Phelan JT, Young WP, Gale JW (1958) The effect of suture material on small artery anastomoses. Surg Gynecol Obstet 107:79

Piza-Katzer H (1974) Mikrochirurgische Technik bei Gefäßen mit einem Durchmesser unter 1,2 mm (homologe Aortentransplantation). VASA 3:293

Poole JCF, Sanders AG, Florey HW (1958) The regeneration of aortic endothelium. J Path Bact 75:133

Poole JCF, Sanders AG, Florey HW (1959) Further observations on the regeneration of aortic endothelium in the rabbit. J Path Bact 77:637

Poole MD, Bowen JE (1977) Two unusual bleedings during anticoagulation following digital replantation. Br J Plast Surg 30:267

Popov DG, Trichkova PI (1977) A new technique for end-to-side-anastomoses in microvascular surgery. Plast Reconstr Surg 59:444

Reuter H (1970) Hemmung der Plättchenaggregation durch Acetylsalicylsäure. Dtsch Med Wochenschr 95:14

Rigg BM (1975a) Transfer of a free groin flap to the heel by microvascular surgery. Plast Reconstr Surg 55:36

Rigg BM (1975b) A micro-irrigator. Plast Reconstr Surg 56:349

Salmon PA, Assimacopoulos CA (1964) A pneumatic needle holder suitable for microsurgical procedures. Surgery 5:446

Salyer KE, Kyger ER (1973) Studies in rats of survival of composite homotransplants of skin and subcutaneous tissue with microvascular anastomoses. Plast Reconstr Surg 51:672

Samuels PB (1955) Method of blood vessel anastomosis by means of metal clips. AMA Arch Surg 70:29

Scharrer J (1969) Thromboseprophylaxe mit Aspirin. Der Einfluß von Acetylsalicylsäure auf die Thrombozytenaggregation in vitro und in vivo. Klin Wochenschr 47:1318

Schmidt-Tintemann U, Biemer E, Duspiva W (1976) Replantation abgetrennter Finger, Daumen und Hände durch Mikrochirurgie. Dtsch Ärztebl 73:1367

Schricker KTh, Raithel D, Juchelka L (1977) Einfluß von Aspisol auf die Plättchenfunktion bei gefäß-chirurgischen Eingriffen. Münch Med Wochenschr 119:961

Scoville WB (1966) Miniature torsion bar spring clip. J Neurosurg 25:97

Seidenberg B, Hurwitt ES, Carton C (1958) The technique of anastomosing small arteries. Surg Gynecol Obstet 106:743

Servant JM, Ikuta Y, Harada Y (1976) A scanning electron microscope study of microvascular anastomoses. Plast Reconstr Surg 57:329

Sigel B, Acevedo FJ (1963) Electro-coaptive union of blood vessels. A preliminary experimental study. J Surg Res 3:90

Smith JW (1966) Microsurgery review of the literature and discussion of microtechniques. Plast Reconstr Surg 37:207

Smith RL, Blick EF, Coalson J, Stein PD (1972) Thrombus production by turbulence. J Appl Physiol 32:261

Sterling JA (1964) The use of a simplified stapling apparatus for automatic suturing of small blood vessels. Angiology 15:246

Strauch B, Murray DE (1967) Transfer of composite graft with immediate suture anastomosis of its vascular pedicle measuring less than 1 mm in external diameter using microsurgical techniques. Plast Reconstr Surg 40:325

Swenson O, Gross RE (1947) Absorbable fibrin tube for vein anastomosis. Surgery 22:137

Szabo Z (1977) Microvascular surgical technique today In: Phillips JM (ed) Microsurgery in gynecology. Workshop for laparoscopy and microsurgical repair of the fallopian tube. University of California, Irvine

Takaro T (1964) The american and the russian vascular staplers. Arch Surg 89:536

Terzis J, Faibisoff B, Williams HB (1974) Use of polyethylene bag background in microsurgical repair of peripheral nerves. Plast Reconstr Surg 54:102

Thurston JB, Buncke HJ, Chater NL, Weinstein PR (1976) A scanning electron microscopy study of microarterial damage and repair. Plast Reconstr Surg 57:197

Todd AS (1958) Fibrinolysis autographs. Nature 181:495

Todd AS (1959) The histological localisation of fibrinolysine activator. J Path Bact 78:281

Todd AS (1961) The tissue activator of plasminogen and thrombosis. In: Walker W (ed) Thrombosis and anticoagulant therapy. Livingstone, Edinburgh

Todd AS (1964) Localisation of fibrinolytic activity in tissues. Br Med Bull 20:210

Urschel HC, Roth EJ (1961) Small arterial anastomoses: I. Nonsuture. Ann Surg 153:599

Vinazzer H, Pütter J, Loew D (1975) Influence of intravenously administered acetylsalicylic acid on platelet functions. Haemostasis 4:12

Warren BA (1964) Fibrinolytic activity of vascular endothelium. Br Med Bull 20:213

Williams CL, Takaro T (1963) Russian stapler in small artery anastomoses and grafts. Angiology 14:470

Zweifach BM (1959) In: Lansing A (ed) In the arterial wall. Williams and Wilkins, Baltimore, p 15

2. Teil

Klinische Mikrogefäßchirurgie

A. Replantationen mit mikrovaskulären Anastomosen (Mikroreplantationen)

Die ersten Replantationen wurden mit den Kenntnissen der Gefäßchirurgie durchgeführt. So replantierte Hopfner 1903 erfolgreich Hundebeine. Lapchinsky berichtet 1960 über seine guten Ergebnisse nach Replantationen von Hundeextremitäten[1]. 1966 berichteten Buncke und Schulz über experimentelle Replantationen von abgetrennten Kaninchenohren. 1965 hatten die gleichen Autoren Versuche mit abgetrennten Mittelhänden und Fingern bei Rhesusaffen durchgeführt. In einer Versuchsreihe, bei der Gefäße von 0,7–1,2 mm im Durchmesser genäht worden waren, war in einer Serie von 10 Fingern bei einem Finger die Replantation erfolgreich.

Die erste gelungene Replantation eines völlig abgetrennten Daumens beim Menschen mit mikrovaskulärem Anschluß wurde 1965 von Komatzu u. Tamaii durchgeführt, aber erst 1968 publiziert.

Berichte über erfolgreiche Replantationen bei subtotalen Fingeramputationen kamen von Kleinert u. Kasdan (1963, 1965), Kleinert et al. (1965), Kutz et al. (1969), Cobbett (1969b) u. Lendvay (1968).

Fallberichte über Replantationen nach totalen Amputationen kamen von Chen CW (1966), Lendvay u. Owen (1970), Snyder et al. (1972), O'Brien et al. (1973c) sowie Biemer u. Duspiva (1976b). Größere Fallzahlen werden seit 1973 vorgestellt von O'Brien et al. (1973a) mit 31 Fällen.

Ein Bericht der "American Replantation Mission to China 1973" enthält eine Statistik über Replantationen von 100 totalen und 100 subtotalen Fingeramputationen vom No. VI People's Hospital in Shanghai.

Lendvay beschrieb 1973 eine Serie von 63 Replantationen. Diese Serie enthält Finger- und Mittelhandamputationen. Im deutschen Sprachraum berichtete erstmals Owen 1975 auf der 93. Tagung der Deutschen Gesellschaft für Chirurgie über 213 Replantationen von totalen und subtotalen Amputationen während eines Zeitraumes von 10 Jahren. Neuere Berichte kamen von Schmidt-Tintemann, Biemer u. Duspiva (1976c), Berger et al. (1976), Mandel et al. (1976), O'Brien (1977), Biemer (1977a) u. Biemer et al. (1977).

Ende 1976 waren am Chi-Shui-Tan-Hospital in Peking 44 total amputierte Finger wieder angenäht worden. Am No. VI-People's Hospital in Shanghai, wo man bereits 1965 den ersten Finger erfolgreich replantiert hatte, konnte man 1976 auf eine Statistik von über 300 Replantationen im Handbereich zurückblicken (1977).

1977 stellten Biemer et al. die bisher größte Zahl in Europa mit 132 bzw. 184 Replantationen vor.

[1] Diese Technik versagte aber bei Gefäßen unter 2 mm Durchmesser. Erst durch die Entwicklung der Mikrogefäßchirurgie eröffneten sich die Wege, auch periphere Teile (Mikroreplantationen) wieder anzufügen

I Definitionen und Nomenklatur [2]

Da es sich bei der Replantationschirurgie um eine relativ neue Operationstechnik handelt, haben sich noch keine klaren Definitionen herausgebildet. Biemer (1977c) hat auf diese Schwierigkeit hingewiesen und Richtlinien aufgestellt.

1 Replantation

Unter einer Replantation versteht man den zirkulatorischen Anschluß und die operative Wiederherstellung aller für die Funktion des Amputats wichtigen Strukturen nach einer Amputationsverletzung.
Die Zeit von der Amputation bis zum Gefäßanschluß wird häufig als *Ischämiezeit* bezeichnet. Da es sich hier aber um eine vollständige Unterbrechung der Blutzufuhr und weitgehendster Sauerstofflosigkeit handelt, ist es exakter, von *Anoxämiezeit* zu sprechen.
Die Anoxämiezeit umfaßt die Zeitspanne vom Augenblick der Amputation bis zur Wiederherstellung der arteriellen Durchblutung; also nicht nur bis zum Beginn der Operation!

2 Amputation

Die Amputation ist eine Verletzungsform, bei der alle anatomischen Strukturen ganz oder bis auf einige Reste durchtrennt sind und das *Amputat* (= der abgetrennte periphere Körperteil) keine Zeichen einer Durchblutung mehr aufweist. Es ist deshalb zu erwarten, daß es ohne Herstellung von Gefäßverbindungen zugrunde geht.
Sehr uneinheitlich werden die Bezeichnungen „total-" und „subtotal-" amputiert verwendet. Besonders verwirrend sind Umschreibungen wie: „so gut wie völlig amputiert" oder „praktisch total abgetrennt" und ähnliches.
Bedeutungsvoll wird diese Einteilung besonders bei der Beurteilung funktioneller Spätergebnisse von replantierten Extremitätenteilen. Erhaltene Sehnen und Nervenverbindungen lassen eine wesentlich günstigere Beweglichkeit oder Sensibilität erwarten.

3 Totalamputation

Mit einer totalen Amputation ist die völlige Durchtrennung aller Strukturen gemeint. Selbst kleinste Faserverbindungen oder Hautbrücken lassen die Verletzung als subtotal gelten, sofern sie nicht vor der Replantation vom Operateur durchtrennt werden.

4 Subtotalamputation

Unter einer subtotalen Amputation ist nach der Definition die Durchtrennung der wichtigsten anatomischen Strukturen, besonders der Hauptgefäßverbindungen zu verstehen. Eine Durchblutung darf nicht mehr nachweisbar sein. Bestehen noch wesentliche anatomische Verbindungen und deutliche Zeichen einer Restdurchblutung, so darf man nur von einer schweren kombinierten Verletzung mit Gefäßbeteiligung sprechen (siehe 5: Revaskularisation).
Vom Weichteilmantel darf nicht mehr als maximal $^1/_4$ der Zirkumferenz erhalten sein (s. Abb. 66 u. 67 a, b).
Um eine Aufschlüsselung nach erhaltenen Strukturen bei subtotalen Abtrennungen zu erreichen, wurde von Biemer (1977c) eine Typeneinteilung vorgeschlagen:

[2] Die folgenden Definitionen entsprechen den vom Replantation Committee der International Society for Reconstructive Microsurgery erarbeiteten Richtlinien. Sie wurden auf dem V. Symposion im Mai 1979 in Guarujá, Brasilien, vorgetragen und von der International Society for Reconstructive Microsurgery angenommen. Als Arbeitsgrundlagen dienten hierfür Definitionen, die im Rahmen der 1. Arbeitstagung der deutschsprachigen Arbeitsgemeinschaft für Mikrochirurgie der peripheren Nerven und Gefäße im Dezember 1978 in Wien erarbeitet worden waren

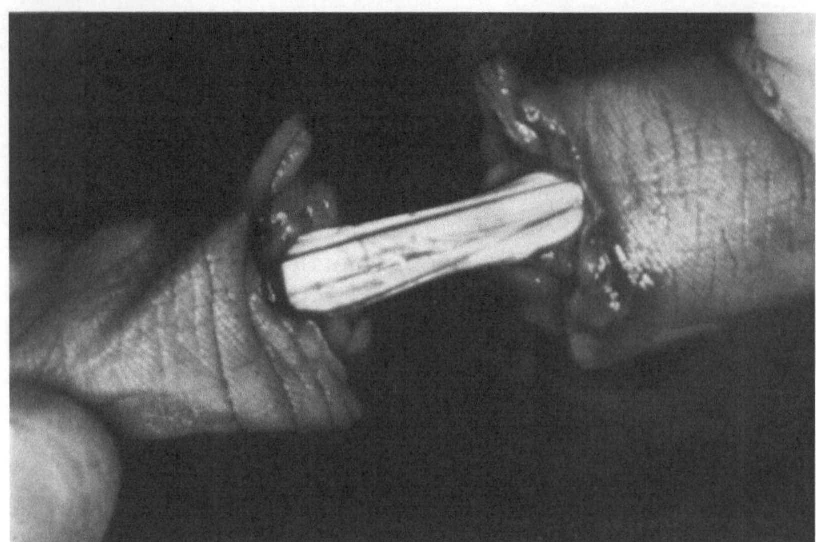

Abb. 66. Subtotale Amputation eines Zeigefingers. Nur die Beugesehnen sind erhalten. Typ III

Tabelle 3. Typeneinteilung bei subtotalen Amputationen

	Erhaltene Strukturen
Typ I	Knochen
Typ II	Strecksehne
Typ III	Beugesehne
Typ IV	Hauptnervenverbindung
Typ V	Hautbrücke

Eine subtotale Fingeramputation, bei der nur noch die palmaren Fingernerven erhalten sind, erhält demnach die Bezeichnung Typ IV.

5 Revaskularisation

Hierunter versteht man die Wiederherstellung von Hauptgefäßverbindungen bei sonst weitgehendst erhaltenen Strukturen und nachweisbarer Zirkulation. Die dabei durchgeführten Anastomosen dienen nur der Verbesserung der Blutversorgung des peripheren Abschnittes. Damit unterscheidet sich die Revaskularisation von einer subtotalen Amputation, bei der ohne Anastomosen eine Nekrose eintreten würde. Als Beispiel hierfür gilt eine Verletzung der volaren Seite des Handgelenkes mit einer Durchtrennung der A. ulnaris und A. radialis ohne Knochenbeteiligung und bei bestehender breiter dorsaler Haut- und Gefäßverbindung. Die Durchblutung wird zwar stark vermindert, aber nicht ganz aufgehoben sein. Um die Trennung zwischen totaler und subtotaler Amputation noch schärfer zu formulieren, werden an einigen Orten nur totale Abtrennungen als Amputationen und die Wiederanfügung als Replantation bezeichnet und jeder Zustand, bei dem noch Strukturverbindungen mit dem Körper bestehen, bereits als Revaskularisation eingestuft (Lister 1977). So gilt dann eine Versorgung eines Befundes, bei dem nur kleinste Hautbrücken vorhanden sind, nicht als subtotale Amputation, sondern als Revaskularisation, obwohl alle Strukturen wie bei einer totalen Amputation wieder verbunden werden müssen. Da sie demnach in der funktionellen Bewertung mit einer Replantation gleichzusetzen sind, erscheint es sinnvoller, diesen Zustand als subtotale Amputation zu bezeichnen. Letztlich würden durch eine solche Definition die Abgrenzungsschwierigkeiten zwischen Replantationen subtotaler Amputationen und Revaskularisierungen auf Unterscheidungen zwischen sog. Revaskularisationen und kombinierten Wundversorgungen verlagert.

Ferner sind dann ebenfalls Ausgangsbefunde mit nur noch erhaltener schmaler Hautbrücke bei den Nachuntersuchungen ebenfalls nicht mit Revaskularisationen nach intakten Sehnen- oder Nervenverbindungen vergleichbar[3].

6 Einteilung der Replantationen in Makro- und Mikroreplantationen

Je nach Amputationshöhe unterscheidet man 2 Gruppen von Replantationen:

Tabelle 4. Replantationsgruppen

	Makro-replantationen	Mikro-replantationen
Obere Extremität	proximal des Handgelenkes	distal des Handgelenkes
Untere Extremität	proximal des Sprunggelenkes	distal des Sprunggelenkes

Neben der unterschiedlichen Amputationshöhe unterscheiden sich diese beiden Gruppen auch durch die unterschiedliche Bedeutung der für eine Replantation wichtigsten 3 Gesichtspunkte wie:

1. Replantationsfähigkeit
2. Indikation zur Replantation
3. Technik der Replantation

Makrorcplantation:

1. Replantationsfähigkeit
   a) Zustand des Patienten
   b) Anoxämiezeit
   c) Zustand des Amputates
2. Indikation zur Replantation
3. Technik

Mikroreplantation:

1. Technik (Mikrogefäßchirurgie)
2. Replantationsfähigkeit
   a) Zustand des Amputates
   b) Anoxämiezeit
   c) Zustand des Patienten
3. Indikation zur Replantation

Die Erfahrung zeigte, je zentraler die Amputationslinie, und je größer der Anteil der besonders ischämisch bzw. anoxämisch gefährdeten Muskulatur ist, um so weniger Zeit steht dem Operateur bis zu einer Replantation trotz Kühlung oder Perfusion zur Verfügung. Ferner kann bei den Makroreplantationen durch toxische Nierenschädigung bis zur Anurie oder durch Infekte, wie Gasbrand, das Leben des Verletzten gefährdet werden (Chen CW 1976). Deshalb hat die Indikation hier eine besondere Bedeutung.
Bei den sog. Mikroreplantationen bestehen solche Gefahren für das Überleben des Verunglückten praktisch nie.
Die Technik hat bei den Makroreplantationen hingegen eine untergeordnete Bedeutung. Sie kann nach den schon länger bekannten Regeln der Unfallchirurgie, der Gefäßchirurgie oder der peripheren Nervenchirurgie, unter Berücksichtigung besonderer Grundsätze, ausgeführt werden.
Bei den Mikroreplantationen kommt dagegen die volle Problematik der Mikrogefäßchirurgie zum Tragen.
Entsprechend dem Thema dieses Buches wird deshalb im folgenden nur die 2. Gruppe – die Mikroreplantation – abgehandelt.

[3] Entspricht den vom Replantation Committee der International Society for Reconstructive Microsurgery auf dem V. Symposion in Guarujá, Brasilien, im Mai 1979 erarbeiteten Richtlinien

II Einteilung der Amputationen an der Hand

Bis auf wenige Ausnahmen (s. Kap. XII) handelt es sich bei den eingelieferten Amputationen peripherer Körperteile um Verletzungen des Handbereichs.

Wir teilen sie folgendermaßen ein: [eine genaue Bezeichnung der Zoneneinteilung und ihrer technischen Probleme findet sich im Kap. VI, 1 (s. Abb. 74)].

Handamputationen (Zone V):
Die Durchtrennungslinie liegt hier zwischen Handgelenk und arteriellem Hohlhandbogen. Zur Wiederherstellung der Gefäßverbindung genügen eine Arteriennaht und 2 Venennähte. Die Gefäße haben meist einen Durchmesser von mehr als 3 mm.

Mittelhandamputationen (Zone IV):
Die Abtrennungslinie liegt hier im Bereich der Aa. digitales palmares communes. Entsprechend diesen anatomischen Gegebenheiten können durch eine Arteriennaht 2 Finger arterialisiert werden.

Fingeramputationen (Zone I, II, III):
Hier besteht eine Durchtrennung der Aa. digitales palmares propriae.

Entsprechend der oben dargestellten Einteilung an der Hand werden die Replantationen folgendermaßen gezählt:
Hand- und Mittelhandamputation gelten jeweils als ein Fall, während die Finger einzeln gezählt werden, auch wenn sie durch Hautbrücken miteinander zusammenhängen.

III Indikation zur Replantation

Nach dem Schock einer Amputationsverletzung ist es die natürliche Reaktion eines Verunglückten, um jeden Preis eine Replantation zu erreichen. Er hat hierbei aber meist die Vorstellung, daß damit die völlige Wiederherstellung z.B. der Hand in Aussehen und Funktion möglich wird. Da dieses Ziel aber nur selten erreichbar ist, sollte der Patient zunächst detailliert aufgeklärt werden. Die Darstellung muß das wahrscheinliche funktionelle Ergebnis sowie die dafür notwendige Behandlung, lange Operation, stationärer Aufenthalt, Nachbehandlung, Arbeitsunfähigkeit usw., umfassen.
Man ist sich heute weltweit über eine klare Indikation zur Replantation bei Daumen- und Mehrfachamputationen einig. Ferner steht außer Frage, daß immer ein Replantationsversuch bei einer Mittelhand- oder Handamputation ausgeführt werden sollte. Wegen der allgemein günstigeren Resultate wird auch eine Replantation bei Kindern immer angezeigt sein (s. Abb. 93).
Schwierig wird die Indikationsstellung beim Verlust eines Fingers oder eines Fingerteiles, also bei Handteilen, die für die Gesamtfunktion bei den meisten Tätigkeiten relativ unwichtig sind und deshalb auch in der Rentenbegutachtung entsprechend niedrig eingestuft oder gar nicht berücksichtigt werden.
So wird z.B. von O'Brien u. Miller (1973) die Replantation der 3 ulnaren Finger abhängig von Alter, Beruf und Wunsch des Patienten gemacht. Owen (1976) sprach sich gegen die Replantation eines Einzelfingers aus. Gleiche Indikationshinweise werden aus China berichtet (American Replantation Mission to China 1973).
Mancherorts werden Stimmen laut, die eine Replantation von Fingerendgliedern ablehnen, oder es wird eine Altersgrenze von ca.

Abb. 67. a–d. Subtotale Amputation des Zeige- und Mittelfingers durch eine Lokomotive bei einem 23jährigen Rangeur. Eine Replantation des Zeigefingers war nur möglich unter Resektion des ganzen Fingergrundgliedes. **c, d** Der um ein Glied verkürzte Zeigefinger wird bei den meisten Greifakten ausgeklammert, deshalb sollte in solchen Fällen die Indikation eng gefaßt werden. Nur auf besonderen und begründeten Wunsch seitens des Patienten sollte eine Replantation ausgeführt werden – wie im vorliegenden Fall

a

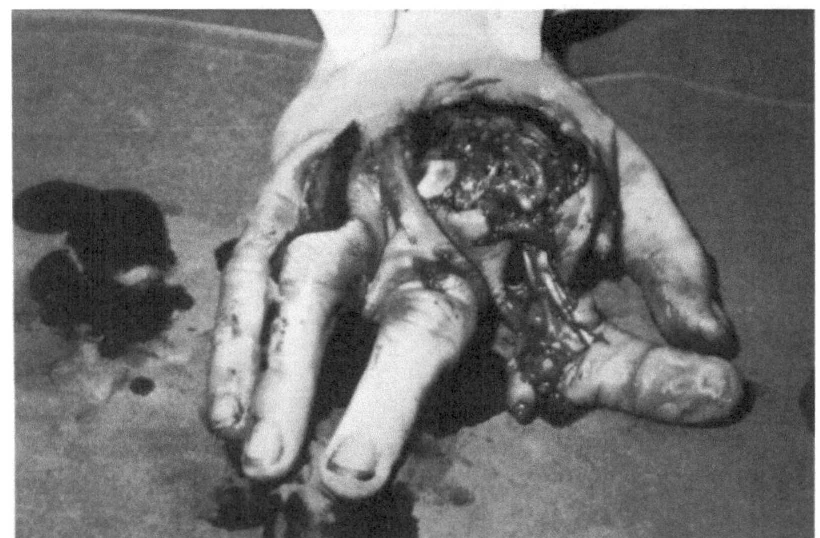

b

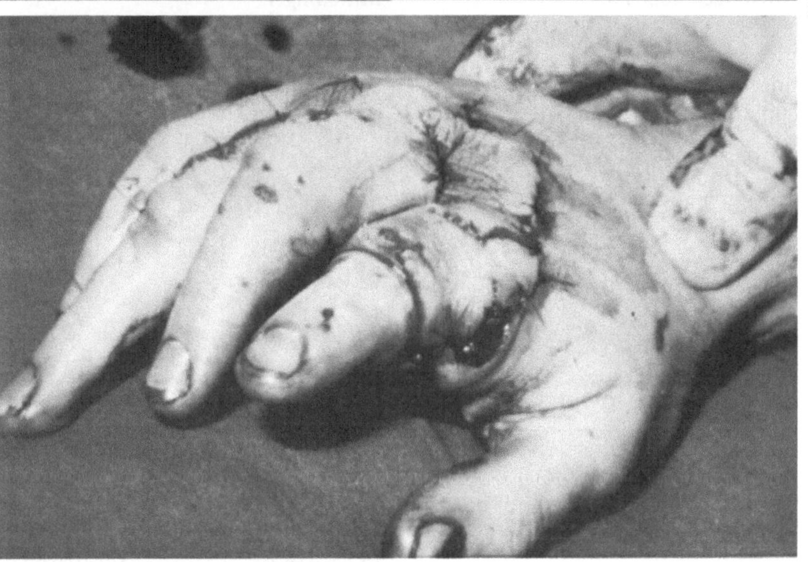

c

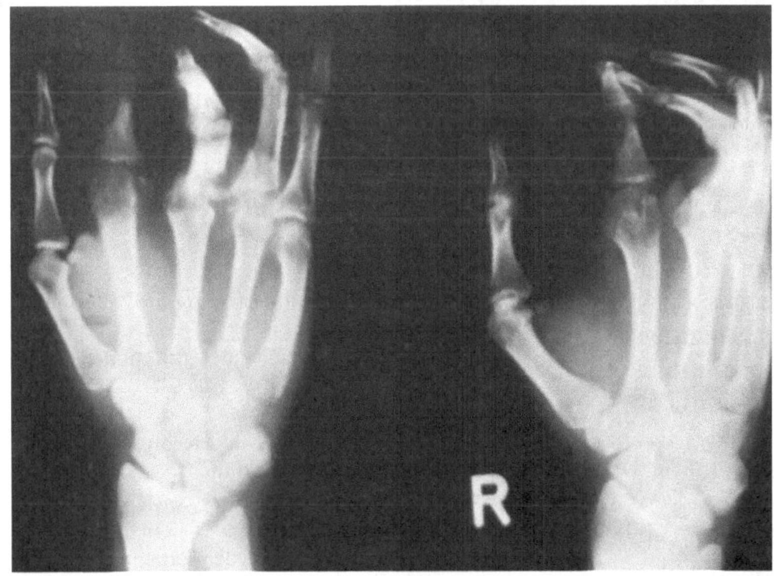

d

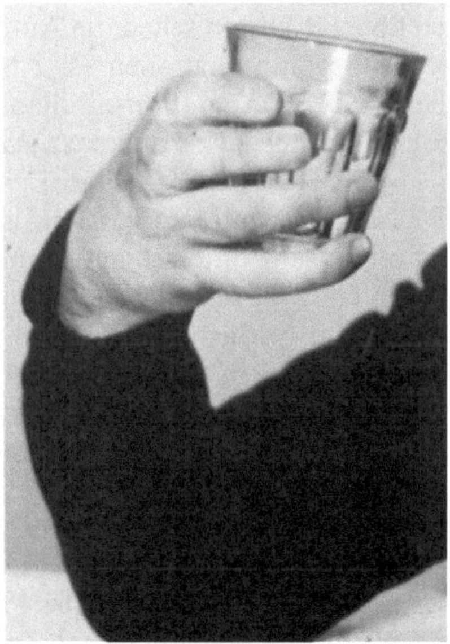

Tabelle 5. Indikationsschema für Replantation an der Hand

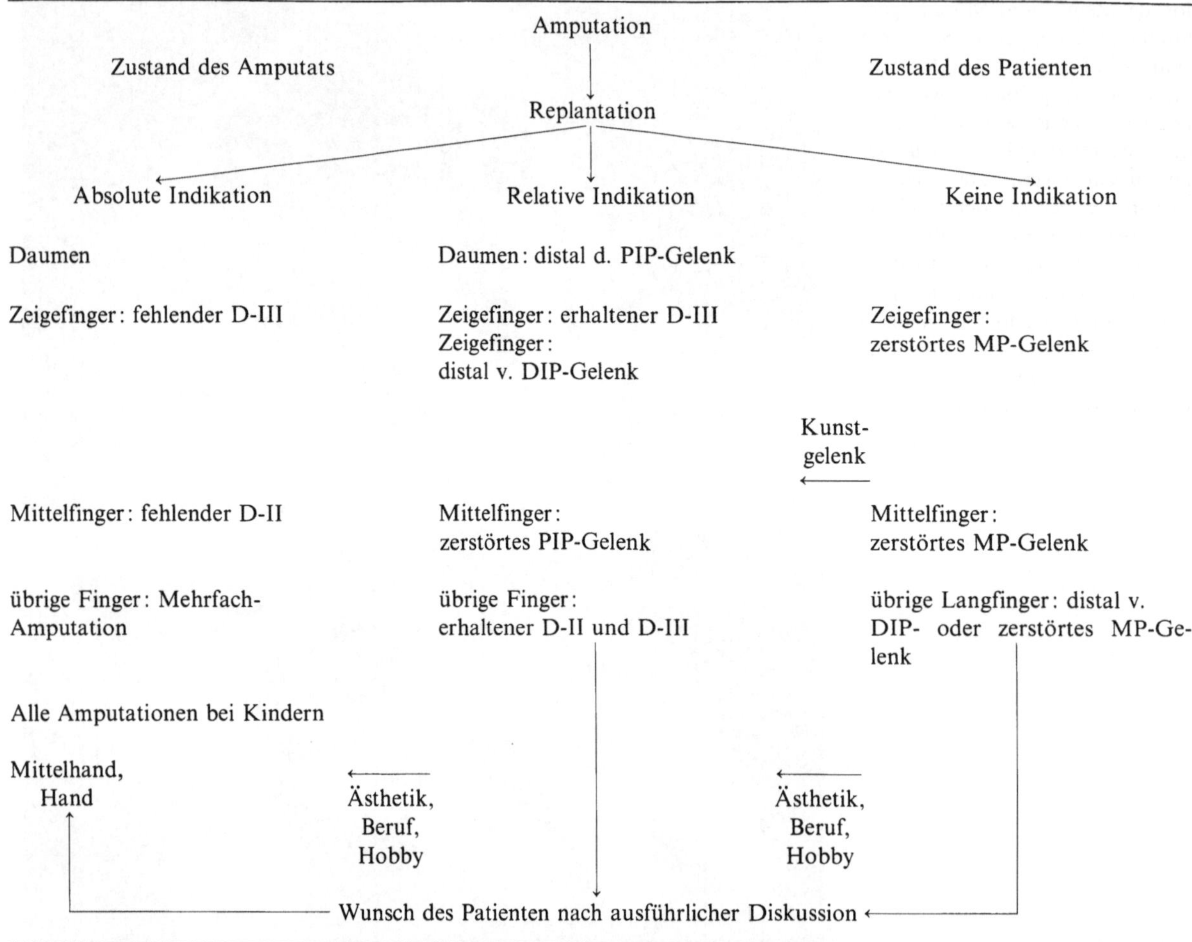

60 Jahren diskutiert (Millesi 1976). Aufgrund von guten funktionellen Resultaten bei Patienten über 60 Jahren sehen die Autoren im Alter keine Gegenindikationen (s. Abb. 80). Auch die Art des Amputationsmechanismus scheint kein absolutes Kriterium darzustellen. Gerade bei den Extremverletzungen, wie schweren Quetschungen oder Ausrissen, ist das Verletzungsbild sehr unterschiedlich und oft im einzelnen erst während der Operation zu beurteilen. Ferner ist das funktionelle Ergebnis stark von der subjektiven Einstellung des Patienten und seinem Einsatz bei der Nachbehandlung abhängig. Deshalb muß eine Indikation immer individuell nach genauer Kenntnis des Befundes und Diskussion mit dem Verletzten gestellt werden.

Wichtig ist die Aufklärung des Patienten, welche Konsequenzen die Replantation für ihn hat, wie z.B. lange Operationszeit, eventuelles Narkoserisiko, längerer stationärer Aufenthalt, Nachoperationen, wesentlich längere Arbeitsunfähigkeit usw.

Diese Darlegung sollte um so ausführlicher sein, je „unwichtiger“ das Amputat für die Funktion der Hand ist.

Zusammenfassend sollten folgende Kriterien bei der Indikation zur Replantation berücksichtigt werden:

1. *Objektive Gesichtspunkte*
   - A. Bedeutung der Amputation für die allgemeine Funktion der Hand.
   - B. Wahrscheinlich zu erreichendes funktionelles Ergebnis.
   - C. Replantationsfähigkeit:
     - a) Zustand des Amputates und technische Durchführbarkeit der Replantation
     - b) Anoxämiezeit
     - c) Zustand des Patienten
   - D. Risiko der Replantation für den Patienten: Narkose, Medikation, Vorerkrankungen, Arbeitsunfähigkeit usw.

2. *Subjektive Gesichtspunkte*
   A. Bedeutung des Amputates für die individuelle berufliche Tätigkeit oder Freizeitbeschäftigung des Patienten
   B. Wunsch zur Replantation
   C. Ästhetik
   D. Psychologische Momente
   E. Eigene Motivation

3. *Organisatorische Probleme*

4. *Materielle Gesichtspunkte*

Indikationsschema für Replantationen an der Hand s.S. 60.

Obiges Schema stützt sich auf funktionelle Resultate nach Replantationen und soll eine Grundlage für den erstbehandelnden und erstberatenden Arzt darstellen. Es soll aber keine Richtlinie sein, um per Telefon gewisse Amputationen von vornherein von einer Replantation auszuschließen. Immer ist die ausführliche Diskussion mit dem Patienten notwendig, die letztlich nur der erfahrene Replanteur führen kann.

IV Richtlinien für die Erstversorgung von Amputationsverletzungen

Die Voraussetzungen für eine Replantation werden zum Teil bereits bei der Erstversorgung entscheidend beeinflußt. Die Erstversorgung gilt zunächst den vitalen Funktionen des Verunglückten und erfolgt nach den Regeln der allgemeinen Unfallchirurgie, wie Kontrolle der Atmung, des Kreislaufes, Schockbekämpfung usw. Da es sich aber bei den Amputationen im Handbereich meist um isolierte Verletzungen handelt – im Gegensatz zu den Makroreplantationen – ist der allgemeine Zustand des Patienten meist gut, und obige Punkte kommen selten zum Tragen.

Wichtig – und wie zu beobachten, gar nicht so selbstverständlich – ist, daß das Amputat gesucht und mitgebracht wird. Vermieden werden sollten alle Manipulationen an den Stümpfen, wie Säuberung, Desinfektion, Setzen von Klemmen oder Abbindungen. Zur Blutstillung genügt *immer* ein Druckverband. Der Verunglückte sollte mit dem Amputat so schnell wie möglich in die entsprechend eingerichtete Klinik gebracht werden. Immer sollte das Amputat – besonders bei längeren Transportwegen – auf ca. 4° Celsius gekühlt werden. Am leichtesten wird dies erreicht durch zwei ineinandergesteckte Plastikbeutel. Der innere trägt in Kompressen eingepackt das abgetrennte Teil und der äußere Beutel Eiswürfel – sog. „trockene Kühlung" (Biemer 1977e).

Durch diese Verringerung der Temperatur verlängert sich die Überlebenszeit und damit die Replantationsfähigkeit bei einem Finger auf fast 24 Std (O'Brien u. Miller 1973). Die Autoren selbst konnten einen auf diese Art gekühlten Finger noch nach 16 Std erfolgreich annähen.

V Replantationstechnik

In Ergänzung zu den allgemeinen Regeln der Nahttechnik in der Mikrogefäßchirurgie (s. Kapitel Nahttechnik in der Mikrogefäßchirurgie) gelten bei der klinischen Anwendung noch folgende weitere Punkte:

1. Größte Sorgfalt und kompromißlose Genauigkeit während aller Schritte der Operation.
2. Maximale Darstellung des Operationsgebietes.
3. Verbindung von nur absolut ungeschädigten Gefäßenden (soweit durch maximale Vergrößerung beurteilbar).
4. Vermeidung jeglicher Spannung an den Anastomosen.
5. Möglichst gleiche Gefäßdurchmesser miteinander verbinden.
6. Vermeidung einer erneuten Blutstase an einer Anastomose, wenn der Blutstrom einmal über die Anastomose freigegeben wurde.
7. Genaue präoperative Planung.
8. Genaues Befolgen des Operationsplanes.
9. Gute Armauflagen und bequemer Sitz.
10. Kontinuierliche postoperative Überwachung.

Nach der Einlieferung eines Amputationsverletzten gilt es zunächst, die allgemeine Replantationsfähigkeit zu ermitteln. Sie umfaßt folgende Punkte:

Zustand des Patienten (Vorerkrankungem, Begleitverletzung, Amputationshöhe)

Anoxämiezeit

Zustand des Amputates (Art der Aufbewahrung).

Lebensgefährliche Begleitverletzungen haben immer Vorrang vor einer Replantation.

Nach der Klärung der Indikation erfolgen die Voruntersuchungen. Neben evtl. notwendigen Röntgenuntersuchungen der Lunge sowie EKG muß immer eine Röntgenaufnahme der verletzten Gliedmaße sowie des Amputates durchgeführt werden. Ferner bedarf es einer Bestimmung der Blutelektrolyte, der Blutgruppe sowie der Gerinnungswerte. Eine Hämoglobin- und Hämatokritbestimmung versteht sich von selbst.

Natürlich muß eine Tetanusprophylaxe durchgeführt werden.

Eine Blutleere, wie von anderen Replanteuren angegeben (O'Brien et al. 1973c; Tamai 1974; Bowen et al. 1975; No. VI-Peoples Hospital Shanghai 1976), wird von den Autoren grundsätzlich nicht durchgeführt. Sie sind der Meinung, daß pulsierende Gefäßstümpfe besser auffindbar sind und ihre freie Durchgängigkeit nur so richtig beurteilbar ist. Das gleiche gilt für die Venenfunktion. Durch den venösen Reflux nach wiederhergestellter Arterienverbindung können die Venenstümpfe wesentlich leichter aufgefunden werden. Jene mit dem kräftigsten Reflux werden für die Anastomose ausgewählt.

Nach Öffnung der Blutleeremanschette nach erfolgten Gefäßanastomosen werden zusätzlich Stoffwechselprodukte in das bereits anoxämisch geschädigte Amputat gespült, während bei freiem venösem Ausfluß Abbauprodukte aus dem Replantat geschwemmt werden.

Die Reinigung bzw. Desinfektion des Amputates geschieht sehr vorsichtig, damit nichts in die Gefäßstümpfe gelangt, da alle Desinfektionsmittel zu Epithelveränderungen führen und damit die Intima der Gefäße schädigen können.

Trotz größter sichtbarer Verschmutzungen der verletzten Hände und der Amputate waren fast alle präoperativ abgenommenen bakteriologischen Abstriche steril.

Aus diesem Grunde kommt der Desinfektion auch keine so wesentliche Rolle zu. Wichtig ist aber, daß alle Fremdkörper, wie Sägespäne, Grashalme usw. unter Lupensicht entfernt werden.

Am Amputat sowie am Stumpf werden nun alle Strukturen, die später vereinigt werden, – bis auf die Venen – aufgesucht und markiert, die Arterien mit Clips, die Nerven und Sehnen mit Fäden unterschiedlicher Dicke. Diese Identifizierung geschieht unter Lupensicht

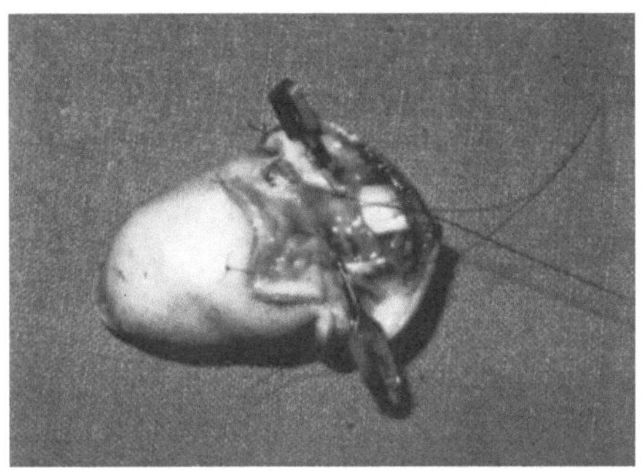

Abb. 68. Vorbereitetes Amputat mit markierten Gefäßstümpfen und Nerven und zurückgenähten Inzisionsrändern

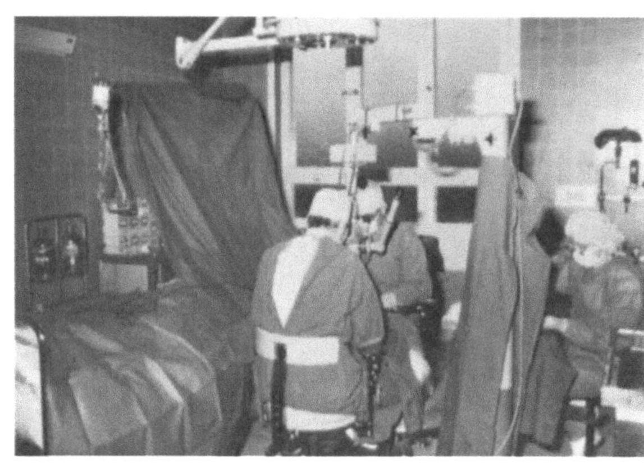

Abb. 69. Replantation an der Hand

(4fache Vergrößerung), da diese eine bessere Übersicht als das Mikroskop bietet (s. Abb. 68).

Die Gefäßnervenbündel sind lateral-palmar des Beugesehnenlagers auffindbar. Die Arterienstümpfe werden häufig durch ein Blutkoagel gekennzeichnet. Blutreste können durch Druck ausgepreßt werden. Das Aufsuchen und Herauspräparieren geschieht mit mikrochirurgischem Instrumentarium, um zusätzliche Verletzungen besonders an den Gefäßen zu vermeiden. Damit einmal das Auffinden und zum anderen später die Gefäßnähte erleichtert werden, wird die Haut über den Gefäßnervenbündeln ca. 1 cm weit eingeschnitten und die Hautränder beiderseits zurückgenäht. Diese Inzisionen unterbrechen auch die besonders bei glatten Schnittamputationen zu Kontraktionen neigenden zirkulären Narben.

Es werden grundsätzlich immer beide volare Arterienstümpfe aufgesucht, selbst wenn später aus technischen Gründen nur eine Anastomose genäht werden kann. Nie sollte eine Replantation begonnen werden, bevor nicht alle Strukturen eindeutig identifiziert und markiert wurden.

Nach durchgeführter Osteosynthese ist es z.B. fast unmöglich, eine zurückgeschlüpfte und nicht markierte Beugesehne zu finden.

Oberster Grundsatz bei der Replantationschirurgie ist, daß alle Schritte auf das Genaueste ausgeführt werden und immer ein entsprechender, als optimal erkannter Plan eingehalten wird.

Aus diesem Grunde sollte auch der gesamte Eingriff von einem Operateur ohne Ablösung ausgeführt werden.

Erst nach eindeutiger Markierung aller Strukturen erfolgt die *Wundausschneidung*, da sonst leicht wichtige Gebilde unfreiwillig gekürzt werden können.

1 Wundausschneidung

Von entscheidender Bedeutung bei der Replantation ist eine sorgfältige und ausreichende Wundausschneidung. Alles nicht mehr vitalisierbare Gewebe muß entfernt werden. Dies ist besonders bei Abquetschungen oder Ausrißamputationen von größter Bedeutung. Nekrosen im Anastomosengebiet führen unweigerlich zu Thrombosen, bzw. zu Infektionen und dann zu Gefäßverschlüssen. Ein freies Hauttransplantat ist immer einer Hautnekrose als Bedeckung vorzuziehen.

Wichtiger Grundsatz, es darf nur „Gesundes" auf „Gesundes" replantiert werden.

Längere Abschnitte geschädigter Sehnen führen zu ausgedehnten Verwachsungen, eine sekundäre oder primäre Sehnenplastik oder Einlage eines Silikonrods ist in solchen Situationen sinnvoller. Die Beurteilung auf ihre Unversehrtheit und die dann folgende Kürzung der Gefäße erfolgt unter der stärkeren Vergrößerung des Mikroskopes. Dies wird im Abschnitt über Gefäßnähte behandelt.

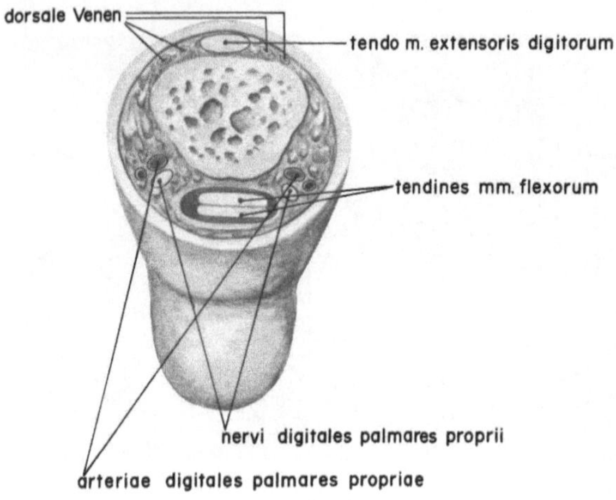

Abb. 70. Fingerquerschnitt mit allen zu vereinigenden Strukturen

2 Knochenkürzung

Die Knochenkürzung hat zwei Ziele:

1. Vorbedingung für eine gute und sichere Osteosynthese zu bieten. Dies geschieht durch Entfernung von Knochensplittern und Begradigung.
2. Sie soll ferner eine spannungslose Vereinigung der Gefäße und Nerven ermöglichen.

Das Ausmaß der Kürzung ist individuell unterschiedlich. Es sollte aber besonders am Daumen eine möglichst normale Länge erhalten und Gelenke geschont werden. *Gefäßdefekte allein sind kein Grund für ein weiteres Kürzen der Knochen*, da sie durch Veneninterponate überbrückt werden können (s. Kap. „Mikrogefäßinterponate").
Eine *Perfusion* oder eine *präoperative Angiographie* erscheinen nicht sinnvoll, da sie keine wesentliche Verbesserung des Ausgangsbefundes oder weitere wichtige Informationen erbringen, jedoch zusätzliche Gefäßschädigungen hervorrufen können.

Die eigentliche Replantation erfolgt nun nach folgendem Vorgehen (s. Abb. 76):

1. Osteosynthese.
2. Naht der tiefen Beugesehne, bzw. der langen Flexorsehne am Daumen, ggf. Naht der oberflächlichen Beugesehne.
3. Naht der Sehnenscheide, wenn möglich.
4. Anastomosen der beiden volaren Fingerarterien.
5. Naht der beiden volaren Fingernerven.
6. Naht der Strecksehne.
7. Anastomose der Venen.
8. Lockerer Hautverschluß.

3 Osteosynthese

Die Osteosynthese sollte:
schnell und einfach durchführbar sein,
eine übungsstabile Situation ergeben,
alle Nachbargelenke freilassen und
das Osteosynthesematerial sollte leicht entfernbar sein.
Die Anforderungen werden durch die vier bisher gebräuchlichsten Techniken unterschiedlich erfüllt (s. Abb. 71).

a) Zentraler Kirschner-Draht

Vorteile: Dies ist die einfachste und schnellste Methode und bei allen Situationen durchführbar. Besonders bei sehr gelenknahen Frakturen und bei Stückbrüchen ist sie einfach anzuwenden. Außerdem kann das Material leicht entfernt werden. Die Drehbarkeit des Replantates, die oft eine Anastomose der Gefäße erleichtert, bleibt erhalten.

Nachteile: Es kann keine Übungsstabilität und Rotationsstabilität erreicht werden. Ferner müssen häufig die Nachbargelenke mitfixiert werden.

b) Zwei kurze, gekreuzte Kirschner-Drähte

Vorteile: Größere Stabilität, gute Rotationsstabilität, relativ einfach durchzuführen, leicht zu entfernen und Freilassung der Nachbargelenke.

Nachteile: Größere Gefahr für die Gefäßnervenbündel oder Sehnen. Die Fragmente können nicht zusammenrutschen, da die gekreuzten Bohrdrähte sperren. Diese Methode ist nur durchführbar bei gelenkfernen Amputationen. Sie ist ferner nicht anwendbar bei Stückbrüchen oder Infraktionen der Knochenenden.

c) Transossäre Drahtnähte

Vorteile: Stabile Osteosynthese und Kompressionsmöglichkeit auf die Fraktur, Freilassung der Nachbargelenke. Die beiden Drahtnähte müssen dorsal und volar gelegt werden. Eine Kombination mit einem kurzfristig gelegten Kirschnerdraht ist möglich.

Nachteile: Schwieriger und zeitraubender in der Durchführung. Notwendige Freilegung der Knochenenden. Sie sind nicht durchführbar bei sehr gelenknahen Frakturen sowie Stückbrüchen oder Infraktionen der Knochen.
Ferner kann dieses Material nur schwer oder gar nicht entfernt werden. Es besteht die Gefahr einer Metallose.

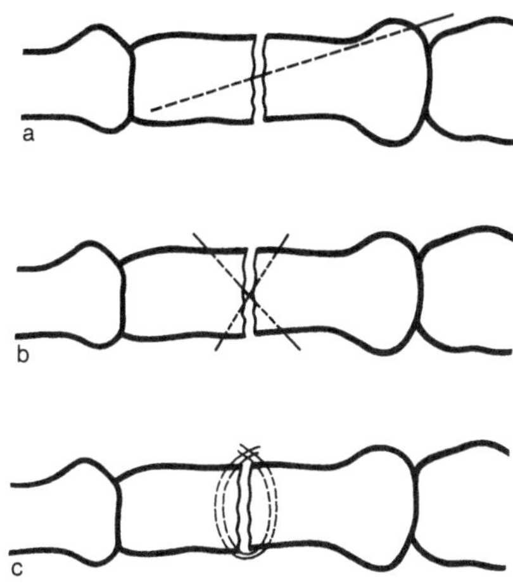

Abb. 71 a–c. Die heute in der Replantationschirurgie an der Hand am häufigsten verwendeten Osteosynthesetechniken **a** axialer, intramedullärer Kirschnerdraht, **b** gekreuzte Kirschnerdrähte, **c** transossäre Drahtnähte

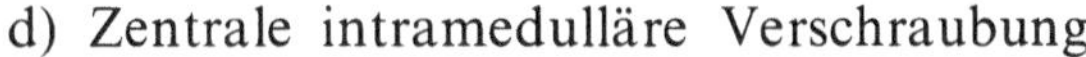

d) Zentrale intramedulläre Verschraubung

Tamai (1977 b) schlägt bei Totalamputation eine intramedulläre Verschraubung (Schraube ohne Kopf vor).

Vorteile: Absolute Übungsstabilität und Freilassung der Gelenke bei Kompressionsmöglichkeit. Sie ist relativ einfach durchführbar.

Nachteile: Sie ist nur bei Totalamputationen anwendbar. Sie ist nicht einsetzbar bei gelenknahen Frakturen oder bei Infraktion oder Stückbrüchen.
Ferner werden zeitlebens größere Metallkörper im Finger belassen, die nicht entfernt werden können. Somit besteht die Gefahr einer Metallose.

Eine Osteosynthese mit dem *Kleinfragmentinstrumentarium* der AO durch *Platten und Schrauben* wird in der Replantationschirurgie gelegentlich nur an der Mittelhand angewendet. Eine Schraube kann bei glatten Schrägamputationen, besonders am Daumen für eine übungsstabile Osteosynthese herangezogen werden.

Aus diesen Gegenüberstellungen sollte für jede Replantation die geeignetste Osteosynthese gewählt werden.

Da es sich nach Erfahrung der Autoren in den meisten Fällen um zusätzliche Infraktion oder gar Stückbrüche bei Amputationen handelt, wird der zentralen Kirschnerdrahtosteosynthese der Vorzug gegeben. Hinzu kommt, daß bei ca. 45% der Amputationen eine Gelenkbeteiligung vorliegt, oder die Amputationslinie direkt durch das Gelenk geht. Die mangelnde Drehstabilität wird meist durch die Naht der Streck- und Beugesehnen aufgefangen. Von großem Vorteil ist diese „Instabilität" bei schwierig durchzuführenden Gefäßanastomosen, die oft durch eine entsprechende Drehung des Replantates wesentlich vereinfacht werden. Bei zerstörten Gelenken wird eine primäre Arthrodese in Funktionsstellung ausgeführt. Als Technik hat sich hier die Zuggurtung oder eine Schraube bewährt.

4 Naht der Beugesehnen und Sehnenscheide

Die oberflächlichen Beugesehnen werden bei ausgedehnteren Verletzungen reseziert. Bei glatten Schnittamputationen können sie ebenfalls mit gleicher Technik wie die Naht der tiefen Beugesehnen wieder hergestellt werden. Die Beugesehnen werden nach sorgfältiger Kürzung bis in ungeschädigtes Gebiet durch eine abgewandte Bunnelnaht (Schnürsenkelnaht) mit 4-0 oder 5-0 monofilem Kunststoffaden ausgeführt (s. Abb. 72).

Zusätzlich wird eine Feinadaptation der Nahtstelle mit 6-0 monofilem Kunststoffaden zirkulär als fortlaufende Naht erreicht. Durch zwei Kanülen der No. 18, die durch die Sehnenenden nach deren Vorziehen gestochen werden, kann die Naht spannungsfrei ausgeführt werden.

Wenn möglich, sollte auch immer die Sehnenscheide mit 6-0 monofilem Kunststoffaden adaptiert werden.

5 Arterienanastomosen

Bevor die Naht der Arterien erfolgt, müssen die Stümpfe auf ihre absolute Durchgängigkeit geprüft werden. *Eine schöne Anastomose ist zwecklos, wenn davor ein Thrombus das Gefäßlumen verschließt.*

Besonders wichtig ist die Kürzung der Gefäßenden so weit, bis unter mikroskopischer Vergrößerung keine Veränderungen der Gefäßwände mehr sichtbar sind. Ein großer Teil der *Frühthrombosen*, die bereits intraoperativ kurz nach Freigabe des Blutstromes auftreten, haben ihre Ursache in verbleibenden Gefäßwandschäden (Acland 1973; Biemer u. Duspiva 1976b).

Ferner müssen die Anastomosen immer spannungslos erfolgen. Eventuell sind großzügig Mikroveneninterponate einzusetzen.

Die Naht der Anastomosen wird, wie bereits dargestellt, ausgeführt. Wichtig ist, wie bei allen mikrochirurgischen Eingriffen, eine gute Übersicht und ein guter Zugang. Dies wird erreicht durch die bereits erwähnten kleinen Längseinschnitte über den Gefäßnervenbündeln.

Nach guter Durchgängigkeit der arteriellen Naht muß innerhalb von wenigen Augenblikken ein kräftiger venöser Reflux einsetzen. Nur nach sehr langer Anoxämiezeit über 10 Std dauert es gelegentlich 10–20 min, bis die Venen eine deutliche Blutung aufweisen.

Es werden, wenn möglich, immer beide volaren Fingerarterien genäht (s. Abb. 73), obwohl auch eine funktionierende Anastomose ein Überleben des Fingers garantiert. Eine Replantation ist aber um so sicherer, je anatomischer der ehemalige Zustand wieder hergestellt wird. Der Einwand von Replanteuren (Chen 1976), bei zwei arteriellen Anastomosen sei das Blutangebot für die wenigen Venenverbindungen zu groß, konnte durch eigene Beobachtungen nicht bestätigt werden.

Selbst bei einem Verhältnis Arterien-Venen von 2:1 zeigten sich keine besonderen Stauungen oder Schwellungen. Eine Kompensation des erhöhten Blutangebotes kann offensichtlich auf der venösen Seite durch Gefäßer-

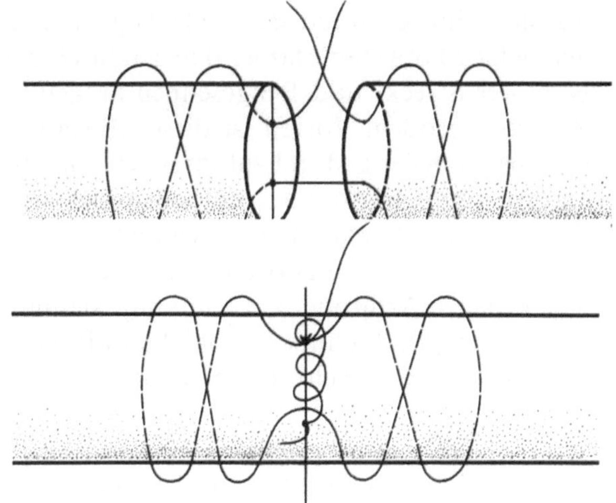
a

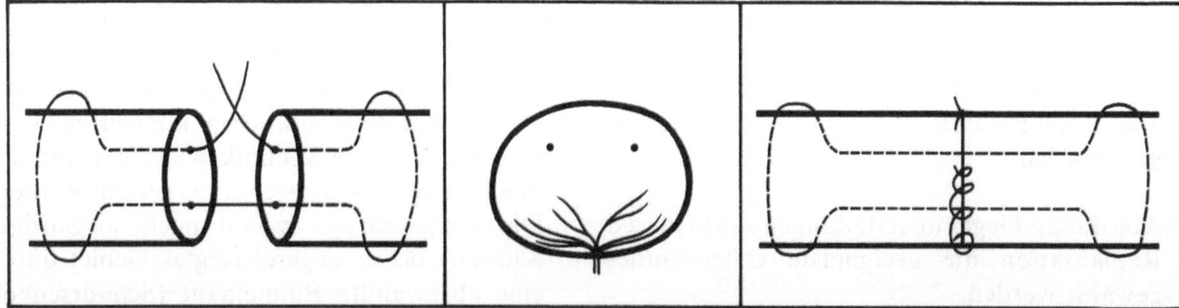
b

Abb. 72. a Modifizierte Bunnelnaht mit Feinadaption nach Kleinert. **b** Modifizierte Kesslernaht

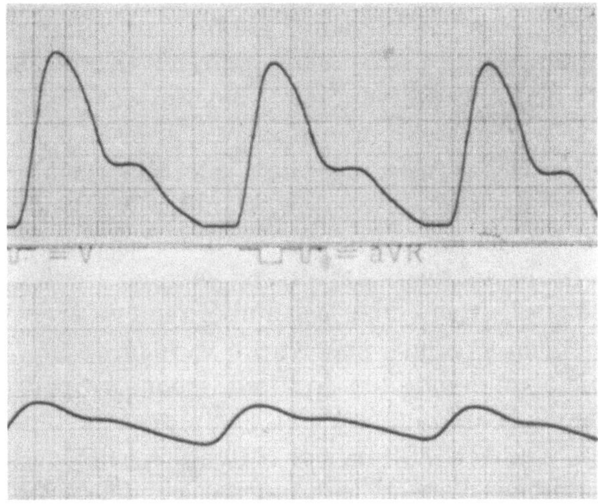
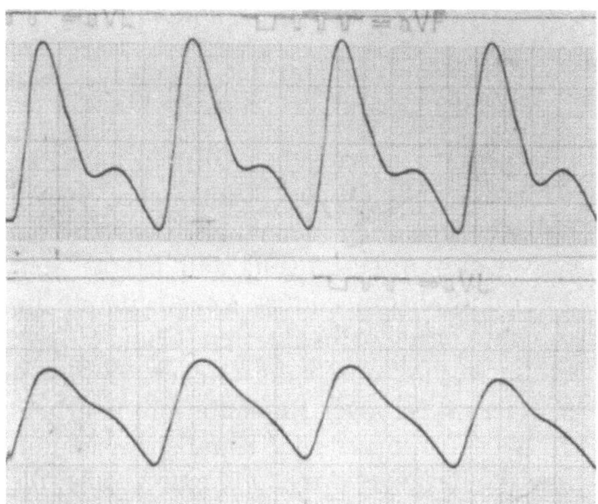

Abb. 73. Pulskurven bei einer (links unten) bzw. zwei (rechts unten) genähten Fingerarterien nach Replantation im Vergleich mit dem jeweils gesunden Finger der Gegenseite (obere Reihe)

weiterung und vor allem durch erhöhte Fließgeschwindigkeit erreicht werden. Es zeigte sich deshalb, daß nach vollem arteriellem Anschluß und Konzentration des venösen Refluxes auf nur 1–2 Gefäße durch Unterbindung der anderen Venenstümpfe hier ein fast arteriell spritzender Reflux eintritt. Dieser erhöhte venöse Druck und die größere Fließgeschwindigkeit sind eine gute Prophylaxe gegen die häufig auftretende venöse Thrombose.

6 Nervennaht

Die Nervennähte werden mit 10-0 monofilem Kunststoffaden als Epiperineuralnaht ausgeführt. Meist genügen 2–3 Einzelknopfnähte. Die Naht muß spannungslos und im ungeschädigten Gewebe ausgeführt werden.
Zur Erleichterung der Nervennaht können ebenfalls 2 Kanülen No. 18 analog den Sehnennähten in das Epineurium eingestochen werden, um damit dic Ncrvenstümpfe zur Naht zu fixieren.

7 Versorgung des Strecksehnenapparates

Die Wiederherstellung erfolgt hier mit 4-0 nicht-resorbierbarem, monofilem Kunststoffaden als U-Nähte mit eventueller Feinadaptation durch 6-0 monofilen nicht-resorbierbaren Kunststoffaden. Wenn möglich, sollte der gesamte Strecksehnenapparat wieder hergestellt werden.

8 Venenanastomose

Durch die vorangegangenen Arterienanastomosen und die Vermeidung einer Blutleere können nun leicht die zwei Venen mit dem kräftigsten Reflux ausgesucht werden. Wegen der ungepolsterten Lage der dorsalen Venen muß die Anastomose absolut spannungslos erfolgen. Es sollte großzügig von Veneninterponaten Gebrauch gemacht werden. Alle nichtangeschlossenen Venenstümpfe werden sorgfältig unterbunden. Erstens, um Nachblutungen zu verhindern und zweitens, um den Druck in den wiederhergestellten Venenverbindungen zu erhöhen.
Venöse Thrombosen sind die häufigsten Komplikationen bei Replantationen. Deshalb müssen gerade diese venösen Gefäßverbindungen mit größter Sorgfalt und Exaktheit ausgeführt werden.
Für die Reihenfolge, erst die Arterien und dann die Venen zu nähen, sprechen folgende Gründe:

1. Verkürzung der Anoxämiezeit,
2. Ausschwemmung aller Stoffwechselprodukte,

3. genaue Kontrolle der Durchgängigkeit der Venenstümpfe,
4. Selektionsmöglichkeit der Venen mit dem kräftigsten Reflux.

Im Gegensatz hierzu geben O'Brien u. Miller (1973) und chinesische Replanteure (Chen 1976) der primären Venennaht den Vorzug. Diese Autoren bestätigen, daß es oft sehr schwer und zeitraubend ist, Venenstümpfe am Amputat vorher zu lokalisieren (China 1976).
Der Blutverlust durch die offenen Venen ist bei einer 1–3-Finger-Replantation unerheblich. Bei 4–5-Finger- oder Hand- bzw. Mittelhandamputationen erreicht er eine Größe, die einen Blutersatz notwendig macht. Bei Mittelhand- und Handamputationen ist es deshalb günstiger, vor Öffnung der Arterien-Verbindung ein oder zwei kräftige Venen zu nähen. Hier sind auch die Venen leicht und mühelos auffindbar.

9 Hautverschluß

Der Hautverschluß muß so locker wie möglich durchgeführt werden, um jeglichen Druck auf die Gefäßanastomosen zu vermeiden. Andererseits benötigen die Gefäße eine sichere Bedeckung. Nötigenfalls sind hier lokale Verschiebelappen oder freie Hauttransplantate zur Deckung heranzuziehen.
Es zeigte sich aber, daß es oft risikoloser ist, eine Anastomose unbedeckt zu lassen, als mit Spannung einen Hautverschluß zu erzwingen. Meist genügen für eine Fingerzirkumferenz 4–6 Einzelnähte.
Grundsätzlich sollte immer eine komplette einzeitige Replantation durchgeführt werden. Dies bedeutet, daß neben den Gefäßanschlüssen auch eine gleichzeitige Wiederherstellung der funktionellen Strukturen erfolgt.
Sie ist sicherlich technisch einfacher, als spätere Sekundäreingriffe, wie sie von Snyder (1972) und Mandel (1976) zur späteren Sehnen- oder Nervenwiederherstellung vorgeschlagen wurden.
Die gelungenen Replantationen von Totalamputationen eines Daumens ohne venösen Anschluß, wie sie von Snyder et al. (1972), Chen (1976) und Tamai (1974) bei einem 20 Monate alten Säugling geschildert werden, sind nach eigenen Erfahrungen glückliche Einzelbeispiele. So überlebte von 2 Daumenamputaten, durchgeführt bei 3- und 4jährigen Kindern, bei denen keine venösen Anastomosen möglich waren, nur ein Amputat teilweise, trotz voller Heparinisierung und wiederholter Scarifizierung. Die aufwendige, ständige Kontrolle der Gerinnungshemmung des Blutes sowie der hohe Blutverlust, der ersetzt werden mußte, sollten hierbei genau gegenüber dem zu erreichenden Ergebnis abgewogen werden.
Die oben erwähnten Autoren ließen den peripheren Extremitätenteil bis zu 8 Tagen ausbluten. Danach hatten sich offenbar genügend spontane Venenverbindungen gebildet. Im Gegensatz hierzu stehen aber eigene Beobachtungen von venösen Thrombosen am 10. postoperativen Tag, die jeweils zu kompletter Nekrose des Replantates führten.
Diskutiert wird die Abhängigkeit von einem venösen Rückstrom über die Spongiosa.

10 Verband

Der Verband muß locker und saugfähig sein. Er darf keine zirkulären Touren enthalten, die einengend wirken könnten. Es sollte deshalb nach der Replantation auf das Anlegen einer Schiene, die eine elastische Bindenfixierung notwendig macht, verzichtet werden.
Der replantierte Teil muß so weit freibleiben, daß er jederzeit eine gute Kontrolle der Durchblutung anhand von Farbe, Temperatur und Kapillarfüllung zuläßt.
Die Extremität wird leicht erhöht gelagert. Ein freier venöser Rückfluß wird besonders bei Fingerreplantationen durch eine Supinationsposition der Hand gewährleistet.

11 Medikamentöse Behandlung

Das Hauptziel der medikamentösen Behandlung in der Mikrogefäßchirurgie ist die Verhinderung der Thrombosebildung. Entsprechend wurde auch zunächst von allen Replanteuren eine volle Heparinisierung mit 20000–30000 E während 24 Std beim Erwachsenen angestrebt (O'Brien 1973; Lendvay 1973; Tamai 1974), die auch heute noch von diesen Autoren durchgeführt wird.

Diese Gerinnungshemmung des Blutes führt aber immer zu erheblichem Blutverlust und bedarf einer genauen und relativ aufwendigen Überwachung. Eine Verringerung der Dosis bzw. ein völliger Verzicht auf eine Heparinisierung ergab gleichhohe Einheilungsergebnisse (Biemer 1977a).

Erwähnt sei, daß auch Acland (1972) im Tierversuch keine signifikant niedrigere Thromboserate unter Heparinisierung feststellen konnte.

Folgende medikamentöse Behandlung wird von den Auroten durchgeführt:

Präoperativ

1. Schockbehandlung,
2. 20 mg Dipyridamol i.v.[4]

Intraoperativ

1. 4stündlich 20 mg Dipyridamol[4]
2. 500 ccm niedermolekulares Dextran[5]
3. Vor Freigabe der ersten Arterienanastomose 3000–4000 E Heparin i.v. (ca. 50 E/kg KG bei Erwachsenen). (Dieser Heparinstoß wird nur bei Abquetschungen nach-Thrombektomien, schwierigen Anastomosen usw. durchgeführt.)

Postoperativ

1. 2 × 75 mg Dipyridamol oral täglich für 14 Tage,
2. 1 g Acetylsalicylsäure[6] oral täglich für 14 Tage,
3. 500 ccm niedermolekulares Dextran[5] für 6 Tage.

Dipyridamol und Acetylsalicylsäure können heute als Mischpräparat oral gegeben werden[7].

Alle Replantationen werden mit einem Kombinationspräparat aus Oxacillin und Ampicillin[8] prophylaktisch antibiotisch behandelt.

Die Schockbehandlung ist besonders bei Mehrfachamputationen und bei schweren Begleitverletzungen von wesentlicher Bedeutung. Ein Volumenmangel und eine damit verbundene Zentralisation bieten naturgemäß sehr ungünstige Voraussetzungen für eine erfolgreiche Replantation von peripheren Extremitätenteilen.

[4] Persantin, Fa. Thomae
[5] Rheomacrodex, Fa. Knoll
[6] Colfarit, Fa. Bayer
[7] Asasantin, Fa. Thomae
[8] Totocillin, Fa. Bayer

VI Besonderheiten bei den verschiedenen Amputationshöhen und Amputationsmechanismen[9]

1 Die verschiedenen Amputationshöhen im Handbereich

Zone I: Die Zone I reicht von der Fingerspitze bis zur Nagelwurzel. Ein Verlust dieses Teiles beeinträchtigt zwar die Hand in ihrer Grundfunktion nicht. Dies drückt sich auch in ihrer Vernachlässigung bei der Berentung aus. Dennoch ist nach einer solchen Verletzung der Finger seiner Stelle mit der differenziertesten Sensibilität beraubt, abgesehen von dem ästhetischen Verlust des nageltragenden Abschnittes. Gewisse Tätigkeiten, wie z.B. Musizieren, sind nicht mehr möglich.

Proximal des Nagelbettes formieren sich die Venen aus dem Kapillargebiet der Fingerbeere, so daß dorsal meist keine anastomosierbaren Venen gefunden werden. Gelegentlich ist eine volare Vene vorhanden. Die Arterien sind dagegen hier noch gut ausgebildet und können in den meisten Fällen anastomosiert werden.

Die Nerven verzweigen sich bereits in ihre funktionellen Endorgane.

Da aus diesen Gegebenheiten eine Replantation meist nicht möglich ist, sollte bei frischen glattrandigen Abtrennungen an die Möglichkeit der Verwendung des Amputates als Composit-Graft gedacht werden.

Besonders bei glattrandigen Schnittamputationen konnten von 16 Amputaten in Zone I 12 Amputate als Composit-Grafts zur Einheilung gebracht werden (Werber u. Biemer 1978) (s. Abb. 75).

[9] Die Einteilung der Amputationshöhen und der Amputationsmechanismen entspricht den Richtlinien des Replantation Committee der International Society for Reconstructive Microsurgery, wie sie auf dem V. Symposion im Mai 1979 in Guarujá, Brasilien, vorgestellt wurden

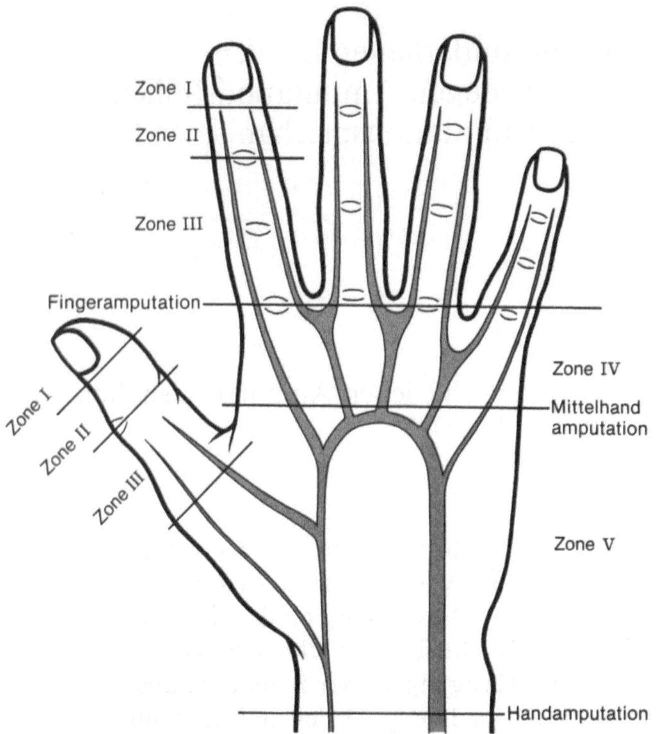

Abb. 74. Die Zoneneinteilung nach Amputationshöhe an der Hand

Zone II: Die Zone II geht von der Nagelbasis bis zum Fingerendgelenk.
Die Arterien sind hier gut ausgebildet. Die Venen dagegen oft sehr kleinkalibrig und dünnwandig. Auf das Vorhandensein von volaren Venen sollte geachtet werden.

Bei der Replantation in dieser Höhe sollte immer eine Arthrodese in Funktionsstellung am distalen Interphalangealgelenk ausgeführt werden, da selbst bei erhaltenen Gelenkflächen selten mit einer aktiven Funktion zu rechnen ist. Eine Sehnennaht hat hier deshalb höchstens stabilisierenden Charakter.

Zone III: Die Zone III reicht vom Fingerendgelenk bis zum Fingergrundgelenk. Dies sind die eigentlichen Fingeramputationen.
Die Replantation geschieht nach den Kriterien und Techniken der vorangegangenen Kapitel.
Ein zerstörtes Grundgelenk schränkt das funktionelle Ergebnis der Replantation stark ein. Entsprechend eng sollte dann die Indikationsstellung besonders bei Einzelfingeramputationen gestellt werden, sofern nicht ein Ersatz durch eine Gelenkprothese ins Auge gefaßt wird (s. Kap. „Primärer Ersatz von zerstörten Gelenken").
Beim Daumen ist fast immer die ulnare Arterie die kräftigste und am besten für eine Anastomose geeignet. Ebenso verhält es sich beim Zeigefinger, wo das radiale Gefäß häufig sehr zart ausgebildet oder gar nicht vorhanden ist.

Zone IV: Sie reicht von den Fingergrundgelenken bis proximal des arteriellen Hohlhand-

a 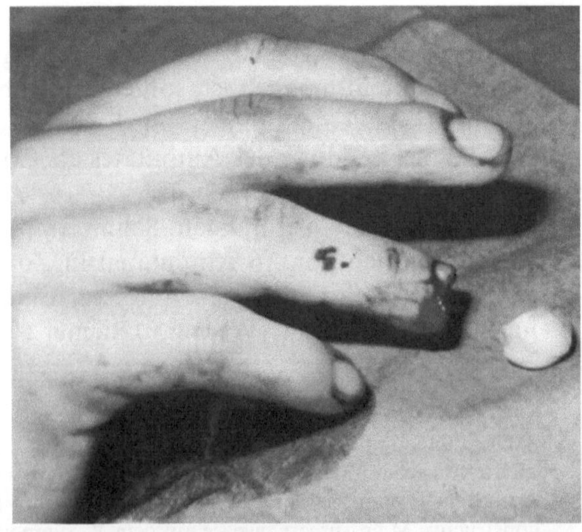

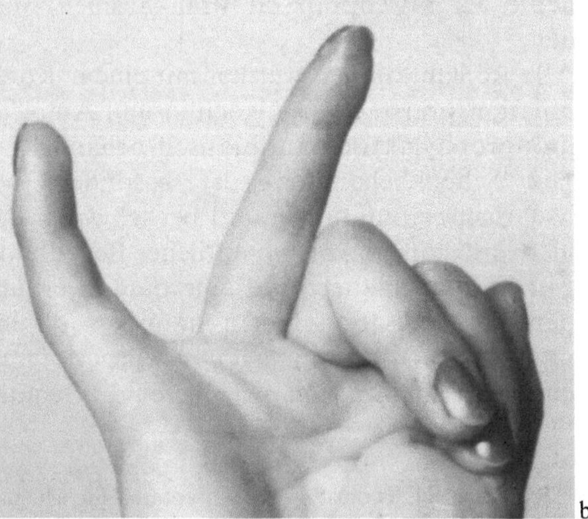 b

Abb. 75a, b. Replantationen einer Fingerkuppe als Composit-Graft ohne Gefäßanschluß

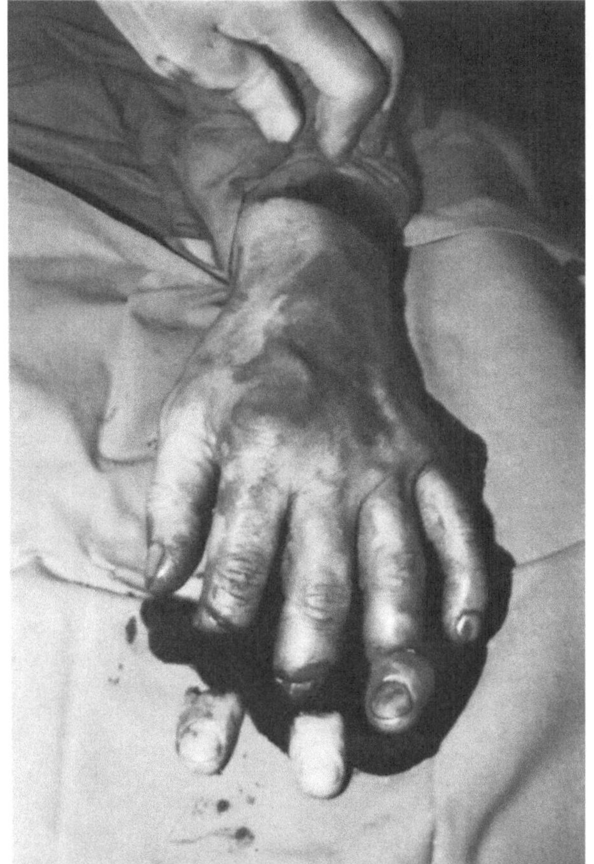

a

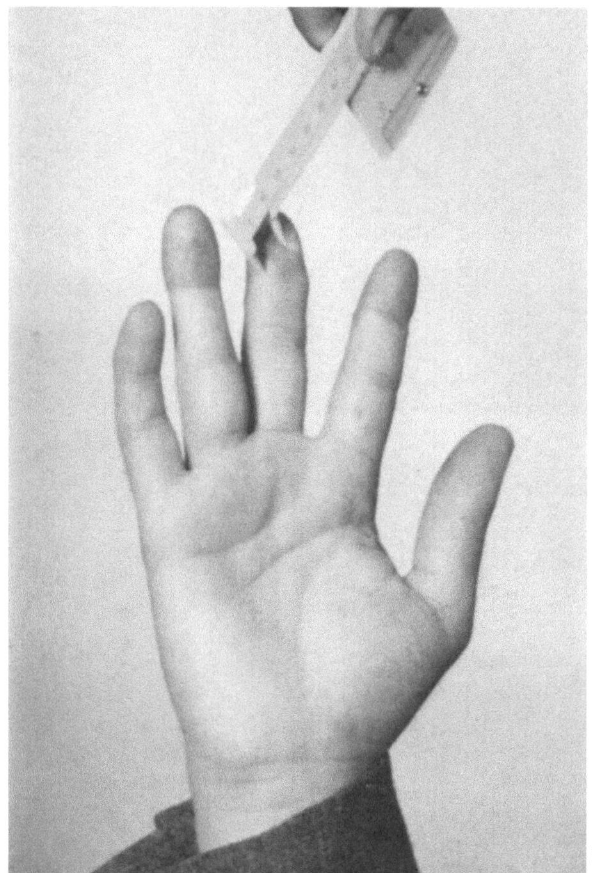

b

c

Abb. 76a–c. Totalamputation der Endglieder des Zeige- und Mittelfingers in Zone II bei einem 34jährigen Mann durch Kreissäge. Nach 5 Monaten bereits eine Zweipunkte-Unterscheidung von 10 mm

bogens. Man spricht hier von den Mittelhandamputationen. Es sind die Aa. digitales communes durchtrennt. Mit einer Arterienanastomose können deshalb 2 Finger arterialisiert werden.
Die dorsalen Venen auf dem Handrücken sind kräftig, und wegen ihrer zahlreichen netzartigen Verbindungen genügen 2 Anastomosen für die 4 Langfinger.

Zerstörte und nicht-vaskularisierbare Handbinnenmuskulatur muß reseziert werden.

Zone V: Die Zone V umfaßt das Gebiet zwischen arteriellem Hohlhandbogen distal und dem Handgelenk proximal. Zur Arterialisierung genügt hier der Anschluß des Hohlhandbogens, also bei dem wichtigeren oberflächlichen Hohlhandbogen die Verbindung mit der A. ulnaris.
Kompliziert wird es in dieser Gegend durch das Aufteilungsgebiet der gemischt sensomotorischen Nerven des N. medianus und N. ulnaris. Bei diesen Amputationen muß der Carpaltunnel, um Stauungen und Druckschädigungen zu vermeiden, gespalten werden.

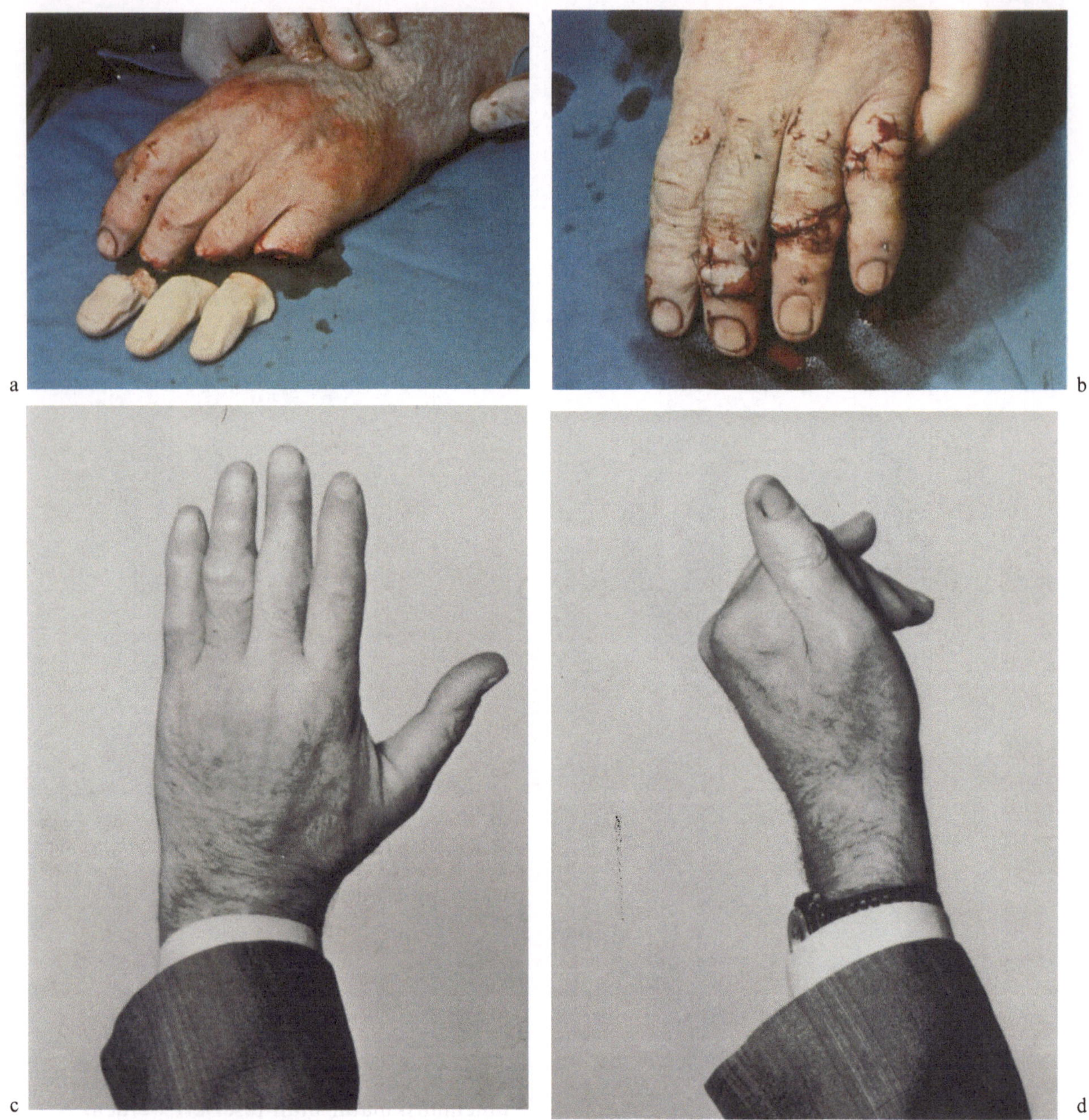

Abb. 77 a–d. Totalamputation des Mittel-, Ring- und Kleinfingers bei einem 58jährigen Mann durch eine Drahtschlinge in verschiedener Höhe der Zone III. Im Mittelgelenk des Kleinfingers wurde eine primäre Arthrodese durchgeführt

2 Schnittamputationen

Die glatten Schnittamputationen bieten den besten Ausgangsbefund für eine Replantation. Die Traumatisierung des Gewebes ist gering, und es bedarf deshalb meist nur einer geringen Wundausscheidung bzw. Kürzung der Gefäßstümpfe (s. Abb. 76–78).

Zu den Schnittamputationen zählen die Autoren auch die Amputationen durch Kreissägen, sofern nur eine wenige Millimeter breite Gewebeschädigung vorliegt.

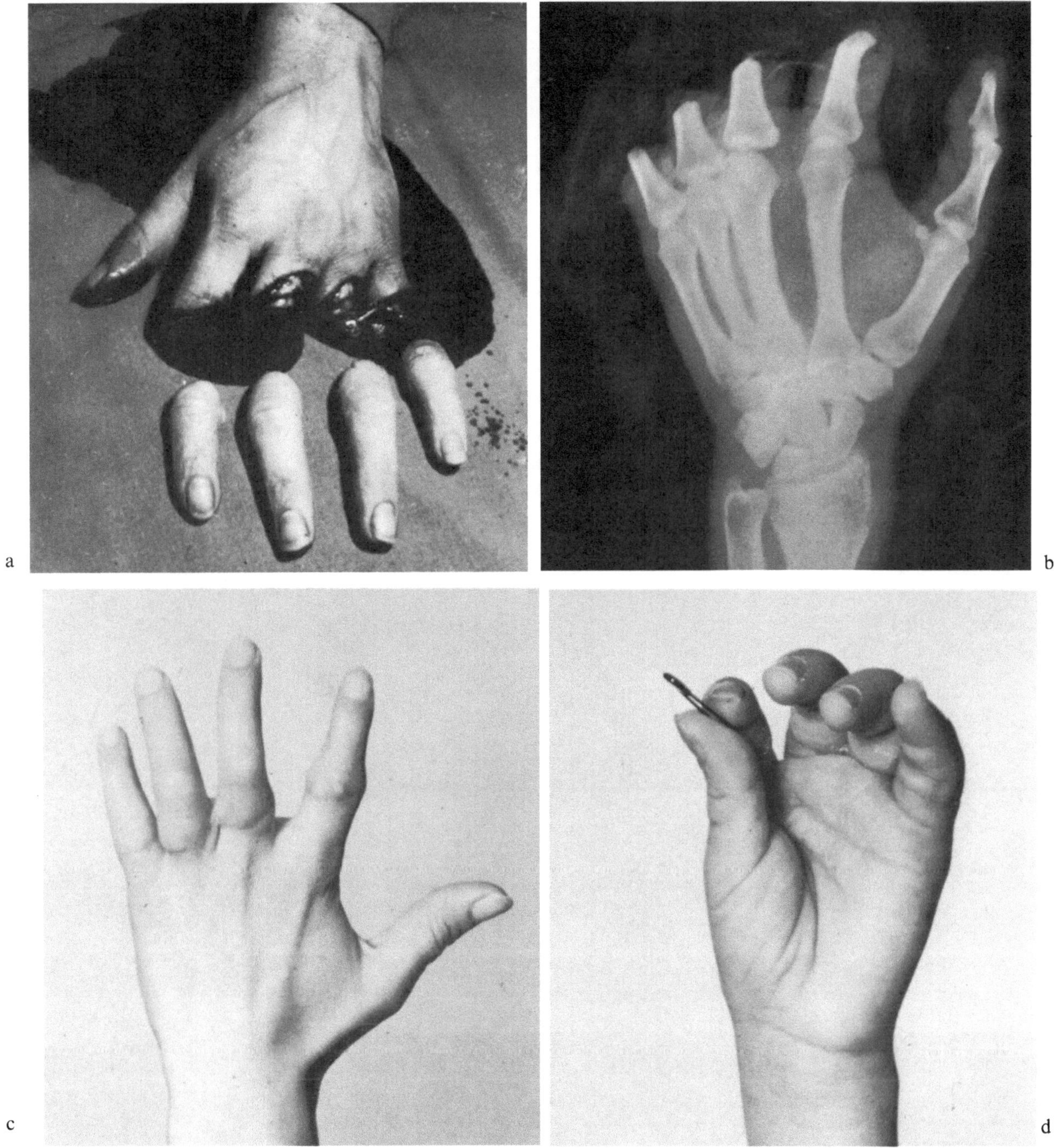

Abb. 78a–d. Glatte Schnittamputation total aller 4 Langfinger durch eine Papierschneidemaschine bei einer 26jährigen Frau. Funktionelles Resultat 2 Monate später

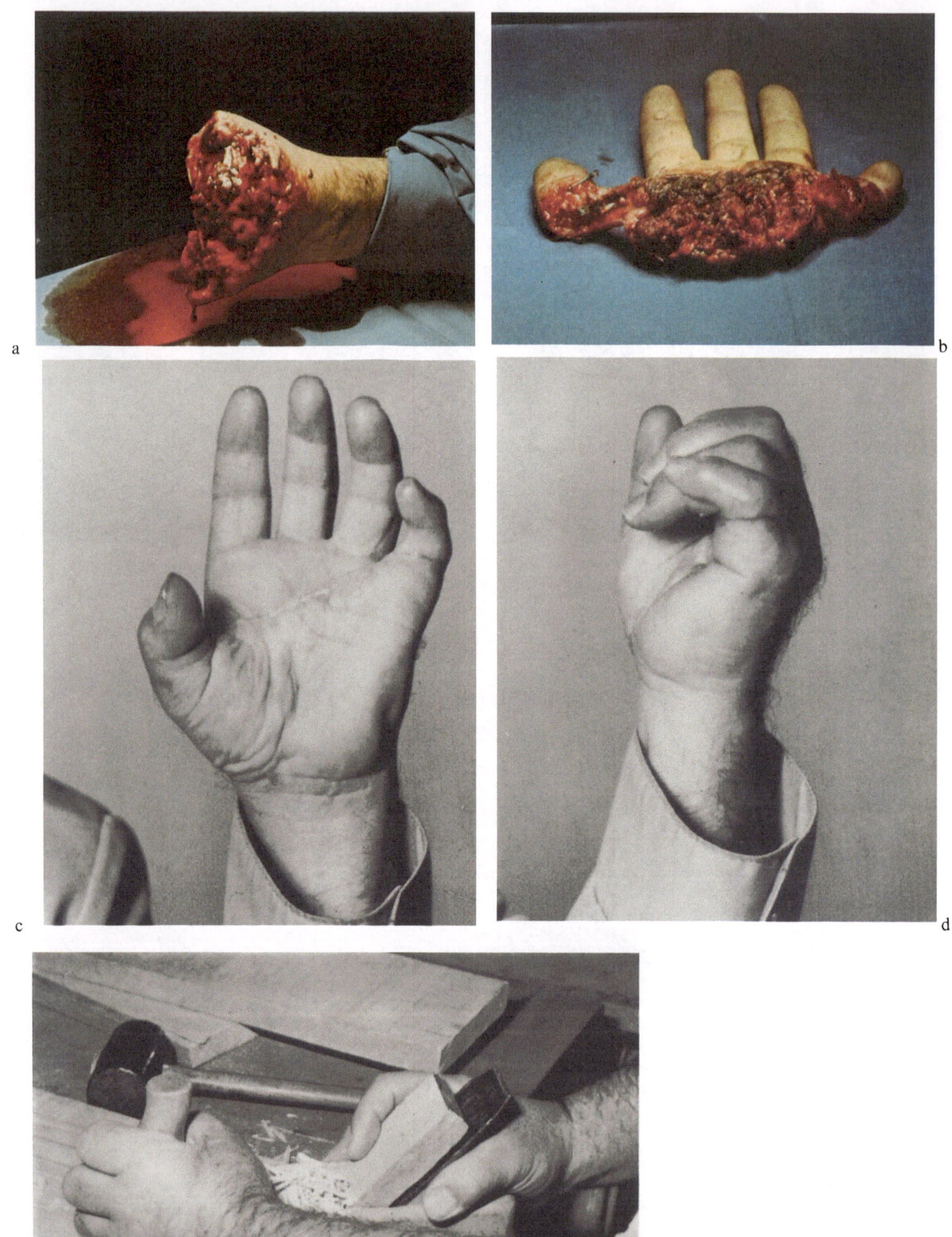

Abb. 79. a, b Totalamputation einer Mittelhand (Zone IV) bei einem 59jährigen Mann durch Kreissäge. **c–e** Resultat 6 Monate später

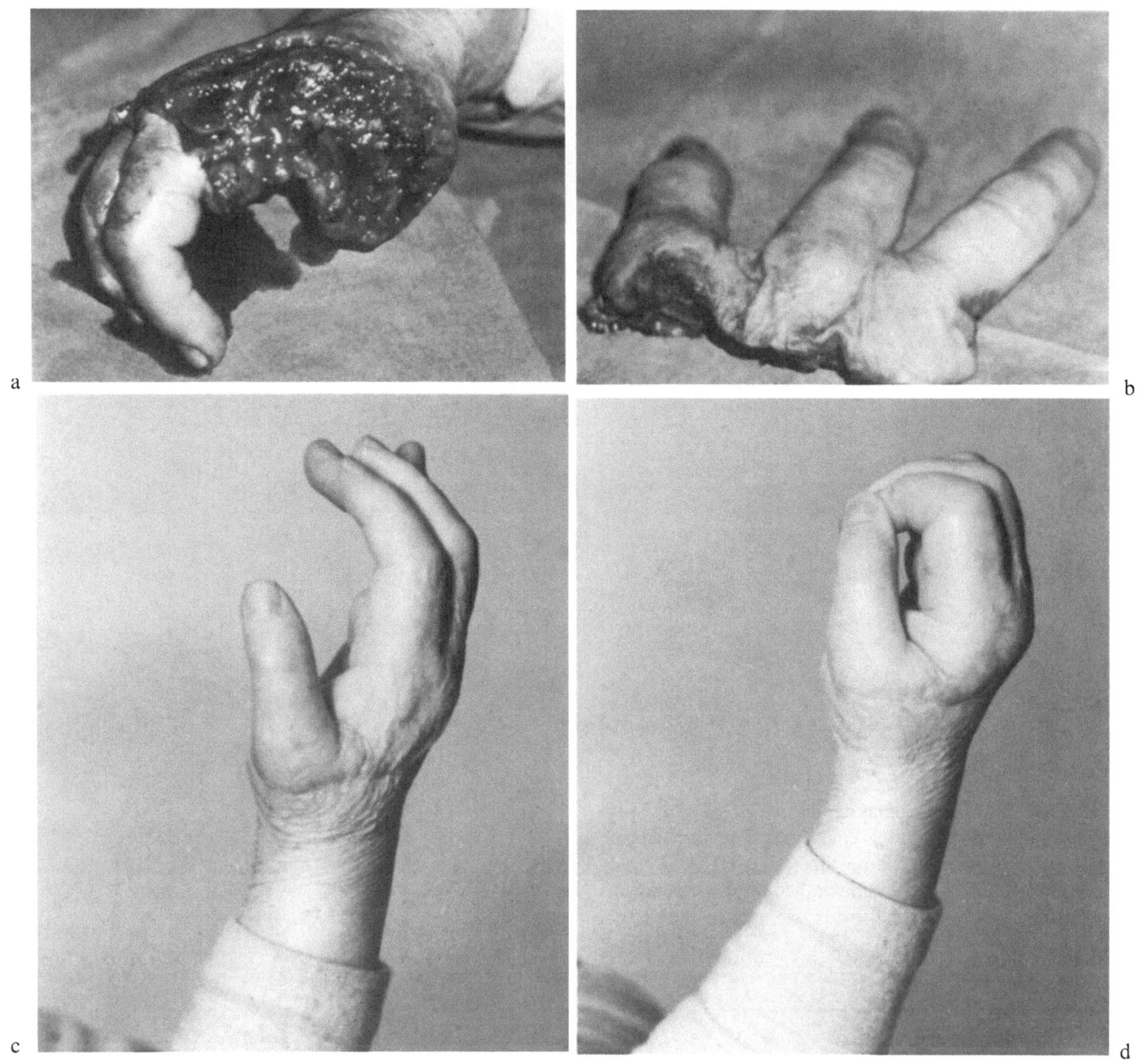

Abb. 80 a–d. En-bloc-Amputation von Daumen, Zeige- und Mittelfinger durch eine Kreissäge bei einer 72jährigen Frau. Funktionelles Ergebnis 9 Monate später

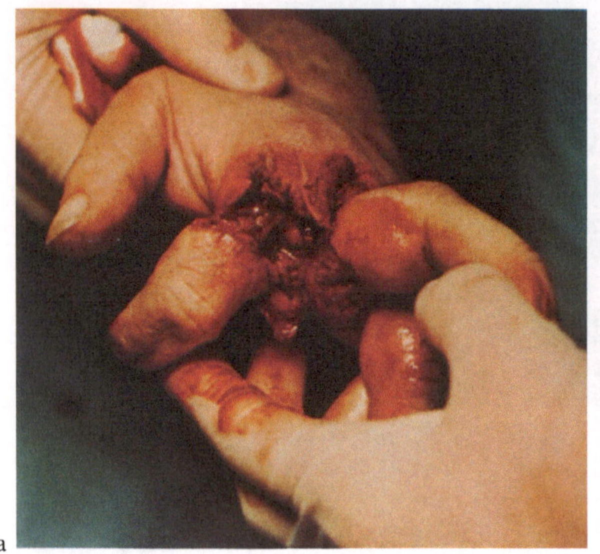

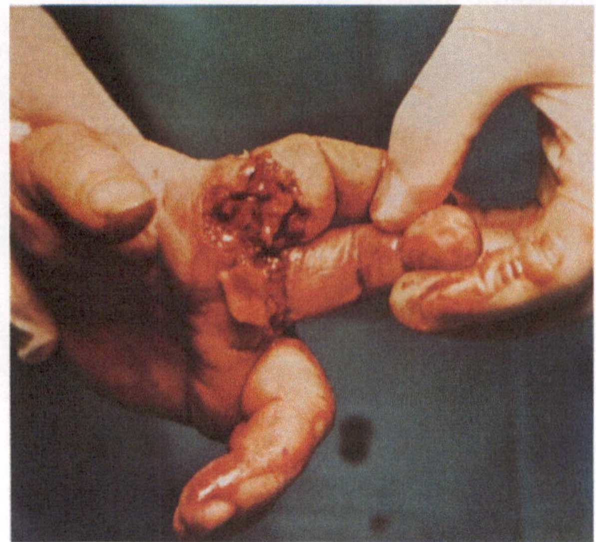

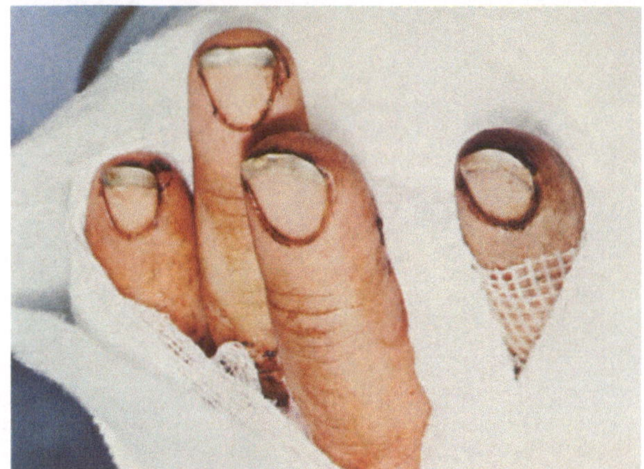

Abb. 81 a–c. Subtotale Abquetschung des Zeige- und Mittelfingers (Typ II, III) durch eine Förderkette bei einem 36jährigen Mann. Am 2. postoperativen Tag venöse Thrombose am Zeigefinger, erkenntlich an der bläulichen Verfärbung

3 Abquetschungen

Bei Abquetschungen ist eine genaue Kontrolle der Gefäßstümpfe notwendig, um eine entsprechend weite Wundausschneidung bis in absolut gesundes Gewebe durchzuführen.

Die großzügige Anwendung von Veneninterponaten verhindert dann eine zu starke Kürzung des Extremitätenteils. Entsprechend dem Unfallmechanismus durch stumpfere Gegenstände kommt es hierbei häufiger nur zu subtotalen Abtrennungen. Die erhaltenen Strukturen sind aber meist so stark geschädigt, daß es oft sinnvoller erscheint, eine subtotale Abquetschung in eine totale, glatte Schnittamputation umzuwandeln und dann erst nach entsprechender Kürzung die Replantation auszuführen (s. Abb. 81).

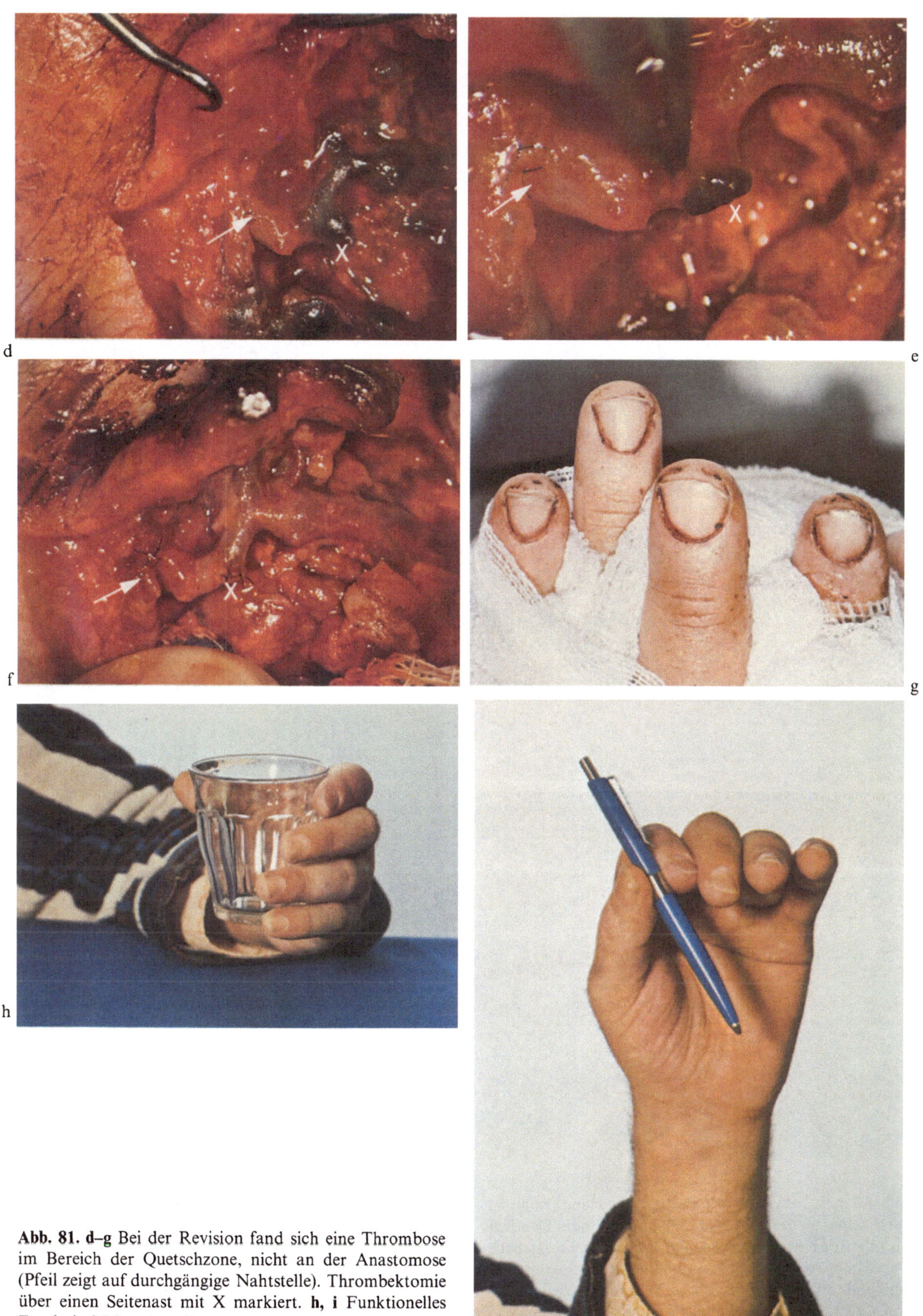

Abb. 81. d–g Bei der Revision fand sich eine Thrombose im Bereich der Quetschzone, nicht an der Anastomose (Pfeil zeigt auf durchgängige Nahtstelle). Thrombektomie über einen Seitenast mit X markiert. **h, i** Funktionelles Ergebnis 3 Monate später

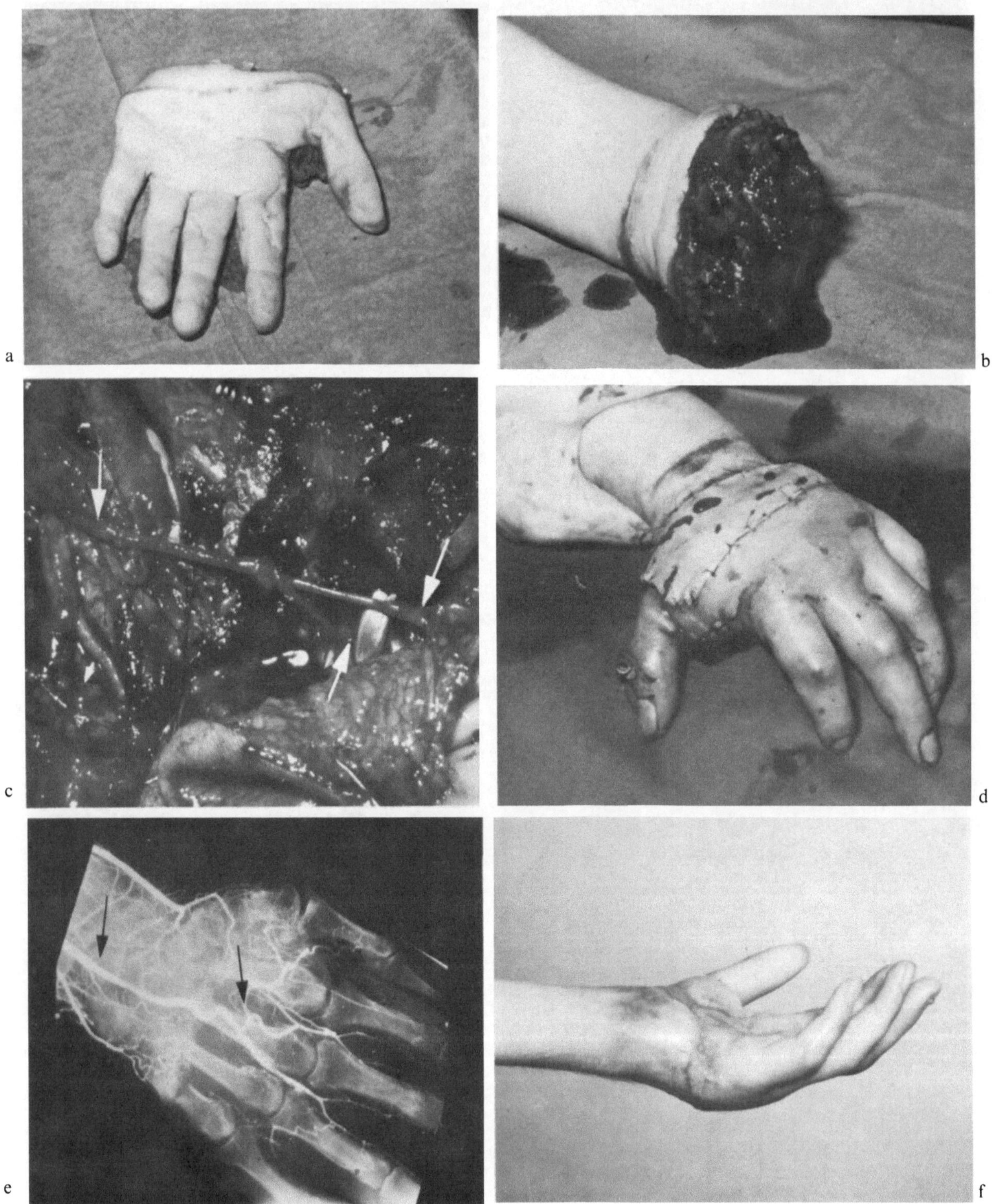

Abb. 82. a, b Totale Abquetschung einer Hand (Zone V) durch eine Stanze bei einer 28jährigen Frau. Deutlich sind die breiten Quetschzonen zu erkennen. Zusätzliche Quetschung von Amputat und Unterarm. **c** Arterieller Anschluß durch ein 7 cm langes Y-förmiges Veneninterponat zwischen A. ulnaris links und oberflächlichem und tiefem Hohlhandbogen rechts (Pfeile zeigen die Anastomosenstellen). **d** Ergebnis am Ende der Replantation. Die Quetschzone wurde weitgehendst reseziert. Die Haut durch Spalthaut ersetzt. **e** 6 Monate postoperativ ist das Veneninterponat gut durchgängig (Pfeile an den Anastomosenstellen). **f** Ergebnis 5 Monate nach der Replantation. Es beginnt bereits eine Resensibilisierung

4 Schwere Abquetschungen und kombinierte Formen mit zusätzlicher Schädigung des Amputates

Hierbei bedarf es einer noch genaueren Inspektion des Gewebes. Eine völlige Resektion aller geschädigten Strukturen ist wegen ihrer Ausdehnung meist nicht möglich. Entsprechend häufig sind die Komplikationen, wie Thrombosen durch Intimaschäden oder sekundäre Nekrosen durch später zugrundegehendes Gewebe.

Erstaunlich ist, daß Veneninterponate ungedeckt in weiten Nekrosengebieten ungestört funktionieren und überleben.

Eine vorsichtige Perfusion mit einer Heparin-Ringerlösung gibt gelegentlich Auskunft über die Durchgängigkeit der Gefäße und ihrer Kontinuität am Amputat.

Da meist der eigentliche Gewebeschaden primär nicht beurteilbar ist, ist es hier schwer, etwas über das erreichbare funktionelle Ergebnis auszusagen. Entsprechend problematisch ist bei solchen stark traumatisierten Amputationen die Indikationsfrage (s. Abb. 82).

5 Ausrißamputationen

Die Gruppe der Ausrißamputationen bietet meist die ungünstigsten Voraussetzungen für eine Replantation. Die Problematik liegt hier in der unterschiedlichen Abtrennungshöhe der verschiedenen Strukturen.

Nach eigenen Beobachtungen sind die Beugesehnen meist weit aus der Unterarmmuskulatur herausgerissen, während die Strecksehnen auf Höhe der Knochenfraktur durchtrennt sind. Die Gefäßnervenbündel werden bei dieser Verletzung ungleich-seitig weit herausgezogen, die Nerven häufig weiter proximal als die Gefäße. Die dorsalen Venen wiederum haben ihre Abtrennungslinie am Rand des Hautabrisses, der ganz unterschiedlich liegen kann.

Am häufigsten ereignen sich Ausrißverletzungen am Daumen (Biemer et al. 1977).

Der arterielle Anschluß ist in den meisten Fällen durch Zwischenschaltung von Veneninterponaten möglich. Beachtet werden muß, daß durch den Ausriß der Arterien die Intima häufig über lange Strecken schlauchartig separiert und losgelöst ist. Natürlich muß dieser ganze Gefäßabschnitt reseziert und ersetzt werden. Eine Wiederherstellung der aus der Muskulatur des Unterarmes herausgezogenen Beugesehnen ist nicht möglich. Als Ersatz bietet sich hier beim Daumen die Verlagerung der oberflächlichen Beugesehnen eines Langfingers an. Da aber der Daumen allein durch das Sattelgelenk mit Steuerung durch die Thenarmuskulatur eine ausreichende Beweglichkeit erhält, ist die Gesamteinsatzmöglichkeit eines replantierten Daumens ohne Flexorsehne und damit ohne aktive Beugung im Grund- und Mittelgelenk erstaunlich gut.

Die Nervenwiederherstellung muß bei Ausrißamputationen individuell gelöst werden. Häufig sind auch hier Interponate erforderlich. Gelegentlich ist auch eine Y-förmige Verbindung bei nur einem zentralen Stumpf zweckmäßig (Abb. 83, 84).

6 Skeletierungsamputationen

Skeletierungsverletzungen sind gekennzeichnet durch das Erhaltensein des Skelet-Sehnenapparates. Abgestreift bzw. amputiert wird nur der Weichteilmantel. Werden z.B. die Finger von einer Walze erfaßt und in die Maschine gezogen, so kann es unter dem Gegenzug des Verunfallten zum handschuhförmigen Abriß des Weichteilmantels der Finger kommen. Ein anderer typischer Entstehungsmechanismus ist durch das Hängenbleiben an einem Fingerring gegeben. Auch hierdurch wird nur der Hautmantel abgestreift.

Wie diese Entstehungsursachen zeigen, muß aber immer mit zusätzlicher starker Traumatisierung des Amputates gerechnet werden. Entweder durch die Quetschung der Walzen oder durch das Zusammenschieben bei einer Ringverletzung. Periphere Knochenteile können gelegentlich in unterschiedlicher Länge mit dem Hautmantel abgetrennt werden. Ästhetisch wie funktionell ergeben solche, sonst sehr schwer zu versorgenden Verletzungen, bei gelungener Replantation des Hautmantels, sehr gute Ergebnisse (s. Abb. 85 u. 86).

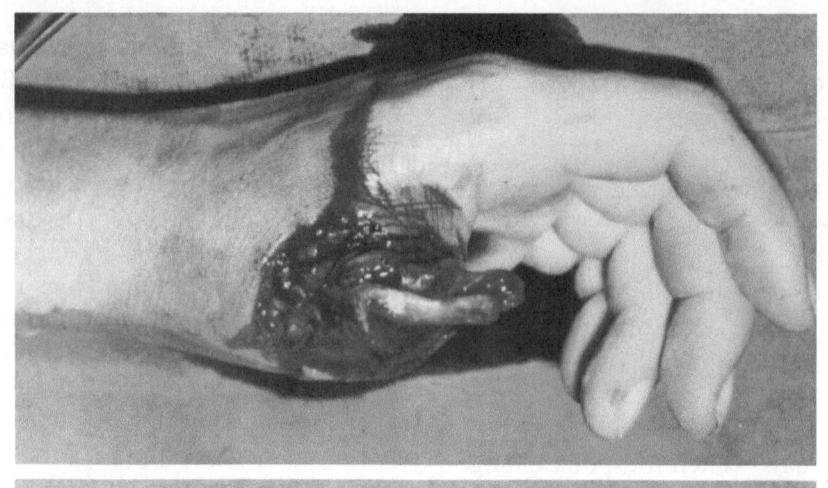

a

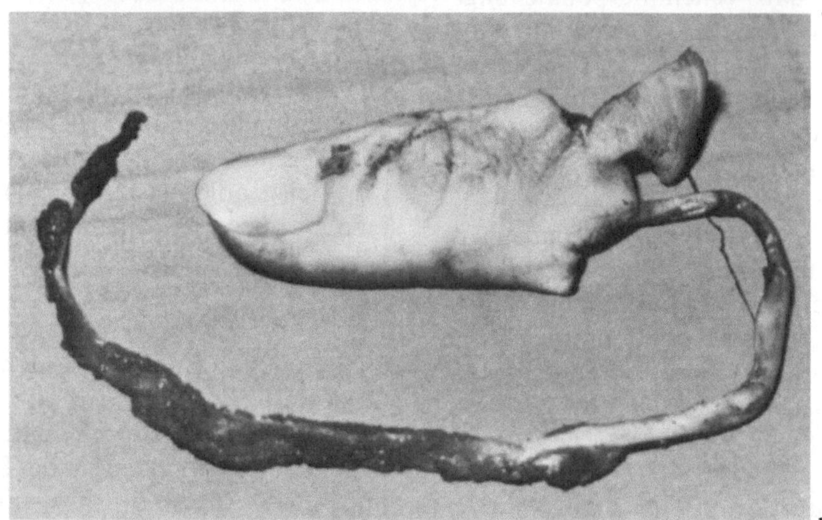

b

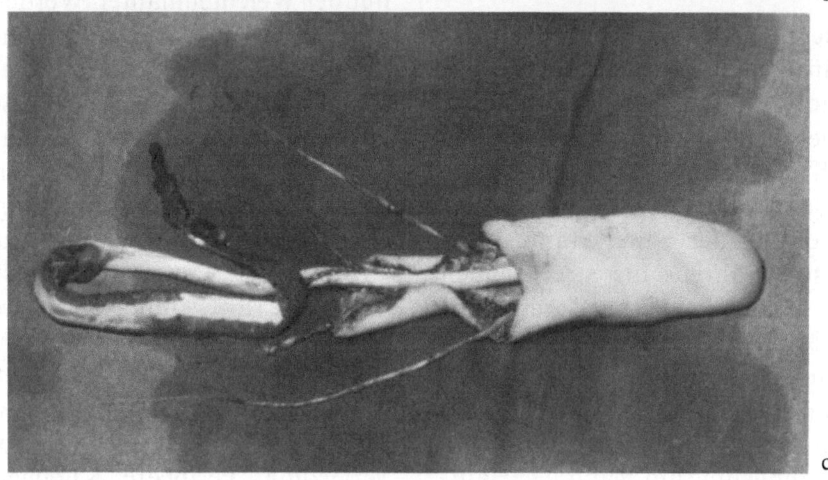

c

Abb. 83a–c. Daumenausrißamputation bei einem 35jährigen Mann durch ein sich mitdrehendes Werkstück an der Bohrmaschine. Die Beugesehne ist weit herausgerissen, ebenso die Gefäßnervenbündel

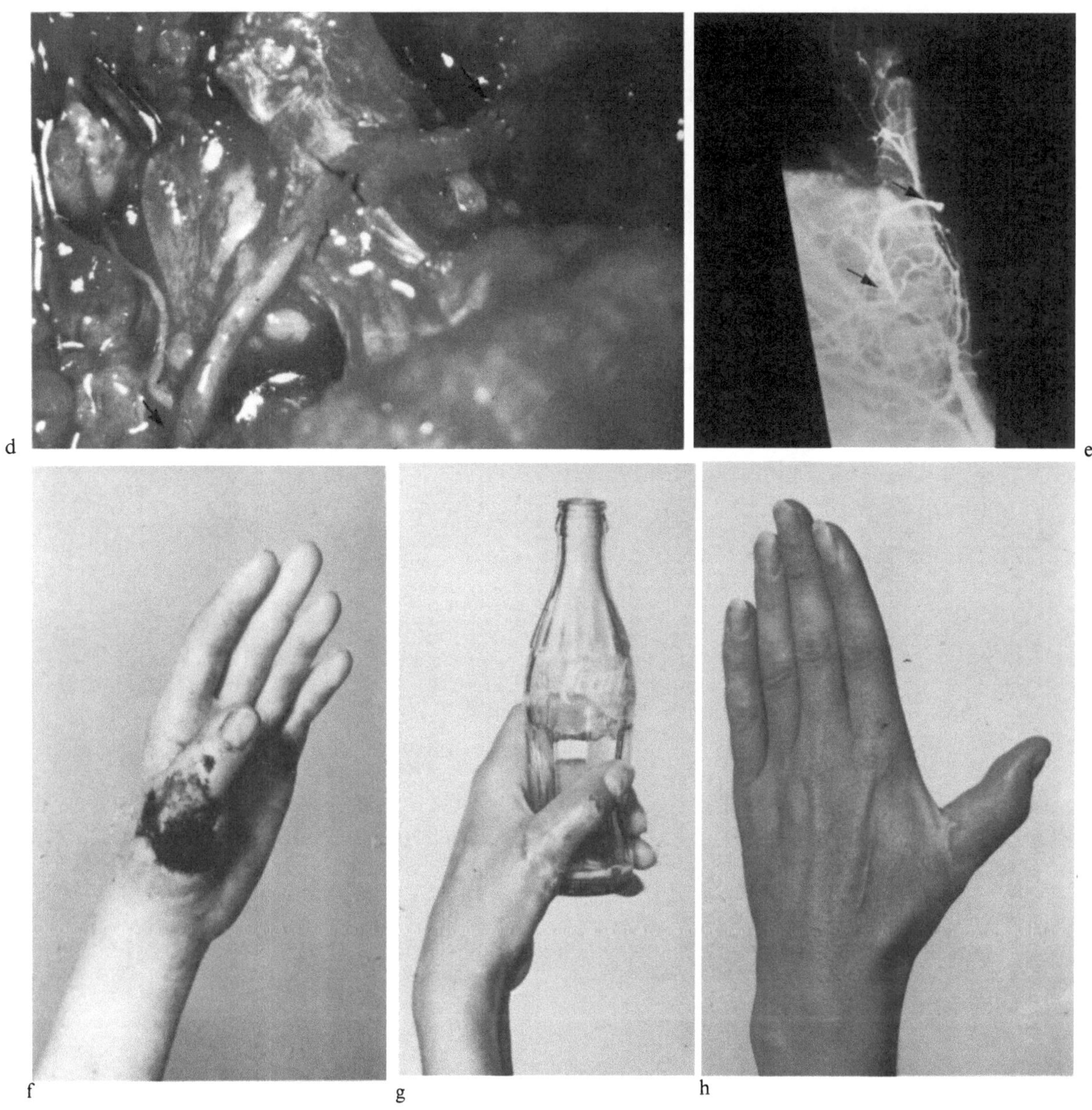

Abb. 83. d–f Arterieller Anschluß durch ein über die Beugesehne diagonal verlaufendes Veneninterponat. In dem Gebiet an der Daumenbasis, welches durch das Interponat „umgangen" wurde, entstand eine oberflächliche Hautnekrose, die aber spontan abheilte (Pfeile: Anastomosen). **g–h** Postoperatives Ergebnis 8 Monate nach der Replantation

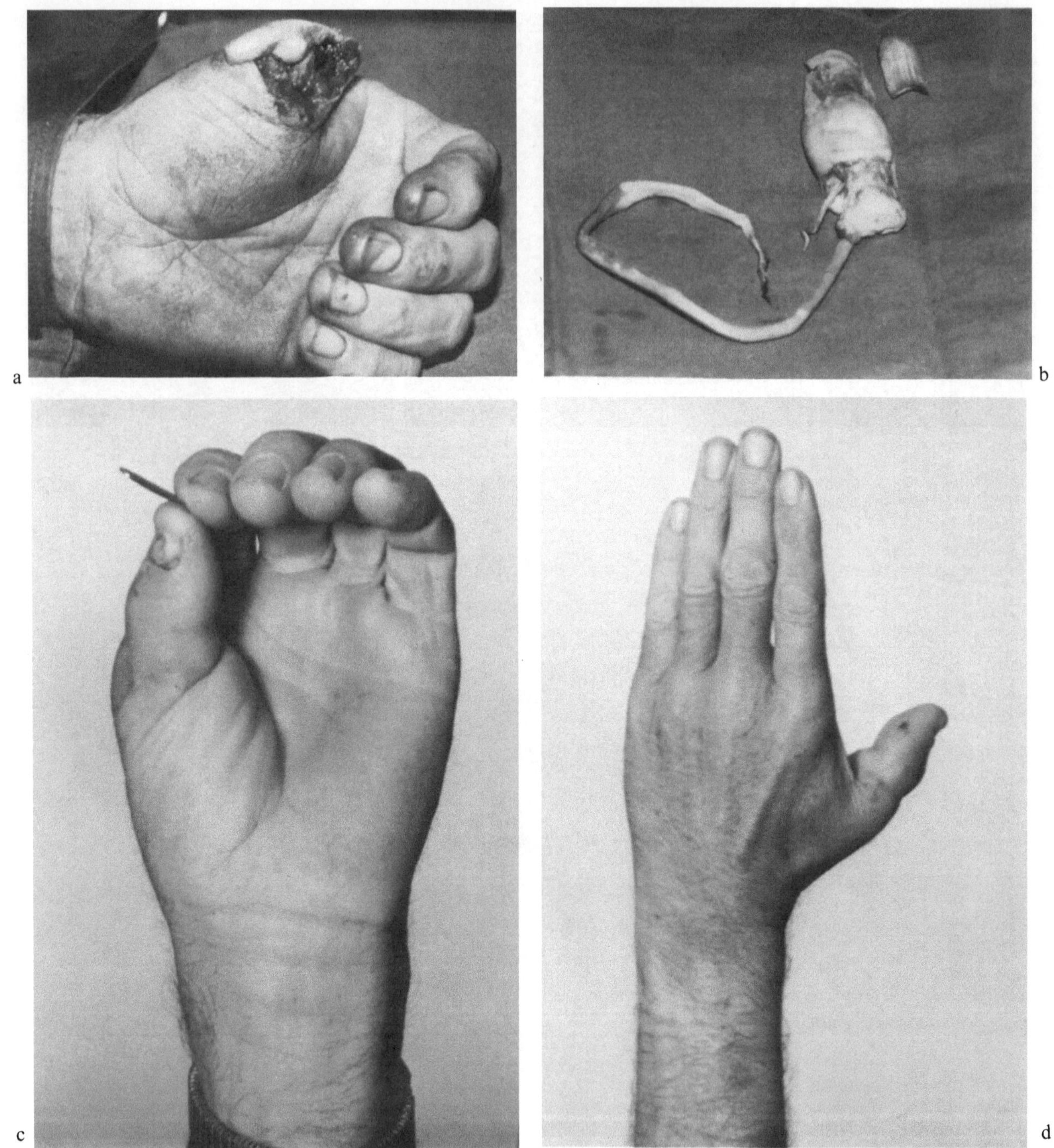

Abb. 84a–d. Ausrißamputation bei einem Landwirt durch eine Zapfwelle mit zusätzlicher Schädigung des Amputates. Postoperatives Ergebnis nach 6 Monaten. Funktionelle Arthrodese im Daumengrund- und Endgelenk

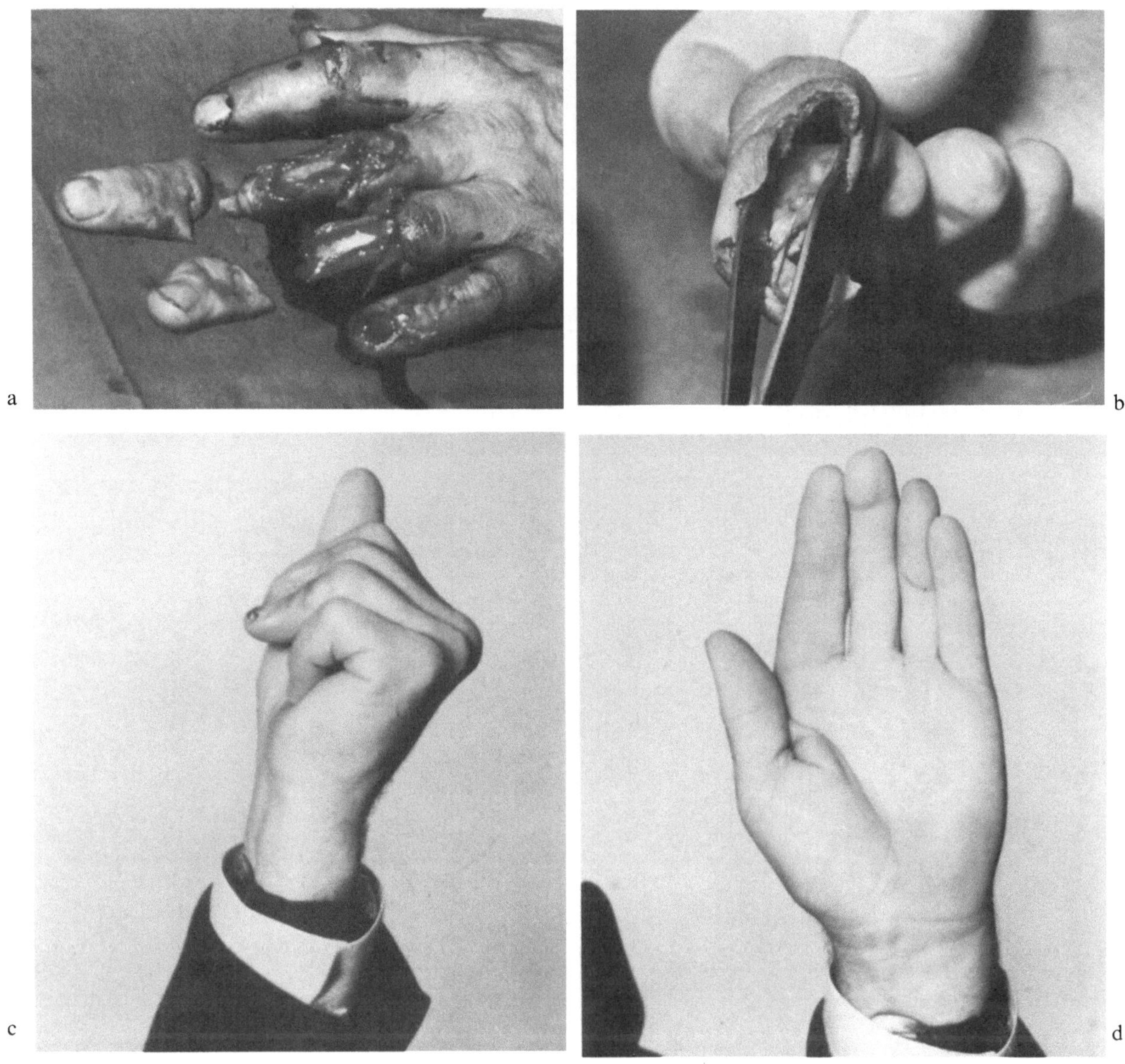

Abb. 85a–d. Skeletierungsamputation am Mittel- und Ringfinger durch eine Walze. Die Weichteilmäntel sind völlig leer, aber zusätzlich gequetscht. Postoperatives Resultat 7 Monate nach der Replantation

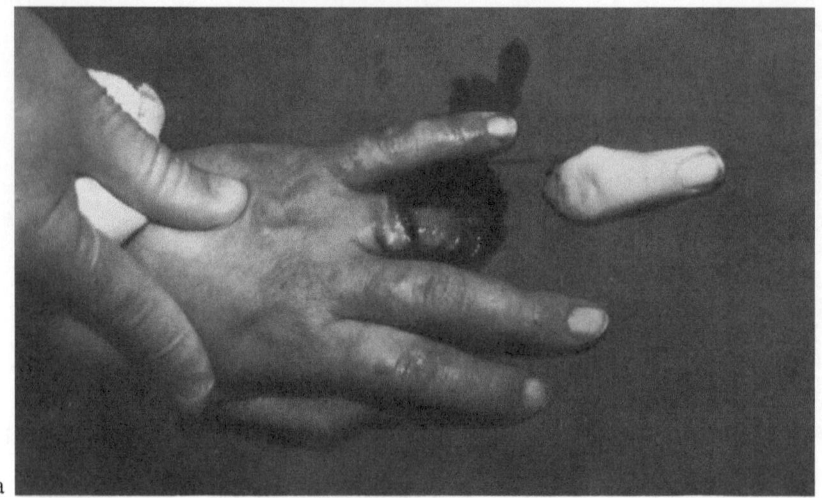

a

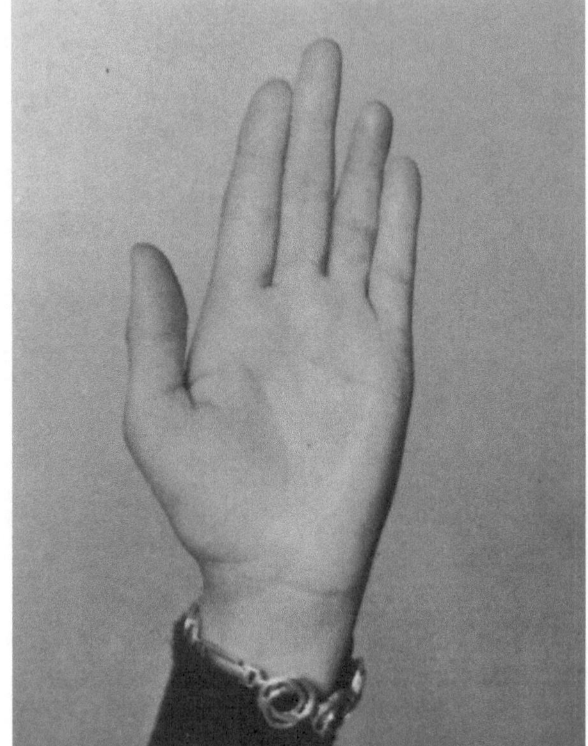

b

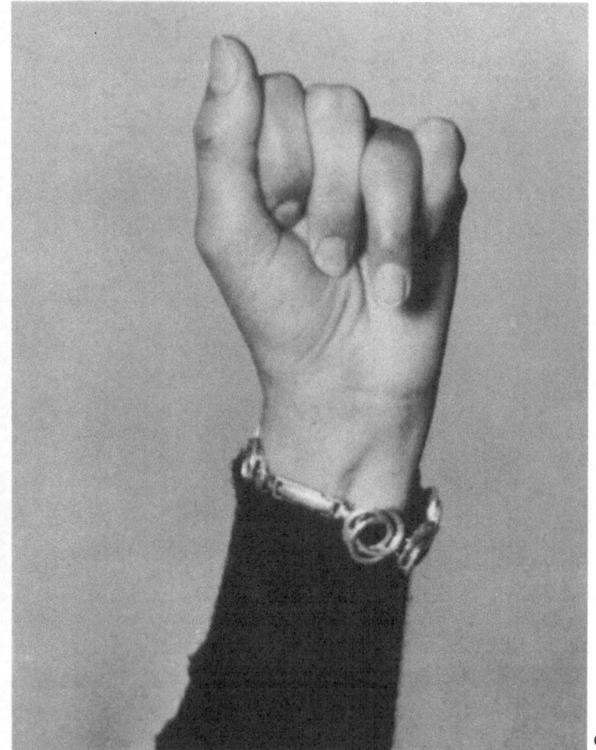

c

Abb. 86a–c. Skeletierungsamputation durch Hängenbleiben am Ehering bei einer 44jährigen Frau. Ästhetisch und funktionell sehr gutes Ergebnis

VII Primärer Ersatz von zerstörten Fingergelenken

Duspiva et al. (1979) berichteten, daß in ca. 45% der Fälle die Amputationslinie zu Verletzungen oder Zerstörungen der Fingergelenke führt. Eine Arthrodese an den distalen Fingergelenken ist funktionell relativ unbedeutend. Je nach Tätigkeit des Verletzten stellt dagegen der Verlust eines Fingermittelgelenkes bereits eine erhebliche Beeinträchtigung dar. Da bei einem replantierten Finger immer mit einer teilweisen Bewegungseinschränkung am Mittel- und Endgelenk zu rechnen ist, führt eine Arthrodese im Grundgelenk häufig zur völligen Gebrauchsunfähigkeit des Fingers.

So werden replantierte Zeigefinger mit zerstörtem Grund- oder Mittelgelenk meist aus der Greiffunktion ausgeklammert, und der Spitzgriff wird dann zwischen Daumen und Mittelfinger ausgeführt (s. Kap. „Indikation"). Zur Verbesserung solcher funktionellen Einbußen kann die primäre Implantation einer Gelenkprothese beitragen. Die Autoren benutzen die Niebauer-Cutter-Prothese[10] (s. Abb. 87) oder die Fingergelenksprothesen nach St. Georg[11], welche eine bessere Seitenstabilität besitzen.

Eine Indikation zur Implantation eines künstlichen Gelenkes besteht besonders bei zerstörtem Grundgelenk des Zeige- und Mittelfingers, evtl. des Ringfingers. Der Ersatz der Mittelgelenke sollte nur bei besonderer Indikation durchgeführt werden.

Die primäre Implantation eines Ersatzgelenkes ist nur möglich bei glatten Schnittverletzungen und ausreichender Möglichkeit einer Weichteilbedeckung der Prothese. Ein nachteiliger Einfluß auf die Mikroanastomosen konnte in solchen Fällen nicht festgestellt werden (s. Abb. 88).

---

[10] Fa. Cutter

[11] Fa. Link, Hamburg

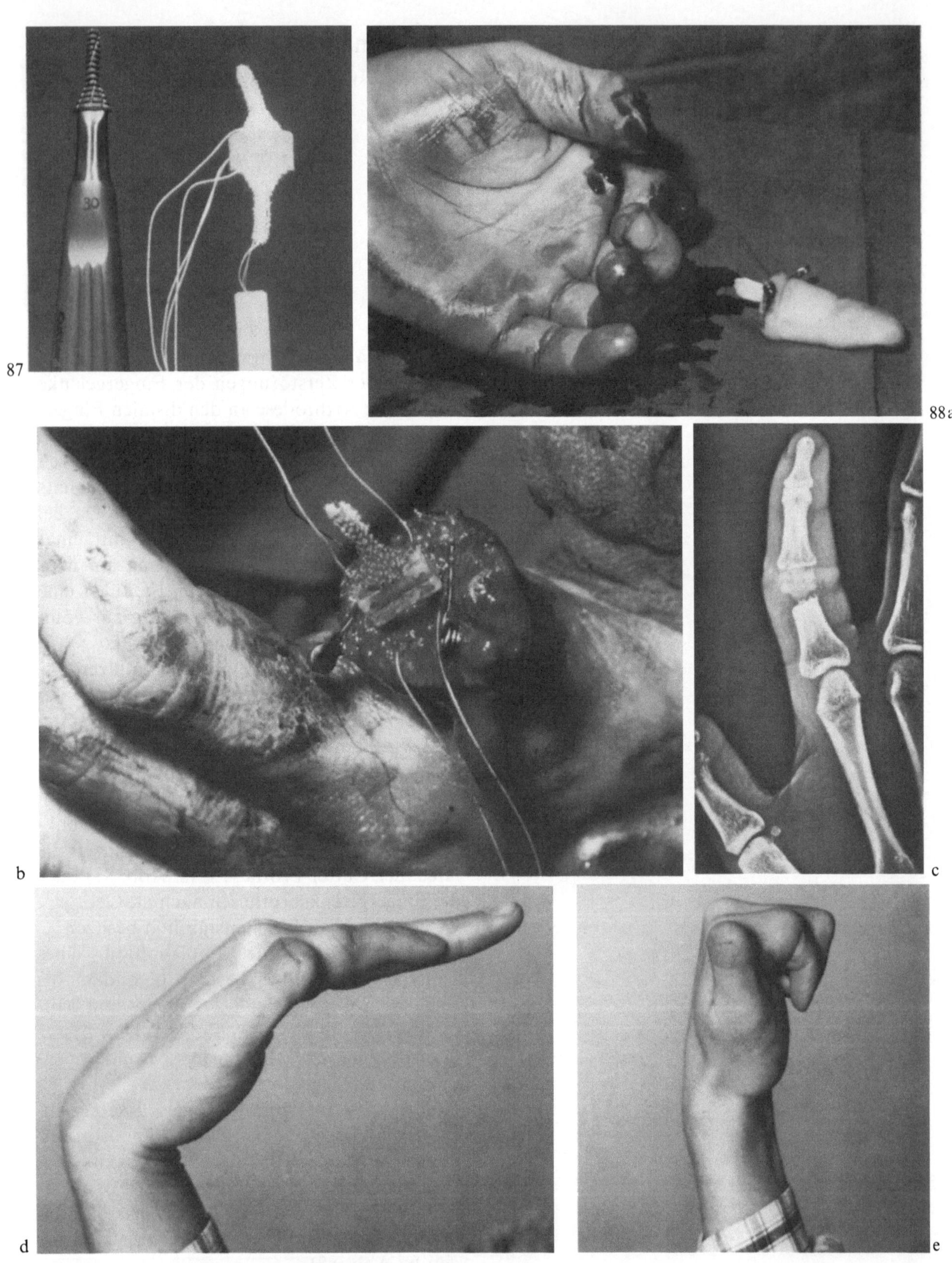

87

88a

b

c

d

e

Abb. 87. Fingergelenksprothese nach Niebauer (Hersteller: Fa. Cutter), darunter der Pfriem zum Vorbohren

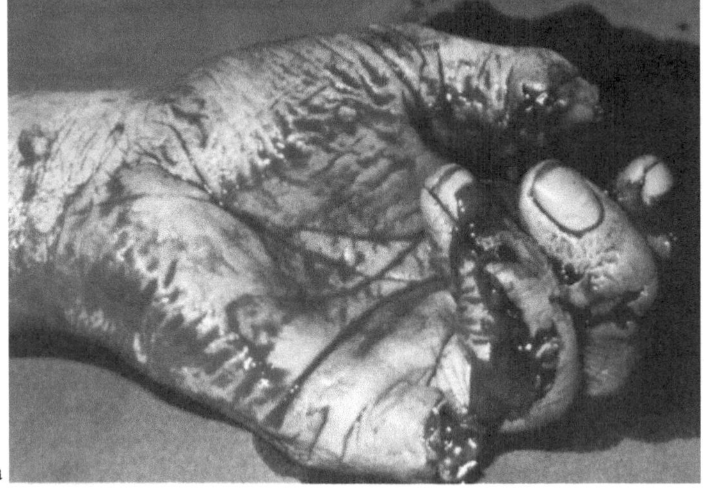

89a

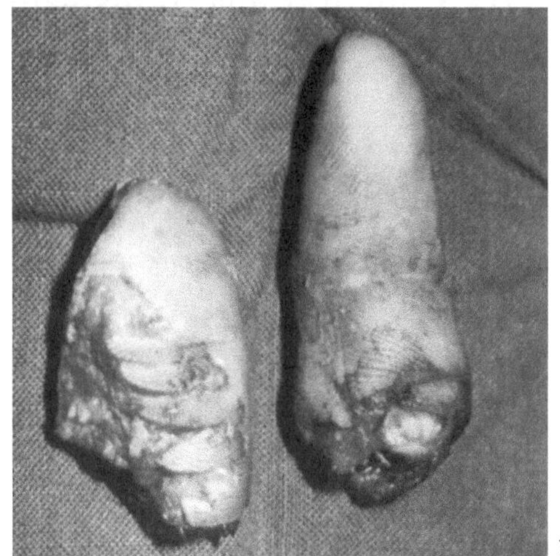

b

◀ **Abb. 88. a, b** Totalamputation des Zeigefingers durch eine Kreissäge bei einem 19jährigen Mann mit Zerstörung des Mittelgelenkes. Das zerstörte Gelenk wurde bei der Replantation durch eine „Niebauer-Cutter"-Prothese ersetzt. Nach einer Tendolyse konnte volle Funktion in diesem Gelenk erreicht werden. **c–e** Xeriographie des Zeigefingers mit Gelenkprothese und funktionellem Ergebnis nach 8 Monaten

Abb. 89a–c. Totalamputation des Daumens in Zone II mit starker Zerstörung des Amputates sowie Totalamputation des Kleinfingers in Zone III. Da eine Replantation des Daumenamputates nicht möglich war, wurde das Kleinfingeramputat primär auf den Daumenstumpf transplantiert

Abb. 90a, b. Totalamputation des Mittel-, Ring- und Kleinfingers sowie des Daumens in Zone III. Subtotale Amputation des Zeigefingers. Wegen starker Zerstörung der Amputate war nur der Ringfinger als Daumen zu replantieren. Dadurch wurde eine gute Greiffunktion hergestellt

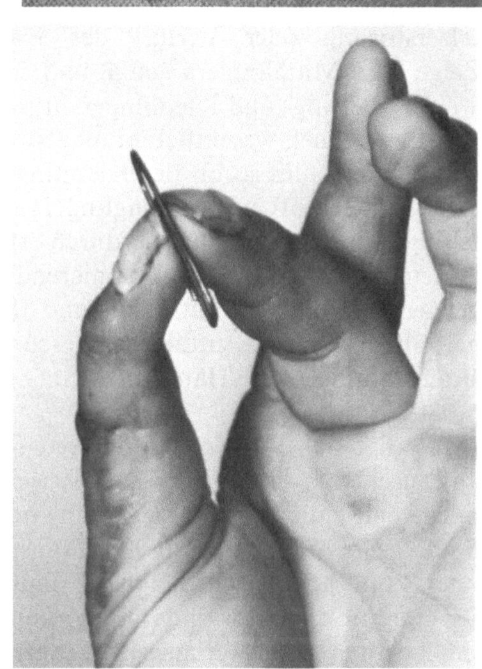

c

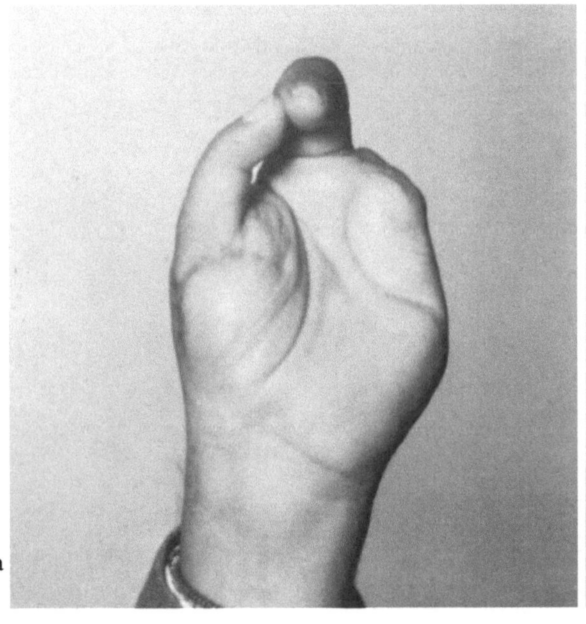

90a

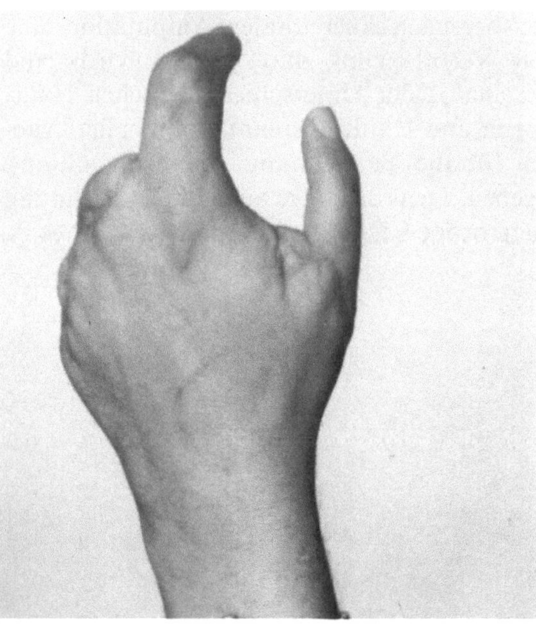

b

VIII Primäre Fingertransplantation

Bei Mehrfachamputationen und Totalzerstörung einzelner Finger gilt es als Ziel, aus den noch replantierbaren Fingern eine optimale Greiffunktion der Hand aufzubauen. Es ist sinnlos, bei einer 5-Fingeramputation und Totalzerstörung oder Verlust des Daumens, Zeige- und Mittelfingers den 4. und 5. Finger wieder als Ring- und Kleinfinger zu replantieren. Funktionell wesentlich brauchbarer ist es dann, eine Pollizisation des Kleinfingers und einen Wiederaufbau des Ringfingers als Mittelfinger durchzuführen. Hierdurch erhält der Patient einen meist gut funktionierenden Zangengriff, während er mit Ring- und Kleinfinger allein eine wesentlich eingeschränktere Brauchbarkeit der Hand in Kauf nehmen müßte.

Bisher hat sich für diesen primären „Fingeraustausch" in der Replantationschirurgie noch keine einheitliche Bezeichnung herausgebildet. Ein Fingeraustausch = Transposition oder Pollizisation wurde bisher immer nur für funktionsverbessernde Operationen benutzt, wobei der zu verlagernde Finger gestielt an seinem Gefäßnervenbündel versetzt wurde. Da aber nach einer totalen Amputation eine freie Verpflanzung durchgeführt wird, sind hier analog der Unterschiede zwischen Hautlappen und Hauttransplantationen alle Kriterien für die Bezeichnung „Transplantation" gegeben. Denkbar wäre auch die Bezeichnung „heterotope Fingerreplantation".

Als Grundregeln für die primäre Fingertransplantation gelten:

1. Wiederherstellung eines Daumens in möglichst normaler Länge. Besonders geeignet hierfür sind amputierte Langfinger mit zerstörten Grundgelenken oder Fingerteile zur Daumenstumpfverlängerung.
2. Wiederherstellung des Mittelfingers: Es ist günstiger, einen funktionstüchtigen Mittelfinger wieder herzustellen, als einen Zeigefinger wiederaufzubauen, da die Greifmöglichkeit zwischen Daumen und Mittelfinger größer ist.
3. Nach Aufbau einer funktionstüchtigen „Zange" können die verbleibenden Amputate entsprechend den individuellen Gegebenheiten zur Komplettierung der Hand verwendet werden (s. Abb. 89 u. 90).

IX Postoperative Überwachung und Behandlung

Replantationsfälle sind postoperativ generell als intensive Überwachungspatienten anzusehen. Einmal wegen der kontinuierlichen Kontrolle der Durchblutung und zur Früherkennung von Thrombosen und zum anderen wegen der medikamentösen Behandlung. Dies gilt besonders, wenn eine Heparinisierung durchgeführt wird.

Während der ersten 3 Tage muß in 1/2stündigem bis 1stündigem Abstand die Durchblutung der Replantate geprüft werden. Parameter sind hier Farbe (rosig, blaß, bläulich), Temperatur (normal oder niedriger als der vergleichbare Finger der Gegenseite), Turgor (gestaut, prall gefüllt, leer), Kapillarfüllung bei Nagel- oder Hautdruck (verstärkt, normal, nicht mehr vorhanden). Weicht irgendeines dieser Kriterien von der Norm ab, so sollte sofort der diensthabende Replanteur hinzugezogen werden, wenn die Kontrolle vom Pflegepersonal durchgeführt wurde.

Der routinemäßige und kontinuierliche Einsatz von Dopplergeräten, photoelektrischen Pulsfühlern oder perkutanen PO_2-Messungen hat sich noch nicht in der Klinik bewährt.

1 Störungen der arteriellen Durchblutung

Der Finger ist bei arteriellen Thrombosen blaß und leer und die Hauttemperatur um mindestens 5 °C niedriger als die der gesunden Gegenseite. Ferner zeigt sich keine Kapillarfüllung nach Druck auf die Nagelplatte oder Haut. Das Ausbleiben einer Blutung nach Anritzen der Haut ist das sicherste Kriterium. Es können natürlich auch Doppleruntersuchungen oder perkutane PO_2-Messungen herangezogen werden.

2 Venöse Thrombosen

Der replantierte Teil ist bläulich verfärbt, prall, und es besteht eine verstärkte Kapillarfüllung. Bei Einritzen der Haut zeigt sich eine meist spritzende Blutung, die durch Ausbluten des Fingers zu einer Aufhellung der bläulichen Verfärbung führt (s. Abb. 91).

Die Hauttemperatur ist ebenfalls meist 5 °C tiefer als die der Gegenseite. Schnell entwikkeln sich Blasenbildungen (s. Abb. 92a).

Bei den oben beschriebenen Zeichen einer Durchblutungsstörung müssen zunächst die Lagerung und der Verband kontrolliert werden, ob hierdurch Stauungen oder Gefäßkompressionen verursacht werden.

Danach müssen die Hautnähte kontrolliert, ggf. entfernt werden. Führen diese Maßnahmen nicht binnen der nächsten 2 Std zu einer Besserung und Normalisierung des Befundes, so muß eine Thrombose angenommen werden. Es besteht dann eine klare Indikation zur operativen Revision. Diese Nachoperationen können meist in Lokalanästhesie durchgeführt werden, da der Zugang bereits offen und das Berühren der Gefäße selbst nicht schmerzhaft ist.

Nach einer Thrombektomie benötigt man fast immer Veneninterponate (s. Kap. „Mikrothrombektomien und Veneninterponate"), da die ehemalige Nahtstelle reseziert werden muß (s. Abb. 91).

Die replantierten Gliedmaßen müssen postoperativ leicht erhöht gelagert werden. Bei der Lagerung der Hand ist auf die Einhaltung einer Supinationsstellung zu achten, da nur so ein freier Rückfluß des Blutes aus den Fingern unterstützt wird.

Ein Verbandswechsel sollte, wie generell in der Handchirurgie, so selten wie möglich, aber so oft wie nötig ausgeführt werden. Durchblutetes Verbandsmaterial muß vorsichtig mit H_2O_2 aufgeweicht werden, da es nach Austrocknung wie ein schnürender Panzer wirkt.

Auf die postoperative medikamentöse Behandlung wurde bereits eingegangen (s. Kap. „Medikamentöse Behandlung"). Wichtig ist eine intensive Kreislaufkontrolle, da Blutdruckabfall oder Zentralisation leicht zu einer Thrombose führen können. Eine Einschrän-

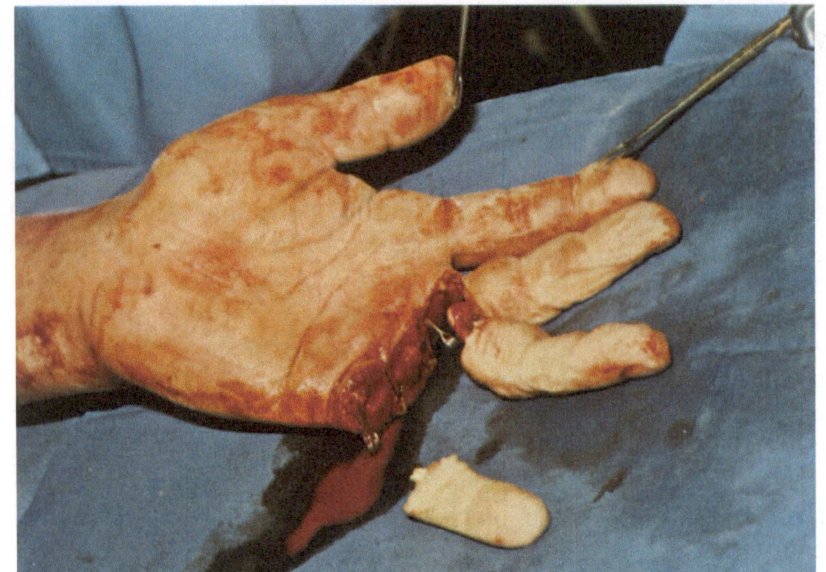
a

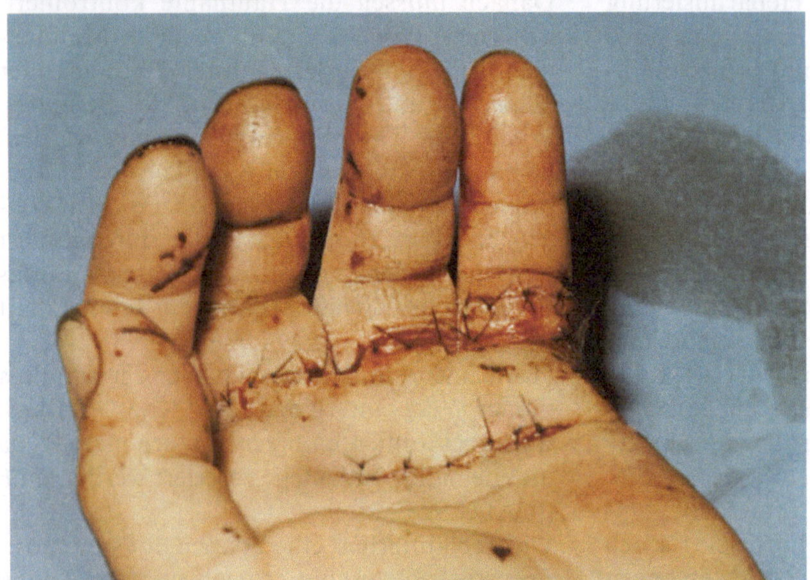
b

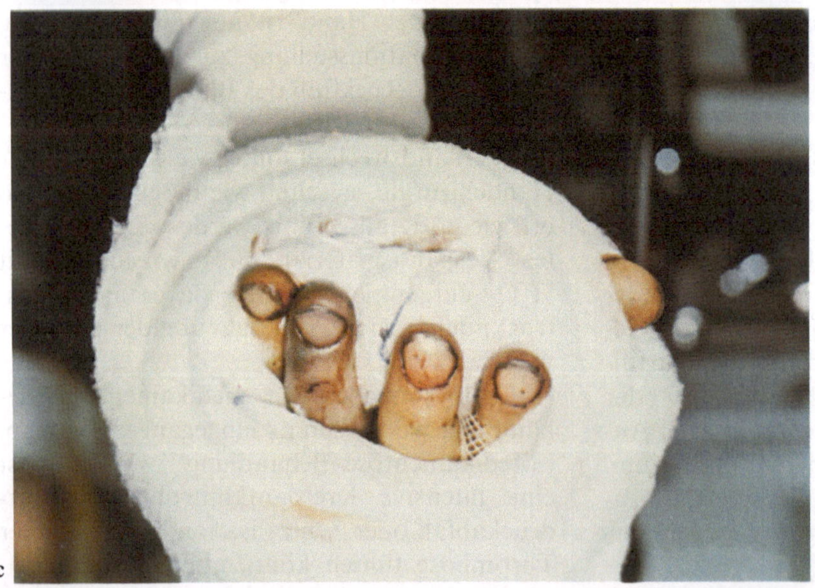
c

Abb. 91. a Subtotale Amputation des Mittel- und Ringfingers und Totalamputation des Kleinfingers. **b–d** Nach komplikationsloser Replantation kam es nach 24 Std zu einer venösen Thrombose des Ringfingers. Typische Thrombusformationen vor den Nahtstellen. **e, f** Nach einer Thrombektomie und direkten Naht der Venen zeigte sich wieder eine normale Färbung aller Finger. Nach der Thrombusentfernung zeigt der kräftige Blutstrahl den hohen Druck im venösen System

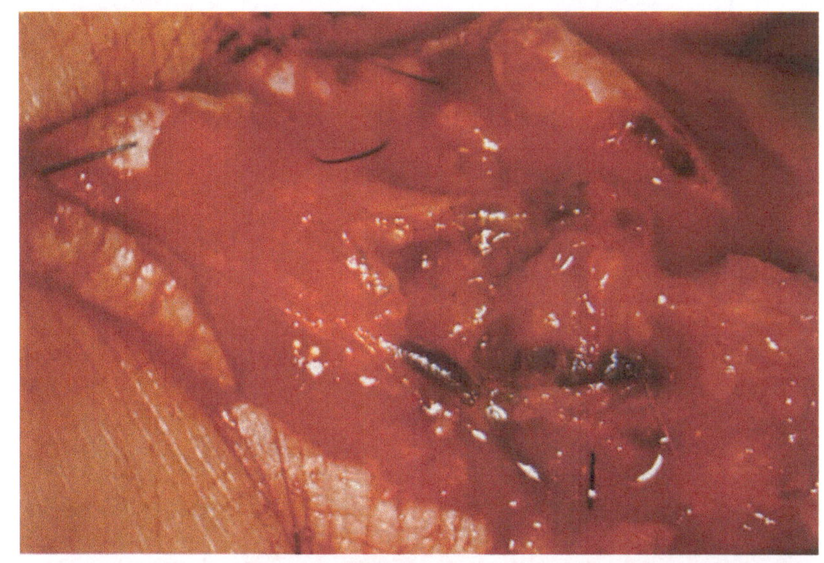
d

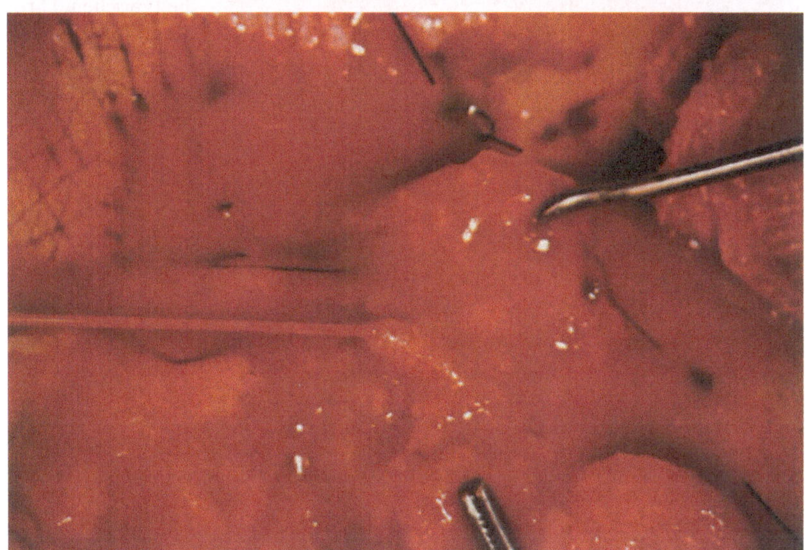
e

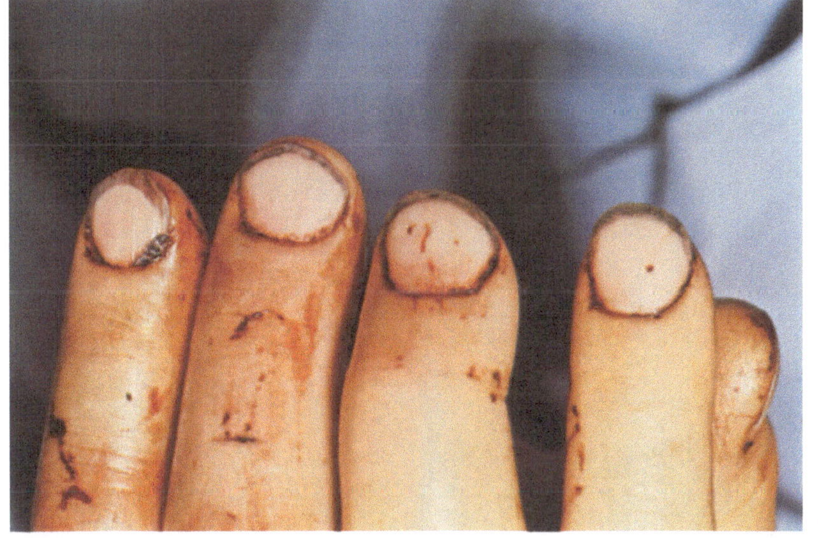
f

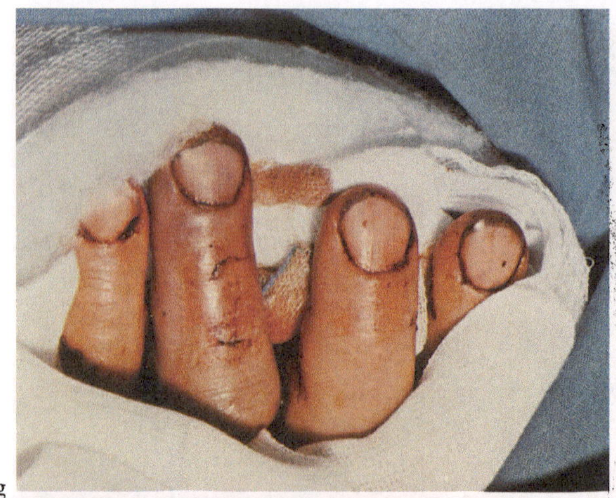
g

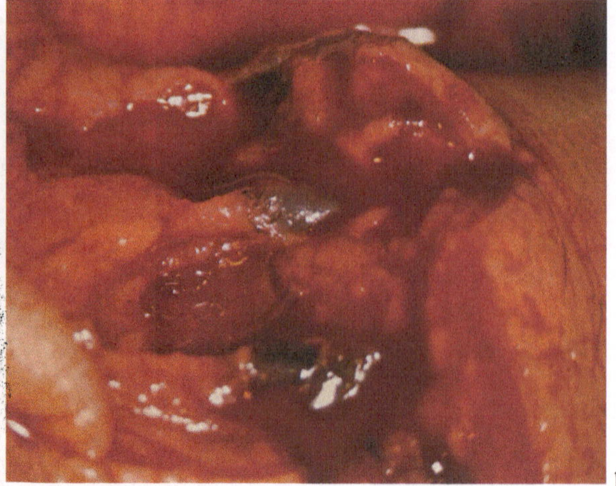
h

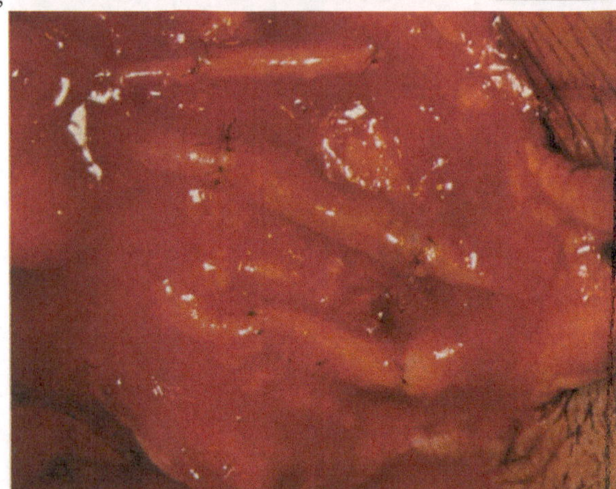
i

Abb. 91. g–i Nach weiteren 24 Std erneute venöse Thrombose am Ringfinger. Bei der Revision zeigten sich wieder die typischen Thromben an den Nahtstellen. Wegen Verdacht auf zu große Spannung an den Anastomosen als Ursache für die Thrombosen wurden 3 ca. 5 mm lange Mikroveneninterponate eingeschaltet. **j, k** Nach zweimaliger Thrombektomie heilte auch der Ringfinger gut ein. Resultat 2 Monate nach der Replantation

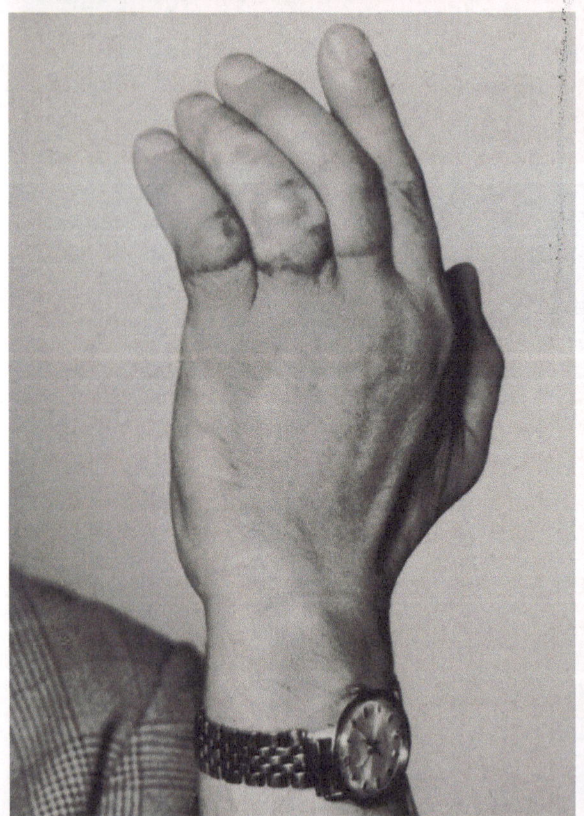
j

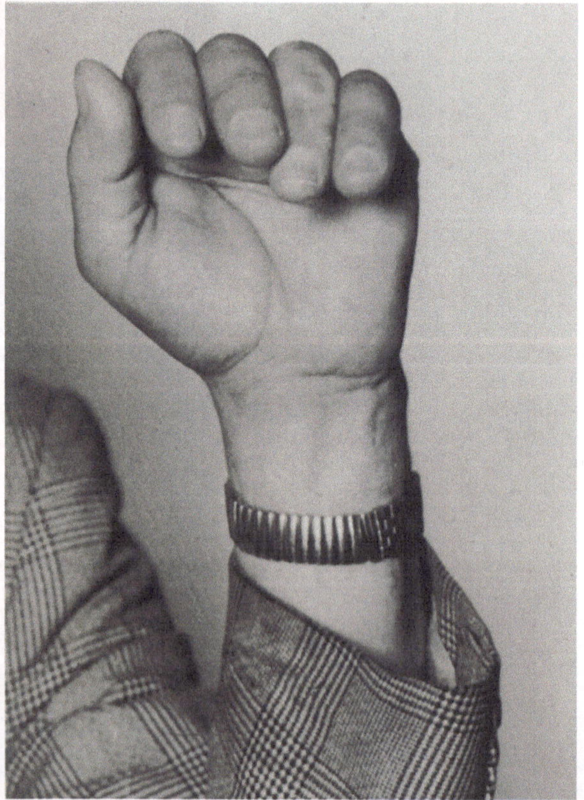
k

Abb. 92a, b. Zustand nach Zeigefingerreplantation nach einer Totalamputation durch einen Rasenmäher. Wegen einer bereits seit zwei Tagen bestehenden venösen Thrombose starke Veränderungen am Finger. Dennoch gelingt durch Perfusion eine Thrombektomie, erkenntlich an der rosa Farbe. Zur Deckung der neuen Anastomosen muß ein freies Hauttransplantat herangezogen werden

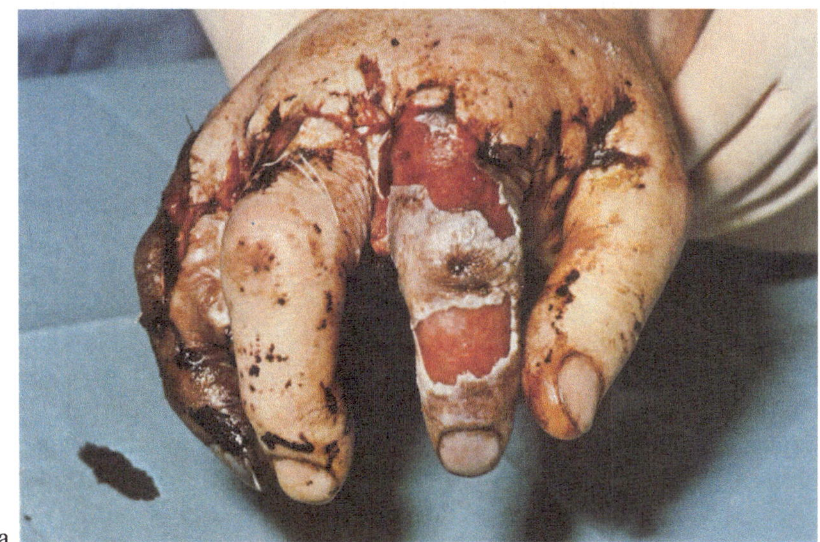

a

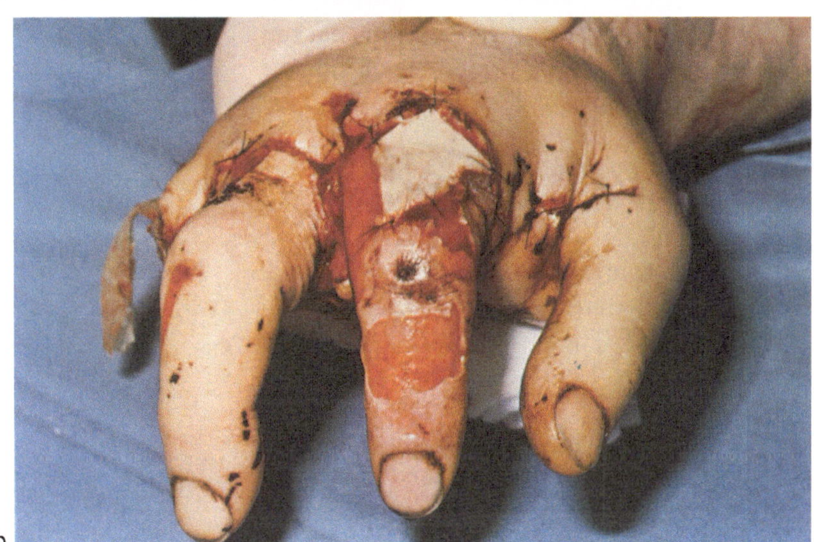

b

kung des Rauchens halten wir auf Grund von eigenen Beobachtungen nicht für notwendig.

Von großer Wichtigkeit ist es, dem Patienten eine Vorstellung über die subtile Operation sowie die Komplikationsmöglichkeiten zu geben. Nur dann wird er bereit sein, trotz seines sonst meist ungestörten Allgemeinbefindens die obigen Anweisungen zu verstehen und zu befolgen.

X Physikalische Nachbehandlung

Eine überaus wichtige Rolle spielt, wie bei allen schweren Handverletzungen, die krankengymnastische und ergotherapeutische Nachbehandlung. Sie beginnt bereits am 2.–3. postoperativen Tag mit vorsichtigen passiven Übungsbehandlungen aller nicht-fixierten Gelenke.

Notwendig ist hier eine enge Zusammenarbeit mit den entsprechenden Abteilungen, um die Besonderheiten eines jeden Falles genau zu besprechen.

Eine aktive Übung aller freien Gelenke beginnt ab der 3. Woche nach Belastbarkeit der Sehnennähte.

Nach röntgenologischer Konsolidierung der Frakturen und Entfernen des Osteosynthesematerials wird die gesamte Hand, vor allem die replantierten Teile, aktiv und passiv 2× täglich beübt.

Die Ergotherapie leitet dazu an, die durch die Replantation erhaltenen Glieder funktionell optimal einzusetzen und den Gesamtgebrauch zu koordinieren.

Nur eine konsequente und vom Patienten aktiv unterstützte Nachbehandlung führt zu einem auch funktionell guten Resultat. Deshalb sollte diese Behandlung wenn irgend möglich im Krankenhaus unter Kontrolle der Replanteure durchgeführt werden. Aus räumlichen Gründen müssen aber häufig die Patienten so früh wie möglich das Krankenhaus verlassen und die Nachbehandlung wird dann über den Hausarzt oder das Heimatkrankenhaus von niedergelassenen Physiotherapeuten ausgeführt. Hier zeigt sich meist sehr deutlich die persönliche Einstellung und Initiative des Patienten.

Schwierig ist es manchmal, die Angst beim Patienten zu überwinden, die Finger könnten wieder „abbrechen". Aus diesem Grunde sollte der Patient zumindest vor der Entlassung genauestens über die Übungen und das Bewegungsausmaß aufgeklärt werden. Sinnvoll ist es, so früh wie möglich auf jeden fixierenden Verband zu verzichten, um nicht noch zusätzlich die Schonungsbedürftigkeit der Extremität zu unterstreichen.

Vermieden werden muß besonders das Angewöhnen von Ersatzgriffen, wie z.B. der Spitzgriff zwischen Daumen und Mittelfinger nach einer Zeigefingerreplantation.

Diese Problematik der Nachbehandlung, die in hohem Maße von der Persönlichkeit des Patienten abhängt, existiert in der gesamten Handchirurgie. Sie tritt nach Replantationseingriffen besonders deutlich und entscheidend zu Tage.

XI Sekundäreingriffe

Sekundäreingriffe an replantierten Extremitäten sind technisch oft schwierige Operationen, da sie meist in der Nähe der Gefäßanastomosen im Narbengebiet ausgeführt werden müssen. Wegen der Unübersichtlichkeit oder atypischen Gefäßverbindungen besteht hier immer die Möglichkeit einer Gefäß- oder Nervenverletzung. Deshalb sollten alle Strukturen primär bei der Replantation rekonstruiert werden, um die Zahl der Sekundäreingriffe auf ein Mindestmaß zu reduzieren. Gänzlich sind aber spätere Eingriffe sicher nicht vermeidbar. Nach eigenen Erfahrungen sind sie in ca. 40% der Replantationen notwendig. Die häufigsten Sekundäreingriffe sind im eigenen Krankengut Tendolysen. Wegen der langen Ruhigstellung einzelner Gelenke durch die Osteosynthese kommt es zu ausgedehnten Verwachsungen im Sehnennahtbereich, die auch durch die Nachbehandlung in manchen Fällen nicht mehr gelöst oder gedehnt werden können.
Durch Nahtdehiszenzen kommt es ebenfalls zu langen narbigen Defektstrecken, besonders an den Beugesehnen, die dann nur durch eine Beugesehnenplastik meist zwei-zeitig überbrückt werden können.
Wegen der möglichst frühzeitigen Mobilisierung zur Vermeidung der Sehnenverwachsungen oder Gelenkversteifung kommt es andererseits häufig zu Pseudarthrosenbildungen. Auch hier sind sekundäre Eingriffe nicht vermeidbar, obwohl gelegentlich ausgedehnte Wackelbewegungen in solchen nicht durchbauten Bruchspalten funktionell günstig sind. Dies gilt besonders, wenn das Nachbargelenk zerstört ist. Alle diese Operationen werden nach allgemeinen Techniken der Handchirurgie durchgeführt.
Wichtig ist nur eine genaue Kenntnis von der Lage der Gefäßanastomosen. Es ist deshalb sinnvoll, daß solche Nachoperationen vom Replanteur selbst ausgeführt werden.

Tabelle 6. Lokalisation von 194 knöchernen Verletzungen (Amputationen)

Mittelhandknochen	n=37		
Daumen	n=34	davon Grundgelenk	10
		Grundglied	11
		Endgelenk	11
		Endglied	2
Langfinger	n=123	davon Grundgelenk	30
		Grundglied	38
		Mittelgelenk	27
		Mittelglied	15
		Endgelenk	11
		Endglied	2
Frakturen mit Gelenkbeteiligung			89
Frakturen ohne Gelenkbeteiligung			105

Tabelle 7. Behandlungsergebnisse und Komplikationen bei 194 knöchernen Verletzungen (Amputationen)

Schaftfrakturen (n=105)		Frakturen mit Gelenkbeteiligung und einige Durchtrennungen im Gelenkspalt (n=89)	
In guter oder befriedigender Stellung knöchern fest verheilt	n=68	In guter oder befriedigender Stellung knöchern fest verheilt mit Wiederherstellung der Gelenkfunktion	n=25
Knöchern fest verheilt mit Verkürzungen über 2 cm, Achsen- oder Rotationsfehlern über 10°	n=21	Arthrodese (stabil)	n=21
Pseudarthrosen	n=16	Künstliches Gelenk	n= 6
		Nicht-konsolidierte Arthrodese (keine Pseudarthrose im Sinne der Definition)	n= 4
		Schwere Arthrose der betroffenen Gelenke	n=16
		Knöchern fest verheilt mit Achsenfehlern über 10°, Rotationsfehlern über 10° oder Verkürzungen über 2 cm	n=17

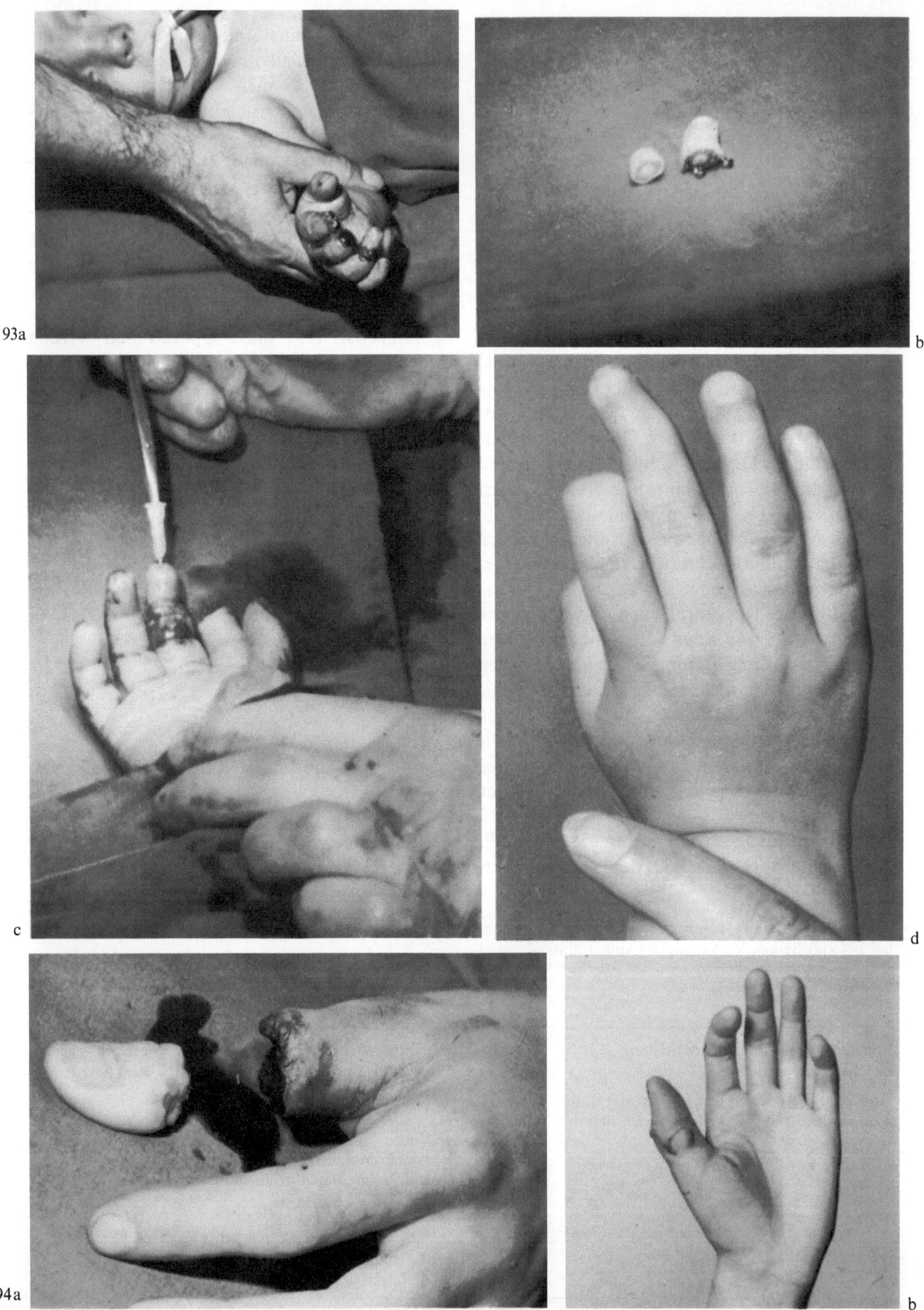
93a
b
c
d
94a
b

XII Ergebnisse

Bei den Ergebnissen von Replantationen muß man unterscheiden zwischen Einheilungsrate und funktionellem Spätergebnis.

1 Einheilungsrate

Die Einheilungsrate erfaßt nur, ob das Amputat teilweise oder ganz angeheilt ist. Sie sagt somit nur etwas über die Funktion der Gefäßanastomosen aus. Bei den in der Literatur erscheinenden Erfolgsangaben über Replantationsserien wird bisher fast ausschließlich nur die Überlebensrate angegeben (s. Tabelle 8 u. 9). Die Altersverteilung reicht im eigenen Krankengut von 16 Monate bis 76 Jahre. Prinzipielle Unterschiede zwischen den Ergebnissen, die abhängig vom Alter sind, konnten die Autoren nicht feststellen.

2 Funktionelle Spätergebnisse

Bei der Bewertung der funktionellen Spätergebnisse müssen eine ganze Reihe von Gesichtspunkten berücksichtigt werden:

a) Objektive Gesichtspunkte

Funktion (der gesamten Hand und der einzelnen Gelenke am Replantat). Sensibilität, Durchblutung, Ästhetik.

◄ **Abb. 93a–d.** Totalamputation des Zeigefingers in Zone I und des Mittelfingers in Zone II durch ein Beil bei einem 16 Monate alten Säugling. Erfolgreiche Replantation des Mittelfingers mit Naht einer Arterie und einer Vene von 0,4 bzw. 0,3 mm Durchmesser

◄ **Abb. 94a, b.** Totalamputation des Daumens in Zone II durch eine Kreissäge bei einem 22jährigen Patienten

b) Subjektive Gesichtspunkte

Spezielle Gebrauchsfähigkeit (kann früherer Beruf wieder ausgeführt oder Hobbies wieder nachgegangen werden).
Beschwerdebild (Schmerzhaftigkeit, Kälteempfindlichkeit usw.). Zeitliche oder funktionelle Nachteile durch die Replantation.
Psychologische Aspekte.

c) Materielle Gesichtspunkte

Behandlungskosten, Krankengeld, Nachbehandlung etc.
Bei der Wertung einer Replantation ist es absolut notwendig, den Ausgangsbefund zu berücksichtigen. Bei primär zerstörten Gelenken bzw. starker zusätzlicher Schädigung des Amputates muß mit stark eingeschränkten Funktionen gerechnet werden. Dennoch ist evtl. die Replantation auf diesem Hintergrund auch funktionell als gut zu bezeichnen, wenn Grundgriffunktionen wieder hergestellt werden können. Ebenso sollten ästhetische und psychologische Aspekte in die Beurteilung mit einbezogen werden.

Tabelle 8. Einheilungsergebnisse verschiedener Autoren

Autor	Zeitraum (Jahre)	Fallzahl	Einheilungsrate
Lendvay, Sydney 1973	4	63	45%
No. VI People's Hospital Shanghai bis 1973	10	200	56,3%
No. VI People's Hospital Shanghai 1976[a]	1	31	93,5%
O'Brien, Melbourne 1977	ca. 5	103	69,9%
Mandel et al., Wien 1976	2	31	74,2%
Owen, Sydney 1975	10	243	69%
Tamai, Nara, Japan 1974	10	135	88%
Berger et al., Wien 1977	2	30	67%
Ikuta, Hiroshima, Japan, 1977	5	110	79,1%
Eigene Resultate	3	450	87,3%

[a] Diese Zahl bezieht sich auf 1 Jahr (1973) nach Einführung des Operationsmikroskopes plus wesentlich strengerer Indikation

Tabelle 9. Einheilungsergebnisse von Replantationen des Klinikums rechts der Isar, der TU München

Replantationen an der oberen Extremität in 27 Monaten n = 363

Replantationen	363	Patienten	245
Totale Amputationen	204	davon aus dem	
Subtotale Amputationen	159	Versicherungs-	
Einheilungen	87,9% = 319	gebiet der BG	140

Art des Amputates	Amputationsmech.	Amputierter Teil		Einheilung	
Totale Amputation					
n = 204	Schnitt: 147	Langfinger	109	Langfinger	91
Einheilung:		Daumen	35	Daumen	32
n = 172		Mittelhände	2	Mittelhände	2
= 84,3%		Hände	1	Hände	1
	Quetschung: 30	Langfinger	25	Langfinger	19
		Daumen	5	Daumen	4
	Schwere Quetschung oder starke Verletzung des Amp.: 10	Langfinger	9	Langfinger	5
		Hände	1	Hände	1
	Ausriß: 12	Langfinger	4	Langfinger	4
		Daumen	7	Daumen	7
		U-Arm	1	U-Arm	1
	Skelettierung: 5	Langfinger	5	Langfinger	5
Subtotale Amputation					
n = 159	Schnitt: 100	Langfinger	72	Langfinger	69
Einheilung:		Daumen	22	Daumen	22
n = 147		Mittelhände	3	Mittelhände	3
= 92,5%		Hände	3	Hände	3
	Quetschung: 32	Langfinger	26	Langfinger	24
		Daumen	5	Daumen	4
		Hände	1	Hände	1
	Schwere Quetschung oder starke Verletzung des Amp.: 23	Langfinger	19	Langfinger	14
		Daumen	2	Daumen	1
		Mittelhände	1	Mittelhände	1
		Hände	1	Hände	1
	Ausriß: 4	Langfinger	4	Langfinger	4

Eine Nachuntersuchung von insgesamt 103 Replantationen bei 53 Patienten ergab folgende Ergebnisse:

Folgende Kriterien der Bewertung wurden herangezogen:

1. *Spitzgriff:* zwischen Daumen und replantiertem Finger.
2. *Grobgriff:* Umfassen eines Gegenstandes mit einem Durchmesser von 5 cm.
3. *Faustschluß:* Fingerkuppenhohlhandabstand des replantierten Fingers: kleiner als 3,5 cm = gut, größer als 3,5 cm = schlecht.
4. *Gelenke:* Fingergelenke zerstört: ja/nein.
5. *Beschaffenheit* der Amputationsflächen: glatt – Quetschung – Ausriß.
6. *Sensibilität:* Warm/Kalt-Unterscheidung: ja/nein. 2-Punkte-Unterscheidung: kleiner als 20 mm = gut, größer als 20 mm = schlecht.
7. Zeitpunkt der Nachuntersuchung: 3–9 Monate nach der Replantation. Das Alter der untersuchten Patienten erstreckte sich von 4–67 Jahren. Es handelte sich um 44 Männer und 9 Frauen mit 48 totalen und 55 subtotalen Amputationen.

Die Ergebnisse wurden in Form eines Entscheidungsbaumes im nachstehenden Schema zusammengefaßt (s. Abb. 95a, b).
Hinzuzufügen ist, daß auch Patienten mit objektiv funktionell sehr schlechtem Ergebnis immer eine Replantation als Gewinn ansehen und, wie die Nachuntersuchungen ergaben, in gleicher Situation wieder ausnahmslos eine Replantation anstreben würden.
Sehr gut ist die Resensibilisierung der Replantate. So konnte bei einer Amputationslinie in Höhe der Grundglieder in Zone III bei fast allen Patienten bereits nach 3–4 Monaten eine Kalt-warm- sowie Spitz-stumpf-Unterscheidung festgestellt werden.
Bei Amputationen in der Zone I bzw. II konnte nach dieser Zeit bereits eine 2-Punkteunterscheidung von 10–15 mm erreicht werden.

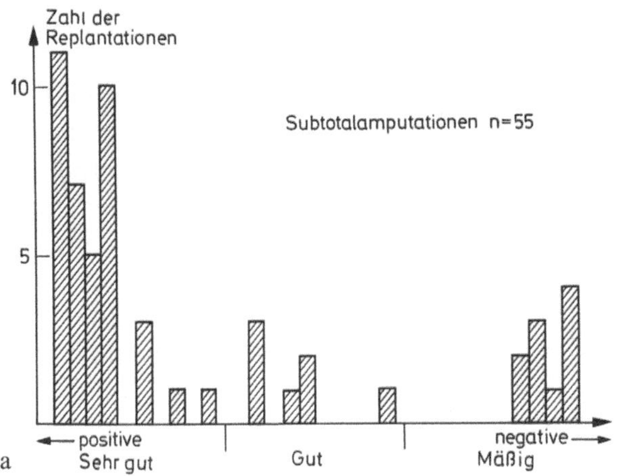

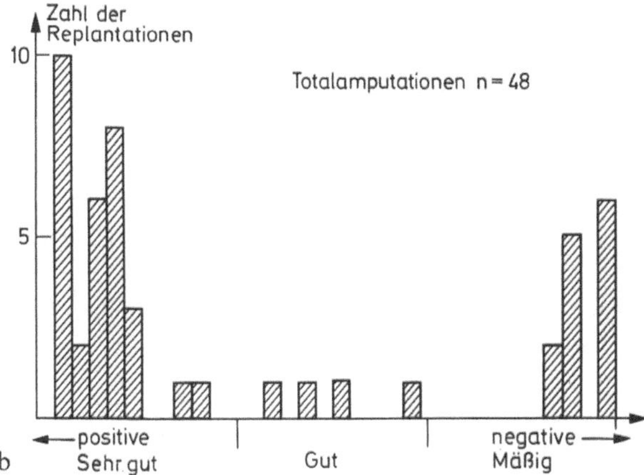

Abb. 95a, b. Funktionelle Ergebnisse nach Fingerreplantation (s. Text)

Das Nagelwachstum ist in allen Fällen völlig unauffällig, abgesehen von einer Rillenbildung in der Nagelplatte als Folge der Anoxiezeit. Der nachwachsende Nagel ist aber normal.
O'Brien glaubt, ein schnelleres Nagelwachstum beobachten zu können (1977).
Eine Nachamputation aus funktionellen Gründen war im eigenen Krankengut bei 363 Replantationen nur 2mal notwendig.

XIII Mikroreplantationen von anderen Körperteilen

(z.B. Zehen, Ohren, Skalpierungsverletzungen und Penisamputationen)

1 Zehenreplantationen

Zehenreplantationen sind bisher in der Literatur nicht beschrieben worden. Es rührt sicherlich daher, daß einmal die Verletzungsart selten vorkommt und andererseits häufig keine Indikation zur Replantation einer Zehe gesehen wird.
Bei Großzehenamputationen sollte aber dennoch an eine Replantation, wenn technisch möglich, gedacht werden. Funktionelle und besonders ästhetische Gesichtspunkte sind hier die Indikationsrichtlinien (s. Abb. 96).
Technik sowie Medikation sind gleich wie bei Fingerreplantationen.
Es zeigte sich, daß nach Freigabe der arteriellen Anastomosen ein venöser Rückfluß wesentlich länger auf sich warten läßt als an der oberen Extemität.
Wegen der tieferen Lage der plantaren Zehengefäße erfolgt die Arterienanastomose zweckmäßigerweise in Bauchlage des Patienten.
Bei einer „en-bloc" Amputation der 1. und 2. Zehe genügt die leichter durchführbare Anastomose der A. dorsalis pedis zur Arterialisierung (s. Abb. 97).
So konnte bei einer schräg verlaufenden „en-bloc"-Amputation der Groß-, Zweit- und Drittzehe durch Anschluß der A. dorsalis pedis bereits eine völlige Arterialisierung des ganzen Replantates erzielt werden. Zur Sicherung wurden allerdings in diesem Falle noch zusätzlich die plantaren Arterien der Groß- und Drittzehe miteinander verbunden (s. Abb. 97).

2 Ohrreplantationen

Eine Totalamputation des Ohres kommt sehr selten vor. Wir konnten eine total amputierte

Ohrmuschel arteriell sowie venös anschließen. Durch eine venöse Thrombose am 3. postoperativen Tage, welche nicht mehr beseitigt werden konnte, kam es zur Totalnekrose der Ohrmuschel.
Technik und Medikation entsprechen ebenfalls den Fingerreplantationen, unter Berücksichtigung der anderen anatomischen Gegebenheiten.

3 Skalpierungsverletzungen

Da die Kopfhaut mit ihrer Behaarung bei Verlust ein nicht wieder zu ersetzendes Gebilde ist, kommt der Replantation eines Skalps mit Gefäßanschluß eine besondere Bedeutung zu.
Miller et al. (1976) beschrieben erstmals die erfolgreiche Replantation einer Skalpierung durch Gefäßanschluß. Die Gefäßanschlüsse waren hier nur unter Benutzung von Veneninterponaten möglich. Wegen der verwendeten allgemeinen Heparinisierung kam es zu einem erheblichen Blutverlust.
Biemer (1978) berichtete von einer Replantation einer Totalamputation des Skalps mit starker zusätzlicher Quetschung des Amputates. Als arterieller Anschluß wurden beiderseits Äste der A. temporalis gewählt. Hierbei ist es relativ schwierig, die Venen aufzufinden, die zwischen der Gallea und der Epidermis im subkutanen Fettgewebe liegen. Im vorliegenden Fall zeigte sich, daß eine Gefäßverbindung über die Mittellinie des Schädels hinaus besteht. Es genügt somit ein einseitiger arterieller Anschluß für die gesamte Kopfhaut. Auf eine Heparinisierung konnte hier völlig verzichtet werden. Ansonsten war die Medikation ähnlich wie nach den Fingerreplantationen (s. Abb. 99).

4 Penisamputation

Extrem selten kommt es zu Penisamputationen. Weltweit wurde bisher von 3 Replantationen nach Totalamputation des Penis berichtet, erstmals im Juni 1976 in Japan von Tamai et al. (1977), zweitens im August des gleichen Jahres am Massachusetts General Hospital in Boston (Cohen 1977) und drittens im April 1977 am Helen Fuld Medical Center in Trenton, New Jersey (Angaben beziehen sich auf persönliche Mitteilung bzw. Zeitungshinweise).
Die Gefäße, die zu anastomosieren sind, sind relativ groß und konnten in den beschriebenen Fällen ohne Schwierigkeiten anastomosiert werden. Offenbar genügt es aber nicht zur völligen Arterialisierung der Glans penis, nur die A. dorsalis penis zu verbinden. Es wurde von Tamai et al. (1977) darauf hingewiesen, daß auch eine tiefergelegene Arterie verbunden werden mußte.
Über die Erektionsfähigkeit eines so replantierten Penis gibt es bisher keine klaren Aussagen.

5 Sonstige Replantationen mit mikrogefäßchirurgischer Technik

Prinzipiell kann jedes Körperteil, bei dem eine versorgende Arterie und eine drainierende Vene anastomosiert werden kann, replantiert werden.
Als Beispiel hierfür gilt ein kombiniertes Amputat, bestehend aus der ganzen Oberlippe und dem unteren Drittel der Nase, welches einem 4jährigen Mädchen von einem Hund abgebissen wurde. Es gelangen eine arterielle Anastomose mit der A. labialis und 3 Venenverbindungen. Durchmesser der Gefäße ca. 0,3–0,5 mm. Es kam zur kompletten Einheilung, bis auf eine oberflächliche Nekrose im Gebiet starker Bißmarken (s. Abb. 100a–d).

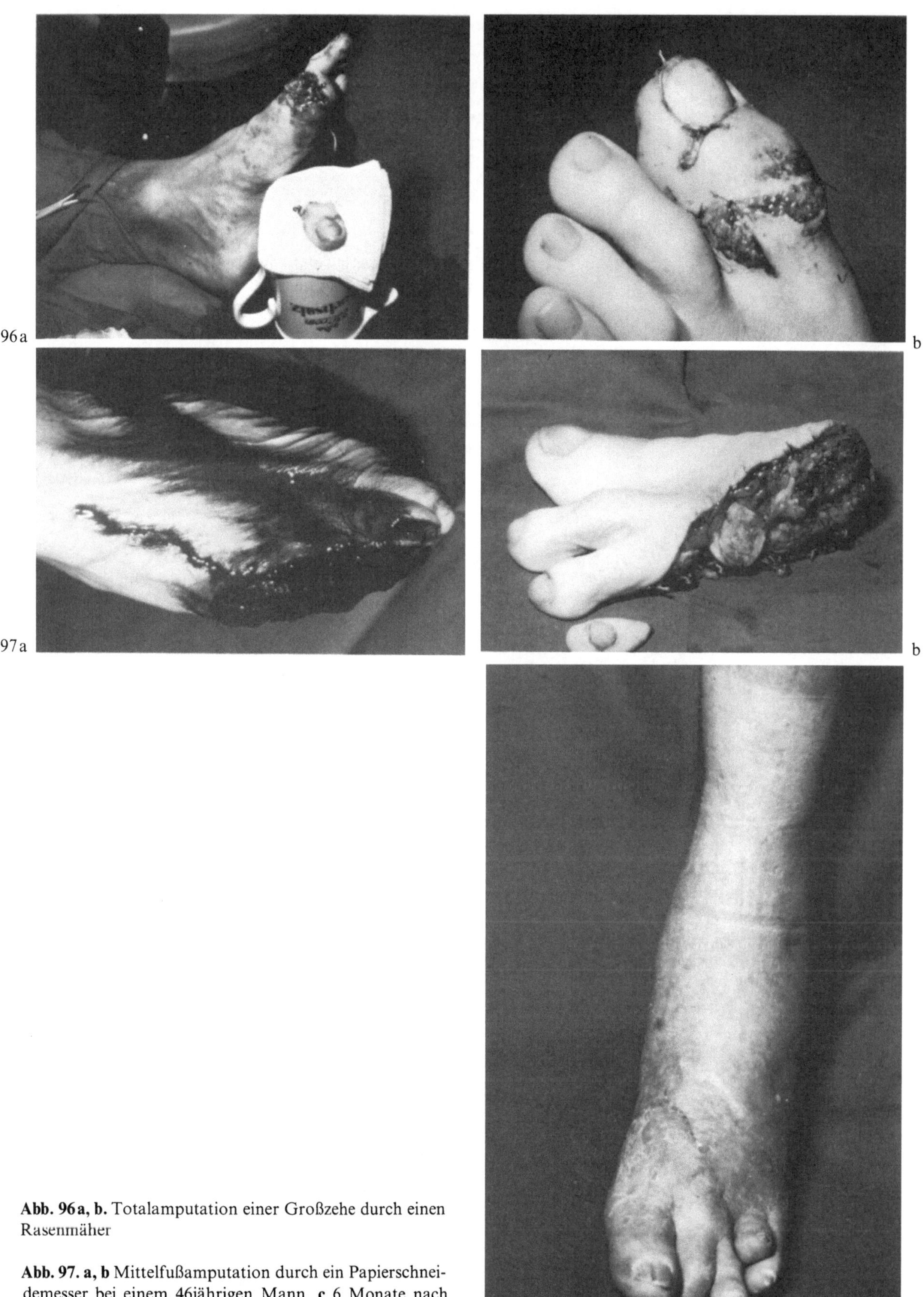

Abb. 96 a, b. Totalamputation einer Großzehe durch einen Rasenmäher

Abb. 97. a, b Mittelfußamputation durch ein Papierschneidemesser bei einem 46jährigen Mann. **c** 6 Monate nach der Replantation geht der Patient wieder normal

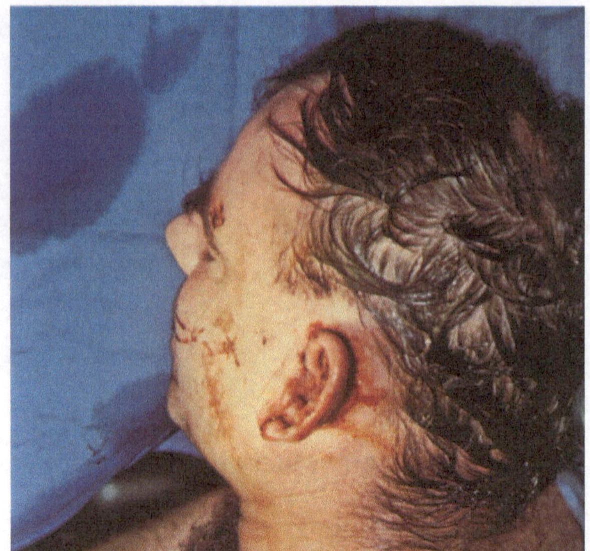

98

Abb. 98. Zustand nach Totalamputation einer Ohrmuschel und erfolgreicher Replantation 2 Tage postoperativ. Wegen einer venösen Thrombose am 3. Tag, die nicht behoben werden konnte, kam es zu einer Nekrose

Abb. 99. a, b Totalskalpierung bei einer 18jährigen Frau durch eine Rotationsmaschine. Das Amputat ist zusätzlich im Zentrum gequetscht. **c, d** Die Replantation erfolgte durch Anastomose beider Aa. temporalia und durch 3 Venenanschlüsse temporal und frontal. Eine oberflächliche Nekrose im Zentrum des Replantates als Folge der Quetschung heilte spontan ab. Nach 8 Monaten normaler Haarwuchs

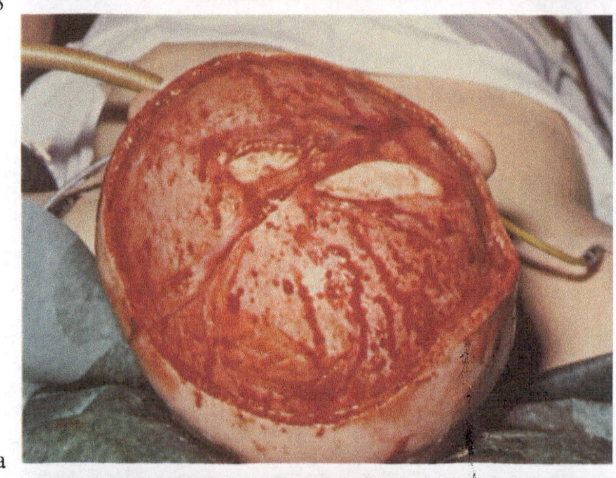

99a

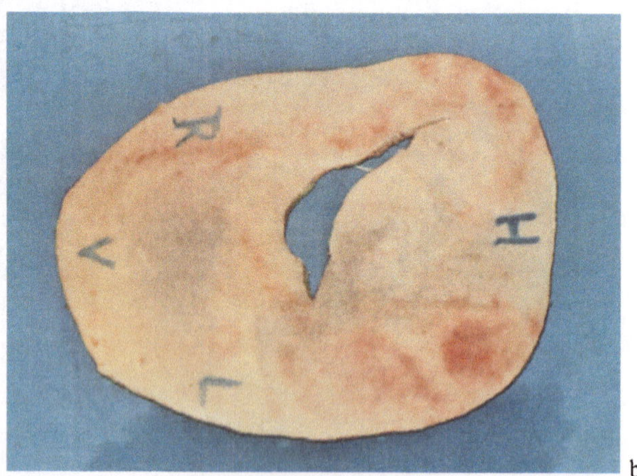

b

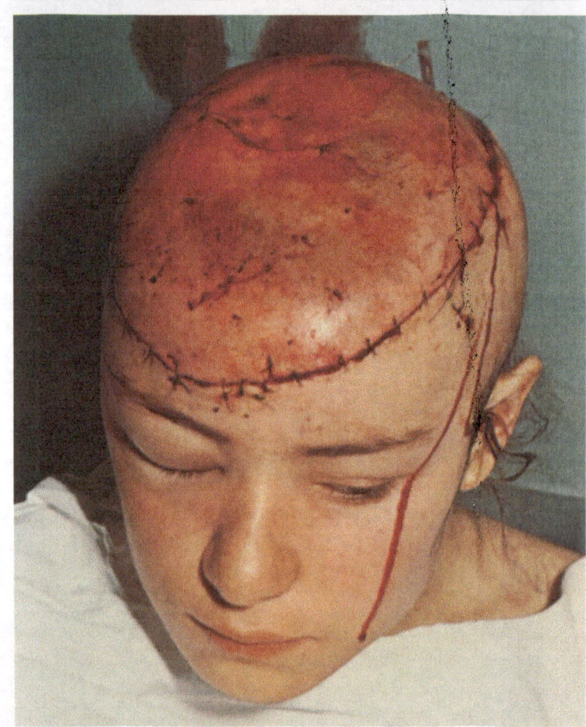

c

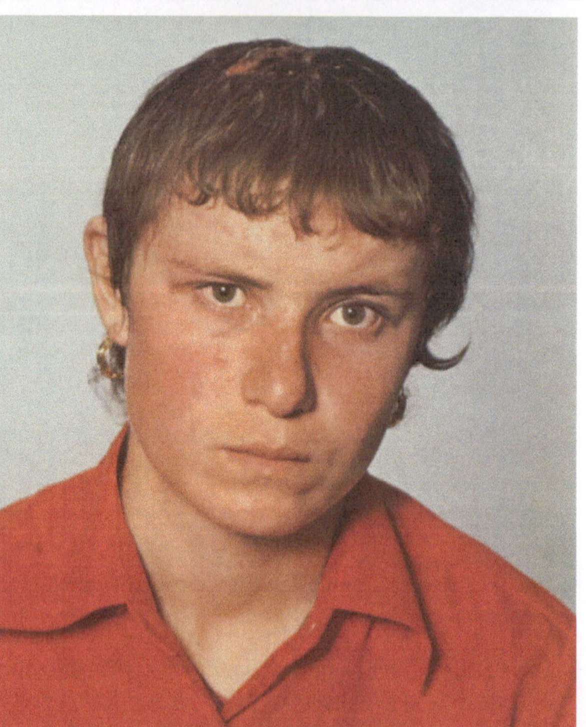

d

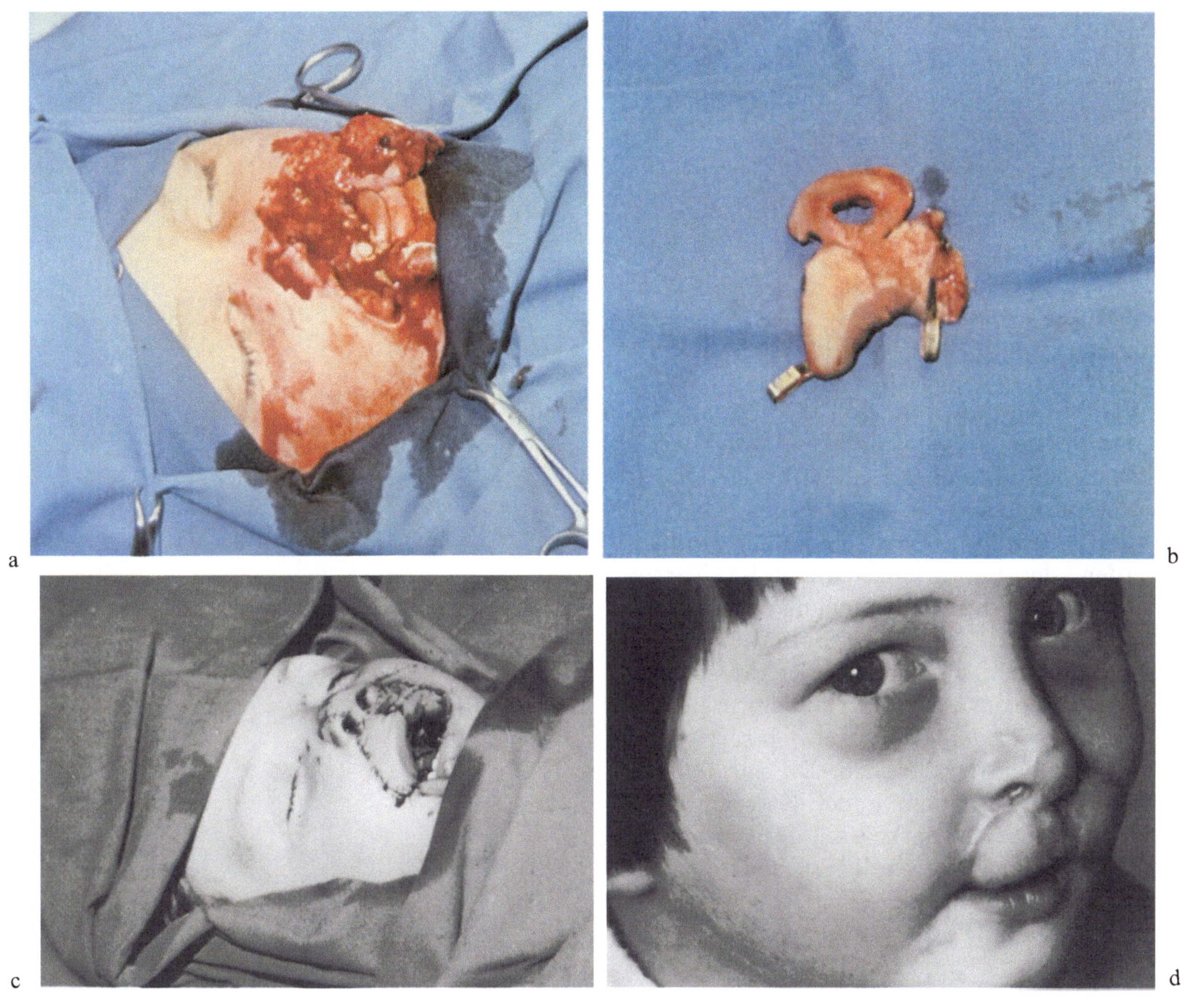

Abb. 100a–d. Totalamputation der Oberlippe mit Naseneingang durch einen Hundebiß bei einem 4jährigen Mädchen. Der Anschluß erfolgte an der A. labialis und 3 Venen. Gefäßdurchmesser ca. 0,3–0,5 mm

XIV Replantationsdienst

Da alle Amputationsfälle immer Akutfälle sind, ist es notwendig, rund um die Uhr solche Eingriffe durchführen zu können. Hinzu kommt noch die Notwendigkeit, sofort Revisionen nach Thrombosen auszuführen. Diesen Forderungen kann nur durch einen eingerichteten Replantationsdienst Rechnung getragen werden, der immer einsatzfähig ist. Ferner muß eine sofortige Bereitstellung eines Operationssaals mit Personal gewährleistet sein.

Ein Replanteur muß, neben der Ausbildung in der Mikrochirurgie und Handchirurgie, die Grundbegriffe der Plastischen Chirurgie und Traumatologie beherrschen. Da zur Beherrschung und Ausbildung in der Mikrochirurgie eine enge Zusammenarbeit mit der experimentellen Chirurgie notwendig ist, und darüber hinaus die postoperative Überwachung und Nachbehandlung entsprechend geschultes Stationspersonal, Krankengymnastinnen sowie Ergotherapeutinnen bedürfen, ist ein erfolgreicher Replantationsdienst meist an eine Großklinik gebunden.

Damit der Behandlungsablauf zur Routine wird und konstante Ergebnisse erzielt werden können, muß eine Mindestfallzahl vorhanden sein. Nach eigenen Erfahrungen sollte mindestens jede 2. Woche eine Replantation durchgeführt werden.

B. Gewebetransplantation mit mikrovaskulären Anastomosen

I Entwicklung der Gewebetransplantation mit mikrovaskulärem Anschluß

Weichteildefekte, bei denen Knochen, Sehnen oder gar Fremdmaterial freiliegen oder eine belastungsfähige Bedeckung benötigt wird, machten bisher immer eine Versorgung mit gestielten Lappenplastiken notwendig. Dies erfolgt entweder durch lokale Verschiebe-, Schwenk- und Rotationslappen oder durch entfernte Rundstiellappenbildung. Da besonders an den Extremitäten meist eine lokale Gewebeverlagerung nicht möglich ist, muß man hier auf entfernte Lappenplastiken zurückgreifen. Das klassische Beispiel ist der sog. „cross-leg-flap", eine türflügelartige Lappenbildung vom unverletzten Bein auf einen Defekt an der anderen unteren Extremität. Dieses mehrzeitige Verfahren bedeutet für Patient und Operateur immer ein sehr zeitraubendes sowie belastendes Vorgehen, denn es sind mehrere operative Eingriffe notwendig mit dazwischenliegender mehrwöchiger Gelenkfixierung.

1972 entwickelten McGregor u. Jackson den sog. Leistenlappen („groin-flap") als sog. „axial pattern flap". Dies ist ein Lappen, der im Gegensatz zu den herkömmlichen Stiellappen („random pattern flap") ein eigenes zentrales Gefäßsystem besitzt.

In der Leistenregion handelt es sich um die A. circumflexa ileum superficialis mit Begleitvenen.

Basierend auf diesen anatomischen Grundlagen entstand durch die Entwicklung der Mikrochirurgie die Möglichkeit, einen solchen Lappen mit seinen Gefäßen als freies Transplantat zu benutzen und am Ort des Defektes direkt an entsprechende kleine Gefäße, Arterien und Venen anzuschließen.

Bereits 1963 experimentierten Goldwyn et al. am Hund mit solchen Insellappen – wie sie zunächst auch in Anlehnung an die Lappen, die nur an einem Gefäßstiel verlagert werden, genannt wurden.

1965 führten Krizek et al. experimentelle Lappentransplantationen durch. Weitere Laboratoriumsberichte kamen von Strauch u. Murray (1967) und McLean u. Buncke (1972) mit Transplantationen des Omentums am Hund, von O'Brien u. Shanmugan (1973) mit 27 Leistenlappentransplantationen beim Kaninchen und von Daniel u. Williams (1973a) mit 15 solchen Operationen beim Schwein.

Der erste Bericht über die erfolgreiche Transplantation eines Leistenlappens mit Gefäßanschluß am Menschen kam von Daniel u. Taylor (1973). Im September 1972 war bereits von Harii in Tokio ein freier behaarter Skalplappen von einer Temporalregion auf die Gegenseite mit Gefäßanschluß übertragen worden.

Weitere Berichte über solche Einzelfälle kamen dann von O'Brien et al. (1973), Harii (1975), Rigg (1975), Fujino et al. (1975), Biemer u. Duspiva (1976a). Über Erfahrungen mehrerer solcher Verpflanzungen publizierten O'Brien et al. (1974), Harii et al. (1974, 1975), Ikuta et al. (1975) sowie Biemer u. Duspiva (1977a).

II Definitionen und Nomenklatur

In den meist in englischer Sprache erschienenen Veröffentlichungen über freie Gewebetransplantationen mit mikrovaskulärem Anschluß wurde das Verfahren unterschiedlich als (in deutscher Übersetzung) „Freie Transplantation eines Lappens" oder „Freie Transplantation eines Insellappens" sowie als „Mikrovaskuläre freie Lappenplastik" bezeichnet.

Eine einheitliche deutsche Nomenklatur gibt es bisher nicht.

Vereinbarungsgemäß wird in der plastischen Chirurgie nur bei einer gestielten Gewebeverlagerung von einem „Lappen" gesprochen. Eine freie Verpflanzung wird als Transplantation bezeichnet. Hierbei genügt es, die Art des transplantierten Gewebes zu benennen [1]. Hiernach müßte folgerichtig bei dem Verfahren „Der freien Lappenplastiken" von einer „Transplantation von Haut- und Unterhautgewebe" gesprochen werden (Biemer u. Duspiva 1977a).

In den letzten Jahren hat sich aber weltweit in der englischen Nomenklatur die Bezeichnung „free flap" eingebürgert. Da mittlerweile verschiedenste Gewebe frei mit Gefäßanschluß verpflanzt werden, hat sich international als Oberbegriff "free tissue transfer" oder "free tissue transplantation" mit oder ohne Zusatz mit „mikrovaskulären Anastomosen" durchgesetzt.

Demnach wäre im deutschen Sprachraum die Bezeichnung „Gewebetransplantation mit mikrovaskulären Anastomosen" empfehlenswert.

Je nach Gewebeart sollte dann entweder von einer Lappentransplantation (Haut- und Unterhautgewebe), Muskeltransplantation, kombinierten Lappenmuskeltransplantation (muskulo-kutane Lappen) oder Zehentransplantation usw. gesprochen werden.

Der Zusatz „mit mikrovaskulären Anastomosen" ist zur Verdeutlichung zweckmäßig, da manche Gewebearten, wie Knochen, auch ohne Gefäßanschluß transplantiert werden können.

Der Zusatz „freie" ist durch die Definition des Begriffes „Transplantation" überflüssig.

In Anlehnung an die englische Kurzform "free flap" ist auch der deutsche Ausdruck „freier Lappen" anwendbar.

---

[1] Singgemäß zitiert nach Schmidt-Tintemann (1970)

III Indikationen für die freie Gewebetransplantation

Im Prinzip bestehen hier die gleichen vielfältigen Indikationen wie bei gestielten Lappenplastiken. Erweitert wird aber die Indikationsliste durch die erheblichen Vorteile dieses, von einer Stielverbindung unabhängigen Verfahrens:

a) Wesentlich kürzere Behandlungszeit durch Reduzierung auf nur eine Operation.
b) Keine Immobilisierung.
c) Zusätzlich nervale Versorgung (z.B. Dorsalis-pedis-Lappen).
d) Meist weniger auffallende Entnahmestellen.
e) Bessere Einheilung bei schlecht durchblutetem Untergrund, da die Gefäßversorgung von diesem unabhängig ist.

Eingeschränkt wird dagegen die Indikation durch die Problematik der Mikrogefäßchirurgie. Um diese Technik anwenden zu können, ist eine zusätzliche Ausbildung nötig. In der Mikrogefäßchirurgie ist immer mit einer gewissen Thromboserate zu rechnen. Dem gegenüber steht aber die ebenfalls vorhandene Komplikationsrate bei gestielten Lappenplastiken, die von Stranc et al. (1975) mit 20% angegeben wurde.

Da die Thromboserate aber wesentlich von der Technik und damit vom Operateur abhängt, muß eine ehrliche Einschätzung der eigenen Erfahrung und des eigenen Könnens auf dem Gebiet der Mikrogefäßchirurgie in die Indikationsstellung einfließen. Denn grundsätzlich gilt für die Lappentransplantation, daß durch sie nicht mehr und nicht weniger erreicht wird als durch eine konventionelle gestielte Plastik. (Abgesehen von einer Resensibilisierung bei Einschluß eines Nerven im Transplantat.)

Deshalb sollte nach dem heutigen Stand immer zuerst nach einer Versorgung mit herkömmlichen plastisch-chirurgischen Methoden gesucht werden und eine Entscheidung zur Transplantation mit Gefäßanschluß an zweiter Stelle stehen. Ferner muß immer eine genaue Aufklärung des Patienten erfolgen, die auch die anderen Möglichkeiten herkömmlicher Verfahren umfaßt.

Ideale Vorbedingungen bestehen bei traumatischen Defekten an den Extremitäten sowie im Kopf-Hals-Bereich, da hier weniger mit entzündlichen Veränderungen der Gefäße zu rechnen ist und an diesen Regionen relativ leicht auffindbare und konstante Gefäße zum Anschluß vorhanden sind.

Bei chronischer Ulkusbildung muß immer mit starken entzündlichen Veränderungen des umgebenden Gewebes gerechnet werden. Die Gefäße sind dann hier schwer darzustellen und ihre Wände meist so verändert, daß sie besonders leicht verletzlich sind und es oft zu einer Separierung zwischen Intima und Media kommt. Äußerst ungünstige Umstände bestehen nach eigenen Erfahrungen bei noch nicht völlig sanierten Infektionen, wie z.B. chronischer Osteomyelitis. Eine Infektion im Anastomosengebiet führt unweigerlich zur Thrombose.

Obwohl von Finseth et al. (1975) über 2 Mißerfolge bei Lappentransplantationen in der Mundregion berichtet wurde, konnte Acland im November 1977 erfolgreiche intraorale Anwendungen zeigen. Es handelte sich hier um Leistentransplantate, die nach Tumorentfernung in die Mundhöhle eingesetzt wurden.

Eine Erweiterung der Indikation für Regionen, in denen keine zuführenden Gefäße für die Anastomose bereitstehen, ergibt sich durch Verlagerung entfernter Gefäße, wie z.B. der Vasa gastroepiploica aus dem Bauchraum zum Anschluß in die Bauch-Brustregion (Harii u. Ohmori 1973).

Eine relativ eindeutige Indikation ergibt sich bei der Transplantation von Zehen als Daumen- oder Fingerersatz, bei Muskeltransplantation oder der Knochentransplantation mit Gefäßanschluß. Handelt es sich hierbei doch um Möglichkeiten, die bisher gar nicht oder nur mit „höherer Unsicherheit“ möglich waren.

IV Vorbereitungen zur Gewebetransplantation

Von ausschlaggebender Bedeutung ist eine genaue Vorbereitung und Planung der Operation. Hierin liegt schon oft die Entscheidung über das Gelingen.

Bei der Anamnese und der allgemeinen Untersuchung können sich bereits absolute Gegenindikationen für eine Gewebetransplantation ergeben: z.B. Angiopathien, wiederholte Gefäßverschlüsse an den Beinen. Gegenindikation für eine lange Narkose usw.

In manchen Fällen ist es allein durch die Palpation möglich, die Arterien im Empfänger- bzw. Spendebezirk zu lokalisieren. Häufig sind auch die oberflächlichen Venen zu sehen.

In vielen Fällen läßt sich aber hierdurch noch keine klare Aussage über die Gefäßsituation machen. Dies gilt besonders bei vorangegangenen Operationen oder zusätzlichen Verletzungen im Hebe- oder Empfängergebiet. Weiterführen kann hier evtl. eine Doppler-Untersuchung. Hierdurch kann besonders an den Extremitäten oder im Kopfbereich das Vorhandensein bzw. die Funktionstüchtigkeit der Gefäße weiter geklärt werden. Letzte Klarheit gibt aber häufig nur eine Angiographie. Um mögliche Intimaschäden durch diese Untersuchung abklingen zu lassen, sollte dann bis zur Operation einige Wochen gewartet werden. Ob eine Angiographie notwendig ist, muß im Einzelfall entschieden werden. Eine generelle angiographische Untersuchung ist wegen der zusätzlichen Strahlenbelastung nicht zu befürworten und auch nicht nötig.

Neben einer Lungenübersicht, einem EKG sowie der Bestimmung der Blut-Serumwerte ist eine Ermittlung der Blutgerinnungswerte zu fordern. Prinzipiell müssen die Blutgruppe bestimmt sowie zwei gekreuzte Blutkonserven zur Operation bereitgestellt werden. Gegebenenfalls muß die Narkosefähigkeit für eine solche 6–8stündige Operation vom Internisten bzw. Anästhesisten abgeklärt werden.

Wegen der bereits erwähnten Länge solcher Operationen muß bei der Lagerung auf eine gute Polsterung geachtet werden. Dekubitalulzera sind nach solchen Eingriffen bereits beschrieben worden. Ferner muß durch Abdekkung eine Unterkühlung des Patienten, die die Zentralisation des Kreislaufes bzw. Gefäßspasmus hervorrufen kann, verhindert werden.

Um eine genaue Überwachung des Patienten zu gewährleisten, ist ein sicherer venöser Zugang notwendig. Ein Cavakatheter hat sich hier bewährt.

V Operationstechnik

1 Allgemeines Operationsvorgehen

Trotz der oben dargestellten Voruntersuchungen fällt die letzte Entscheidung, ob eine Lappentransplantation möglich ist, erst nach operativer Darstellung der Gefäße am Spende- bzw. am Empfängerbezirk. Aus diesem Grunde sollte immer mit dem Patienten eine Alternativlösung, wie z.B. ein „cross-leg-flap", vereinbart werden, damit die Narkose dann entsprechend für den ersten Schritt dieses Vorgehens benutzt werden kann.
Ebenso ist es sinnvoll, ein bestimmtes Operationsvorgehen festzulegen, welches dem Operateur zunächst eine genaue Exploration der Gefäßsituation bis zur endgültigen Entscheidung ermöglicht, ohne dem Patienten größeren Schaden zugefügt zu haben (Biemer u. Duspiva 1977).

1. Darstellung von anastomosefähigen Gefäßen im Defektgebiet.
2. Darstellung des Gefäßstiels, des Transplantates und anschließende Hebung.
3. Genaue Markierung der Gefäßenden mit klarer Unterscheidung zwischen Venen und Arterien.
4. Lockere Fixierung des Transplantates im Defektgebiet.
5. Mikrovaskulärer Anschluß, erst arteriell, dann venös.
6. Endgültiges Einnähen des Transplantates und Verschluß des Hebedefektes.

Die Darstellung der Gefäße geschieht mit größter Sorgfalt unter Lupenvergrößerung.
Die Gefäße am Defekt werden so weit freigelegt, daß einmal die Anastomose sicher in unverändertes Gebiet zu liegen kommt und zweitens eine gewisse Variabilität bezüglich der Anastomosenstellen möglich ist. Wird, wie in den meisten Fällen, eine End-zu-End-Anastomose geplant, werden die Gefäße am Empfängergebiet erst durchtrennt, wenn das Transplantat locker fixiert ist. Erst jetzt kann exakt die optimale Anastomosestelle bestimmt werden. Dies gilt auch für eine End-zu-Seit-Anastomose.
Die Planung der Transplantatgröße und Form geschieht mit Hilfe eines Musters. Ein Stück steriles Papier oder Folie wird entsprechend des zu deckenden Defektes zurechtgeschnitten und die Anastomosenstelle eingezeichnet. Nun kann die Hebung des Transplantates so variiert werden, daß sein Gefäßstiel genau an die entsprechende Stelle zu liegen kommt, an der sich nach der Transplantation der Gefäßanschluß befinden soll (s. Abb. 101)
Zur Durchführung der Anastomosen müssen ideale Bedingungen mit maximaler Darstellung herbeigeführt werden. Gegebenenfalls müssen das OP-Feld erweitert, Gefäße über größere Länge mobilisiert oder die Lagerung des Patienten anders gestaltet werden.
Wie generell in der Mikrogefäßchirurgie, muß auf diese maximale Darstellung kompromißlos hingearbeitet werden. Die Anastomosenstelle muß so gewählt werden, daß es nach dem endgültigen Einnähen des Transplantates nicht zu einer Knickbildung der Gefäße kommt und die Nahtstellen gut gepolstert bzw. gedeckt werden können. Wegen der angeblich höheren Sicherheit wurde bisher prinzipiell eine End-zu-End-Anastomose angestrebt. Größere Kaliberunterschiede werden durch Zwischenschaltung eines Veneninterponates überbrückt (s. Kap. „Veneninterponat").
Ikuta (1975) berichtete über eine Serie von erfolgreichen End-zu-Seit-Anschlüssen. Dies hat den Vorteil, daß das ernährende Gefäß erhalten bleibt (s. Abb. 103). Bedeutungsvoll kann dies evtl. an den Extremitäten sein. Godina berichtete 1979 über 64 freie Latissimus-Transplantationen, die alle End-zu-Seit angeschlossen worden waren. Es war nur in einem Fall zu einer Nekrose gekommen. Aufgrund dieser Ergebnisse befürwortet er die End-zu-Seit-Anastomose. Am geeignetsten für die Anastomosen ist ein Seitenast, der in etwa dem Durchmesser der Transplantatgefäße entspricht. Hierdurch wird das Hauptgefäß erhalten und meist auch ein passender Gefäß-

durchmesser gefunden (s. Abb. 103). Nach Freigabe der arteriellen Verbindung kommt es immer zu einem relativ raschen venösen Reflux mit Hyperämie des Transplantates. Je nach Situation werden dann ein oder zwei Venenanastomosen durchgeführt. Mehr als zwei Venen zu verbinden, erscheint wegen der damit eintretenden Verringerung der Fließgeschwindigkeit pro Vene unzweckmäßig. Die beste Prophylaxe für eine Venenthrombose ist eine möglichst hohe Durchflußrate. Alle nicht angeschlossenen Venen müssen exakt ligiert werden, um einer Hämatombildung unter dem Transplantat vorzubeugen. Aus diesem Grunde muß ferner das Anastomosengebiet drainiert werden (ohne daß dadurch die Anastomosen beeinträchtigt werden).

Tritt der erwartete venöse Reflux nicht ein, und kommt es nicht zu einer sichtbaren Durchblutung, gilt als oberstes Gebot, Ruhe zu bewahren und folgende Prüfungen durchzuführen:

1. Wurde Arterie mit Arterie verbunden oder ein arteriell-venöser Anschluß durchgeführt?
2. Besteht ein Spasmus der Gefäße?
3. Ist die Anastomose selbst durchgängig?
4. Besteht eine Knickbildung im Gefäßverlauf?
5. Wurde das richtige Gefäß mitgehoben?
6. Besteht eine starke Zentralisation oder Hypotonie des Patienten?

Bei Vorliegen eines Gefäßspasmus ist meist nur Geduld (s. Kap. I. Teil VII/1) notwendig. Kann der Spasmus nicht gelöst werden, ist eine Aufbewahrung des Transplantates für einige Stunden im Kühlschrank bei 4 °C möglich (Anderl 1977).

2 Medikamentöse Behandlung

Die medikamentöse Therapie ist ähnlich wie bei den Replantationen.

Intraoperativ:

a) 500 ccm niedermolekulares Dextran[2]
b) 4stündlich 20 mg Dipyridamol i.v.[3]

Postoperativ:

a) täglich 500 ccm niedermolekulares Dextran für 6 Tage,
b) während der ersten 24 Std 4stündlich 20 mg Dipyridamol i.v., dann bis zum 6. Tage 225 mg oral[4],
c) Acetylsalicylsäure[5] oder ein Mischpräparat aus b) u. c)[6]

Die antibiotische Abdeckung beginnt bereits präoperativ, je nach Keimbesiedelung.

3 Postoperative Behandlung und Überwachung

Die das Transplantat tragende Körperregion wird leicht erhöht gegenüber dem Herzen gelagert. Besonders ist auf ungestörten, venösen Rückfluß zu achten. Der Verband muß einen guten Überblick über das Transplantat erlauben.

Die Überwachung ist wegen der oft schwer festzustellenden Kapillarfüllung schwieriger als nach Replantationen von peripheren Extremitätenteilen. Auch die Temperaturmessungen lassen, besonders bei sehr dünnen Transplantaten, keine genaue Aussage zu. Wegen der blassen Färbung, besonders der Haut in der Leistenregion, ist eine Farbbeurteilung oft sehr schwer. Eine Überwachung mit photoelektrischen Pulsabnehmern wurde von Webster (1977) angegeben. Ein ideales Monitorgerät steht z.Zt. noch nicht zur Verfügung. Vielleicht ergibt sich in naher Zukunft aus der Möglichkeit der perkutanen PO_2-Messung eine Lösung (Werber u. Biemer 1978). Bei geringstem Verdacht auf Thrombose sollte rasch revidiert werden.

---

[2] Rheomacrodex, Fa. Knoll
[3] Persantin, Fa. Thomae
[4] Persantin forte (3 × 1 Tablette), Fa. Thomae
[5] Colfarit, Fa. Bayer
[6] Asasantin, Fa. Thomae

Abb. 101. Zur Planung des Transplantates dient ein Muster des Defektes. Durch zusätzliche Markierung der Stelle der Anschlußgefäße kann das Transplantat exakt bezüglich seiner Gefäße, Form und Lage des Gefäßstiels gehoben werden

Abdruck des Defektes und Markierung des Gefäßstieles

Entsprechend des Abdruckes wird der Leistenlappen geplant und gehoben

101

Abb. 102a–d. Ein zwei Jahre bestehendes chronisches Ulkus über der Ferse nach einem Verkehrsunfall bei einer 48jährigen Frau. Bei der Hebung des Leistenlappens fand sich ein gemeinsamer Abgang der A.e.s. und A.c.i.s. Es wurde eine End-zu-Seit-Anastomose mit der A. tibialis durchgeführt und zwei End-zu-End-Anastomosen mit den Begleitvenen

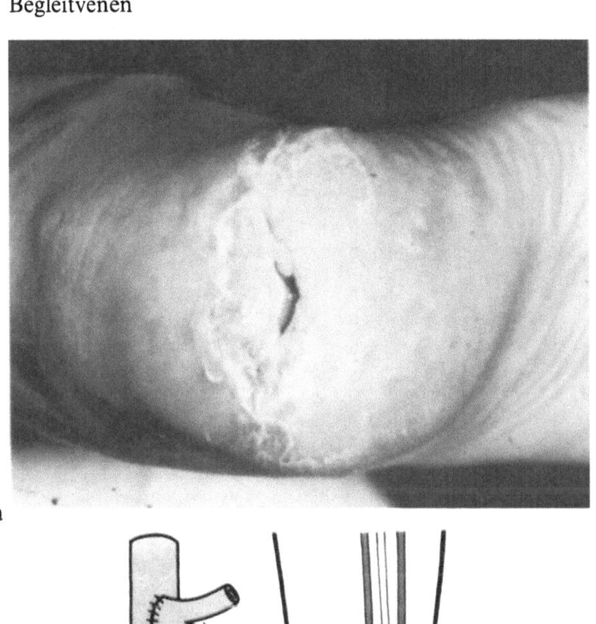

102a

b

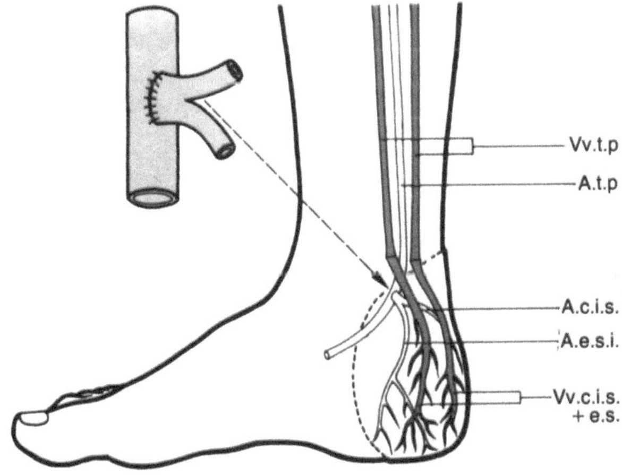

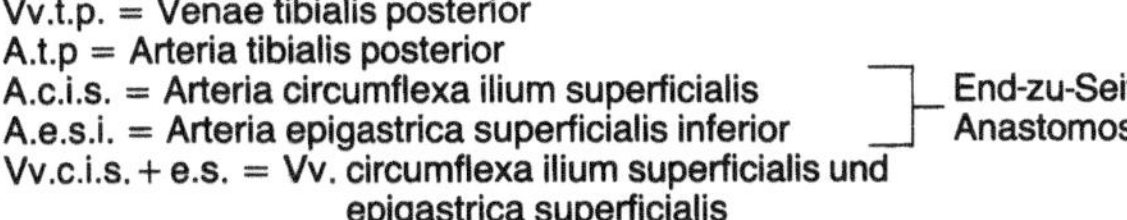
Vv.t.p. = Venae tibialis posterior
A.t.p = Arteria tibialis posterior
A.c.i.s. = Arteria circumflexa ilium superficialis
A.e.s.i. = Arteria epigastrica superficialis inferior
End-zu-Seit-Anastomose
Vv.c.i.s. + e.s. = Vv. circumflexa ilium superficialis und epigastrica superficialis

c

d

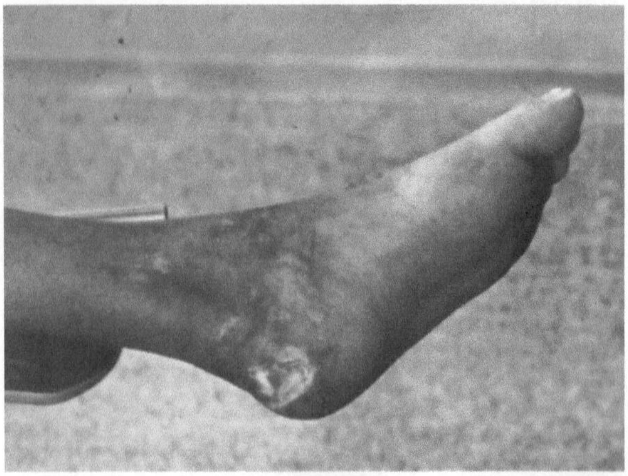

a

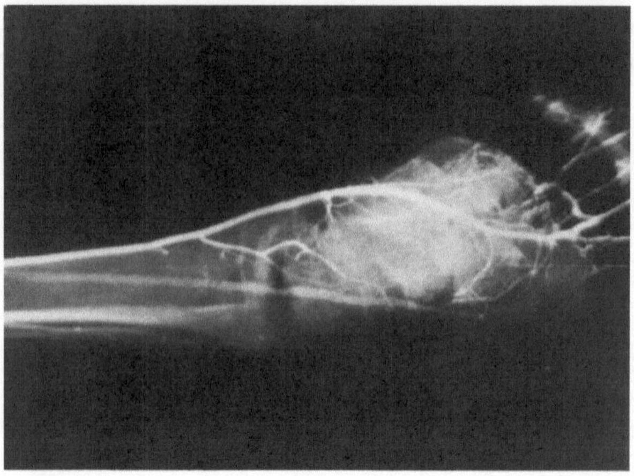

b

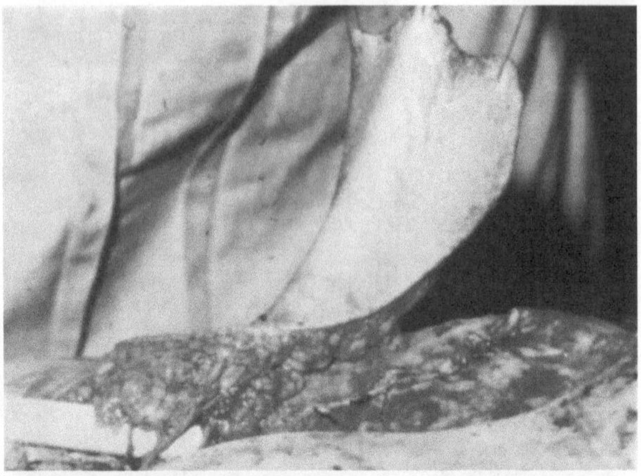

c

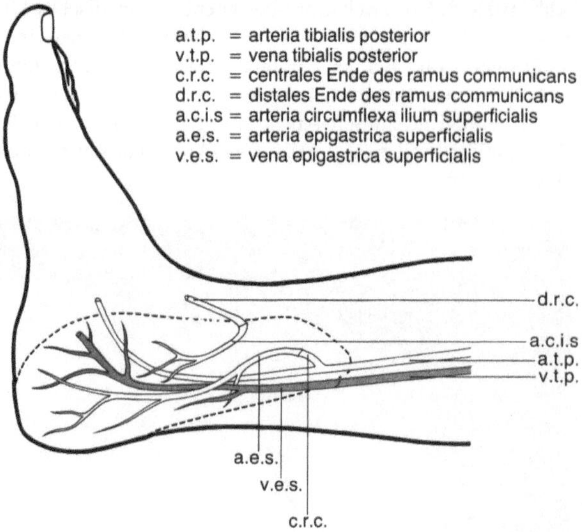

a.t.p. = arteria tibialis posterior
v.t.p. = vena tibialis posterior
c.r.c. = centrales Ende des ramus communicans
d.r.c. = distales Ende des ramus communicans
a.c.i.s = arteria circumflexa ilium superficialis
a.e.s. = arteria epigastrica superficialis
v.e.s. = vena epigastrica superficialis

d.r.c.
a.c.i.s
a.t.p.
v.t.p.
a.e.s.
v.e.s.
c.r.c.

d

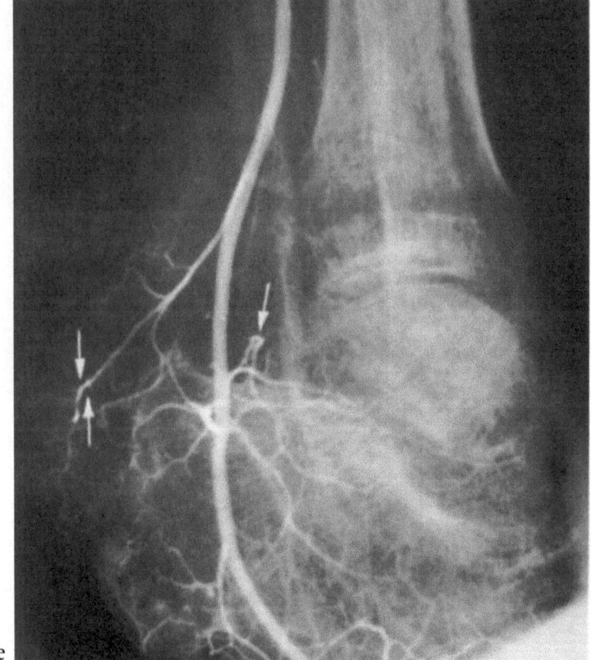

e

Abb. 103. a, b Chronische Ulkusbildung nach einer offenen Kalkaneusfraktur bei einem 21jährigen Mann. Wegen ausgedehnter Begleitverletzungen am Unterschenkel wurde zur Abklärung eine Angiographie durchgeführt. Sie zeigt, daß der Fuß nur von der A. tibialis posterior versorgt wurde. Deshalb wurde der sich kräftig darstellende Seitenast zur arteriellen Anastomose ausgewählt (Pfeil). **c–e** Ein 10 × 12 cm großer Leistenlappen wird gehoben. Zu sehen ist der Gefäßstiel mit A.e.s., A.c.i.s. und dem Venenstiel. Die Skizze zeigt das Anschlußschema. Das größere Gefäß, die A.e.s., wurde an das zentrale Ende des Ramus communicans und das kleinere Gefäß, die A.c.i.s., wurde an das distale Ende angeschlossen, da sich hier ein guter Reflux zeigte. Die postoperative Angiographie zeigt die Anastomosenstellen (Pfeile)

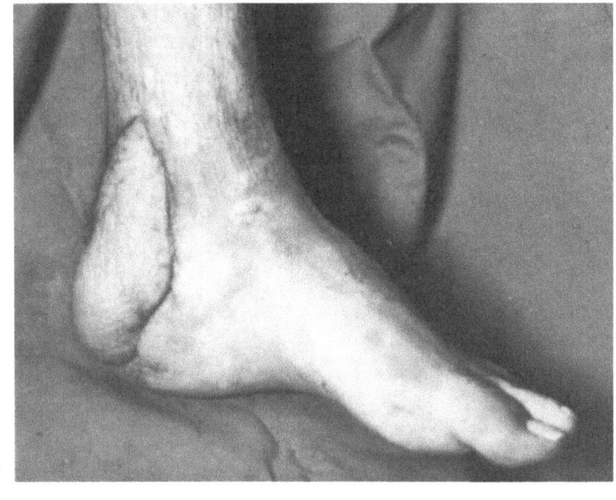

f

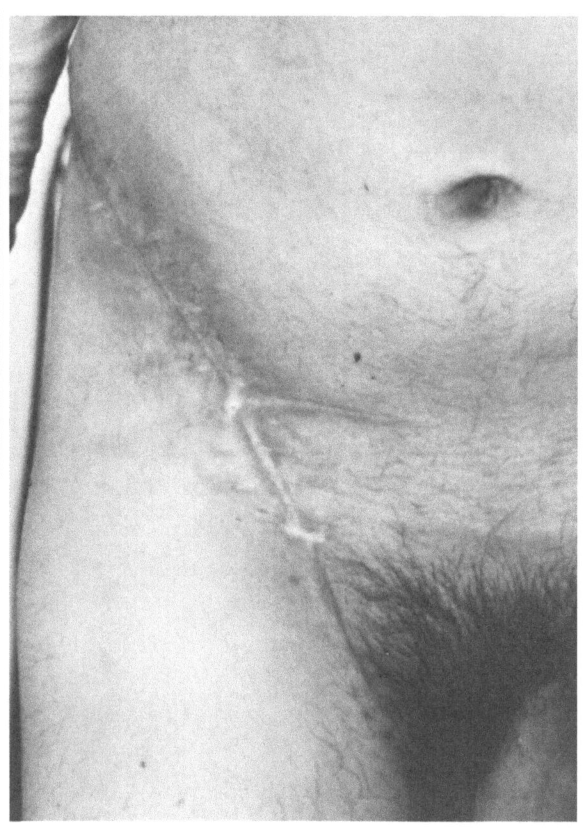

g

Abb. 103f, g. Transplantat 4 Monate postoperativ. An der Entnahmestelle in der Leiste bleibt nur eine relativ unauffällige Narbe zurück

4 Komplikationen

Probleme während der Operation ergeben sich manchmal durch zu kräftiges Unterhautfettgewebe. Ein primäres Ausdünnen ist wegen des Gefäßverlaufes meist nicht möglich. Dies muß auf einen späteren sekundären Eingriff verschoben werden.

Zu große Spannung beim Einnähen des Transplantates kann in solchen Fällen durch vorübergehende Zwischenschaltung eines Spalthauttransplantates am Rande umgangen werden (Biemer u. Duspiva 1976).

Die eigentliche Komplikation ist aber die Thrombose. Eine venöse Thrombose ist kaum zu übersehen. Das Transplantat schwillt an und verfärbt sich bläulich bis aubergine (s. Abb. 104). Ferner sinkt die Temperatur. Schon bald zeigen sich deutliche Blasenbildungen. Eine rasche Revision ist bei den ersten Symptomen angezeigt (s. Kap. „Thrombektomie").

Eine arterielle Thrombose ist oft schwerer festzustellen. Wegen der Weichheit des Gewebes ist das „leere Gefühl", wie es bei arterieller Thrombose nach Fingerreplantationen auftritt, nicht festzustellen (s. Abb. 105a).

Kolorit, Kapillarfüllung und Temperatur sind, wie bereits erwähnt, schwer zu beurteilen. Eine Klärung bringt gelegentlich eine Untersuchung mit dem Doppler-Gerät. Die sicherste Methode ist aber die Erzeugung einer Blutungsstelle durch kleine Einschnitte am Transplantatrand.

Auch hier besteht eine absolute Indikation zur raschen Revision.

Nach einer arteriellen Thrombose ergab sich immer eine Totalnekrose des ganzen Transplantates, während bei venösen Thrombosen häufig ein Teil des subkutanen Fettgewebes erhalten bleibt, welches dann eine sekundäre Spalthauttransplantation ermöglicht (Ohmori 1977; Biemer u. Duspiva 1977a) (s. Abb. 105f).

Bisher ganz unmöglich sind postoperative Kontrollen der Durchblutung bei tiefen Muskel- oder Knochentransplantationen. Hier kann man nur aufgrund des klinischen Verlaufes und einer späteren Angiographie, bzw. Szintigraphie, eine Aussage über den Erfolg machen.

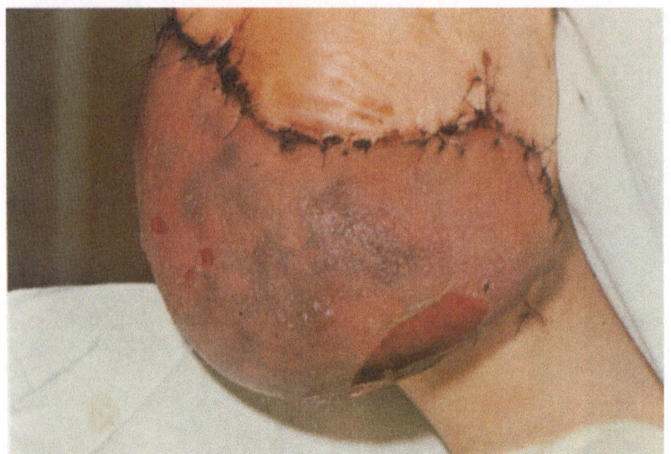

Abb. 104. Bild einer voll ausgebildeten venösen Thrombose eines Leistenlappens an der Ferse. Deutlich sichtbar die Anschwellung, bläuliche bis auberginefarbene Verfärbung und Blasenbildung

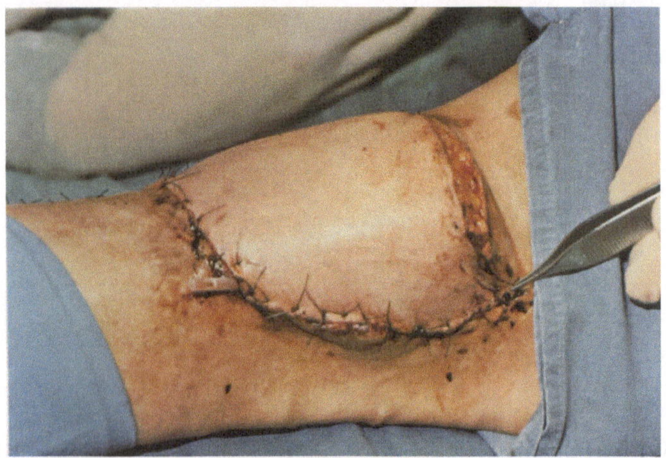

a

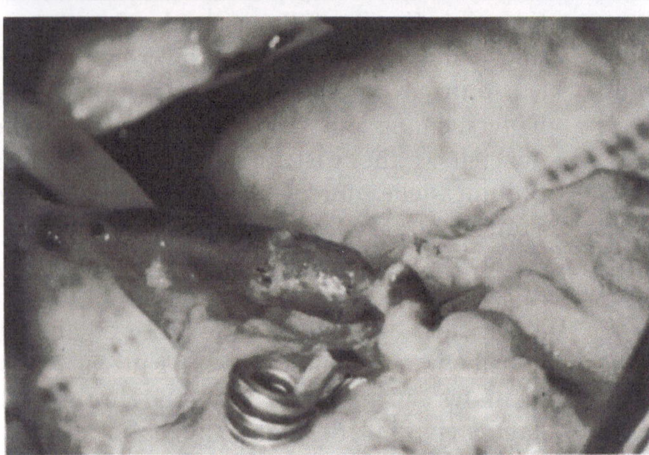

b

Abb. 105. a Arterielle Thrombose bei einem Leistenlappentransplantat einen Tag nach der Transplantation. Typisch ist die Leichenflekken-ähnliche Verfärbung der Haut. **b–d** Voll ausgebildete arterielle Thrombose an der zuführenden A. tibialis anterior nach freier Leistenlappentransplantation. Thrombektomie mit dem feinsten Fogarty-Katheter und Reanastomosierung. **e, f** Trotz erfolgreicher Thrombektomie kam es zu einer fast vollständigen Nekrose der Haut bei erhaltenem Überhautfettgewebe, so daß der Defekt mit Spalthaut gedeckt werden konnte und damit das Behandlungsziel erreicht wurde

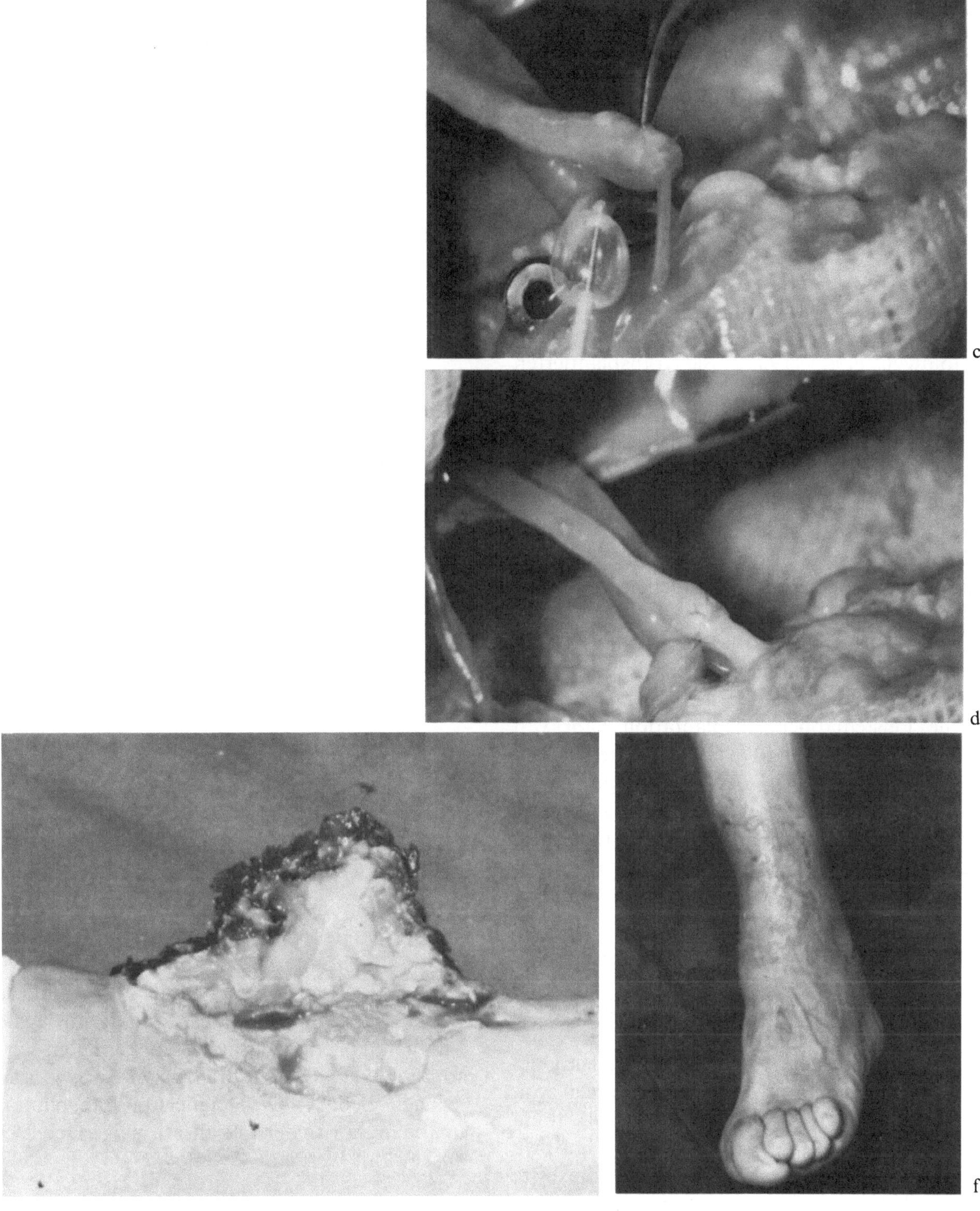
c
d
e
f

VI Freie Lappentransplantation

1 Entwicklung

Die ersten experimentellen Vorarbeiten zur freien Lappentransplantation kamen von Goldwyn et al. (1963). Sie transplantierten 5 Lappen am Hund, von denen nur einige für 2–3 Tage überlebten. Strauch und Murray (1967) verpflanzten Leistenlappen an der Ratte mit 61% Erfolg. Fujino et al. (1972) berichteten von 58% Überlebensrate bei 12 Brustdrüsenlappen am Hund.
1973 konnten O'Brien und Shanmugan mit 27 Leistenlappen beim Kaninchen 100% Erfolg erzielen.
Daniel und Williams veröffentlichten 1973a Ergebnisse an 15 Fällen beim Schwein.
Der erste publizierte Bericht über eine klinische Leistenlappentransplantation kam von Daniel und Taylor 1973. Es handelte sich um einen Leistenlappen, der zur Deckung eines Defektes am Unterschenkel benutzt wurde. Aber bereits im September 1972 hatten Harii und Ohmori (1973) einen freien Skalplappen von 15 × 3 cm Größe mit den Temporalgefäßen transplantiert.
Weitere Berichte über Einzelfälle kamen von O'Brien et al. (1973b), Harii und Ohmori (1975), Rigg (1975), Fujino und Saito (1975), Biemer und Duspiva (1976a).
Über Erfahrungen von mehreren solcher Operationen erschienen Veröffentlichungen von O'Brien et al. (1974), Harii et al. (1974), Ikuta et al. (1975) sowie Biemer und Duspiva (1977a). (Von den Autoren wurde die erste freie Lappentransplantation im März 1975 durchgeführt.)

2 Vor- und Nachteile der Lappentransplantation

Wie jede operative Technik, so hat auch dieses Verfahren Vor- und Nachteile.

Vorteile:

1. Nur eine Operation. Während z.B. Wanderlappenplastiken oder Rundstiellappenplastiken mehrere Operationen mit 3–4wöchigem Intervall benötigen, wird hier mit einer Operation das gleiche Ergebnis erzielt.
Hieraus resultiert:

2. Kürzerer Krankenhausaufenthalt.

3. Keine Gelenkfixierung. Bei dem „cross-leg"-Verfahren oder bei der Benutzung eines Unterarmes als Träger einer gestielten Lappenplastik ist immer eine mehrwöchige Gelenkfixierung mit all ihren Gefahren notwendig.

4. Ästhetisch günstigere Hebebezirke. Freie Lappentransplantate können meist von wesentlich günstigeren Regionen entnommen werden.

5. Unabhängigkeit von der Durchblutung am Defektrand. Durch den Gefäßanschluß ist das Transplantat unabhängig von der Randdurchblutung des Defektes. In schlecht vaskularisierten Gebieten kann es im Gegenteil hierdurch zu einer besseren Gefäßversorgung kommen.

6. Größere Variabilität in der Anwendung eines geeigneten Transplantates durch Stielunabhängigkeit. Durch die Erarbeitung von verschiedenen Spenderegionen sowie der Erweiterung durch die kombinierten Transplantate, wie muskulo-kutane Lappen oder osteokutane Lappen (s. entsprechende Kapitel), sowie die Möglichkeit einer zusätzlichen nervalen Versorgung wie z.B. beim Fußrückenlappen kann je nach Bedarf das geeignetste Transplantat unabhängig von der Lokalisation des Defektes ausgewählt werden.

Nachteile:

1. Lange Operationszeit. Durch die subtile Technik der Mikrogefäßchirurgie und Präparation der feinen Gefäße ergibt sich meist eine lange Operationszeit. Bei einem Operationsteam benötigen die Autoren im Durchschnitt 4–6 Std.

Tabelle 10. Freie Lappentransplantate

Spenderegion	Arterielle Versorgung	Nerv	Versorgung d. Hebedefektes	Besondere Vorteile und Anwendungen
Leistenlappen	A. circumflexus ilium superficialis, A. epigastrica superficialis	nein	direkter Verschluß	Relativ konstante Gefäße, variable Größe und Form. Anwendung nur eingeschränkt durch dicke subkutane Fettschicht
Abwandlung des Leistenlappens	A. circumflexa ilium profunda	nein	direkter Verschluß	Konstantere und größere Gefäße, wesentlich längerer Gefäßstiel, besonders geeignet zum Einschluß der Crista iliaca
Delto-pektoraler Lappen	perforierende Äste der 2. Interkostalarterie	nein	Spalthaut	Begrenzte Größe. Dünnes subkutanes Gewebe. Anwendung wird eingeschränkt durch den auffallenden Hebedefekt
Axillarer Lappen	kutane Äste der A. subscapularis und A. thoracodorsalis	nein	direkter Verschluß	Langer Gefäßstiel. Wegen variabler Gefäßversorgung muß oft ein Teil des M. latissimus als muskulo-kutaner Lappen eingeschlossen werden
Fußrückenlappen	A. dorsalis pedis	ja	Spalthaut	Durch Anschluß eines sensiblen axial verlaufenden Nerven und dünner Subkutanschicht ist er besonders für die Handchirurgie- und Fußsohlenversorgung geeignet. Nachteil ist die oft zu Störungen Anlaß gebende Spalthautdeckung am Fußrücken
Abwandlung des Fußrückenlappens: Lappen aus der 1. Zwischenzehenfalte	A. dorsalis pedis	ja	Spalthaut	Spezielle Anwendung besonders im Gebiet der Handchirurgie bei Versorgung von Interdigitaldefekten
Großzehenlappen	A. dorsalis pedis	ja	Spalthaut	Dieser Lappen wird im Sinne eines kleinen Insellappens gehoben und dient besonders zur Deckung und Resensibilisierung von Fingerkuppendefekten
Temporallappen: behaarter Skalp- und Stirnlappen	A. temp. superfic. mit ihrem temporalen und ventralen Ast	nein	bei kleinen Lappen meist direkt	Bei Hebung als behaarter Skalplappen, besondere Anwendung bei Alopeziegebieten. In der Ausführung als Stirnlappen besonders geeignet wegen des guten Hautkolorites für Defekte im Gesichtsgebiet. Der Nachteil ist aber hier der auffallende Hebebezirk

2. Ausbildung und Erfahrung in der Mikrochirurgie.

3. Abhängigkeit von den Gefäßen am Transplantat und am Empfängerbezirk. Diese Abhängigkeit von Gefäßen zwingt zu einer genauen präoperativen Planung bzw. Erforschung der Gefäßsituation durch Palpation, Doppler-Untersuchung oder ggf. Angiographie.

3 Anforderungen an das Transplantat

Aus der Klinik ergeben sich besondere Anforderungen an einen „freien Lappen".

1. Axialer Gefäßbaum, arteriell sowie venös.
2. Relativ konstanter und einfach zu präparierender Gefäßverlauf.
3. Variable Größe.
4. Möglichst dünne subkutane Fettschicht.

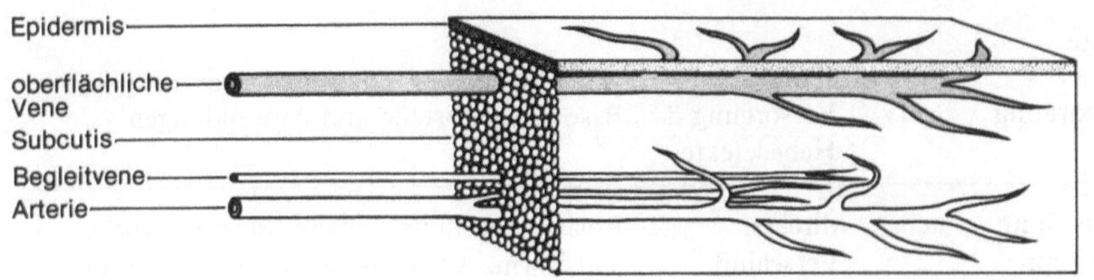

Abb. 106. Schematische Darstellung eines Lappentransplantates

5. Axiale nervale Versorgung für einen Nervenanschluß.
6. Ästhetisch und funktionell befriedigende Versorgung des Hebedefektes.

Inzwischen wurde eine große Zahl von Spendebezirken am menschlichen Körper erforscht und auch klinisch erprobt. Diese Transplantate erfüllen obige Anforderungen in unterschiedlicher Weise (s. Tabelle 10).

4 Entnahmestellen

Abgesehen von den als gestielte Lappenplastik entwickelten sog. „axial pattern flaps", wie „groin-flap" von McGregor and Jackson (1972), dem „delto-pectoral-flap" von Bakamjian (1963) oder dem Fußrückenlappen (McCraw u. Furlow 1975), wurden noch eine Reihe anderer Spendebezirke erforscht. Sie werden im folgenden tabellarisch dargestellt und jeweils die Vorteile und Anwendungen skizziert.

a) Leistenlappen (Fettlappen, iliakaler Lappen)

Der Leistenlappen wird von der A. circumflexa ilium superficialis (A.c.i.s.) versorgt. Eine weitere Möglichkeit der Transplantatbildung ergibt sich durch die gleichfalls von der A. femoralis unterhalb des Leistenbandes entspringenden A. epigastrica superficialis (A.e.s.) (s. Abb. 112a). Jedes der beiden Gefäße versorgt das gesamte Gebiet der Leistenregion (Biemer u. Duspiva 1976a). Eine genaue Begrenzung des versorgten Areales ist bisher mit keiner Untersuchungstechnik möglich gewesen, da sich an das Gebiet des freien, reinen „axial pattern flap" noch eine nicht näher bestimmbare Zone als „random pattern flap" anschließt, die ebenfalls in das Transplantat mit einbezogen werden kann. So konnten selbst sehr große Transplantate von 28 × 18 cm (Harii 1975a, b) und 20 × 22 cm von Biemer und Duspiva (1976a) mit dem Anschluß nur einer dieser beiden Arterien zur kompletten Einheilung gebracht werden. Als Anhaltspunkt zur Bestimmung der Ausdehnung des Leistenlappens dient eine Linie zwischen der Spina iliaca anterior superior und dem Tuberculum pubicum. Der Abgang der A.c.i.s. kann über der tastbaren A. femoralis beim Mann 2 Querfinger und bei der Frau daumenbreit distal der oben dargestellten Linie angenommen werden (Reimann u. Fritz 1975).

Die A.c.i.s. läuft fast immer zunächst unterhalb der Fascia lata, um dann nach Abgabe eines Ramus muscularis für den Musculus sar-

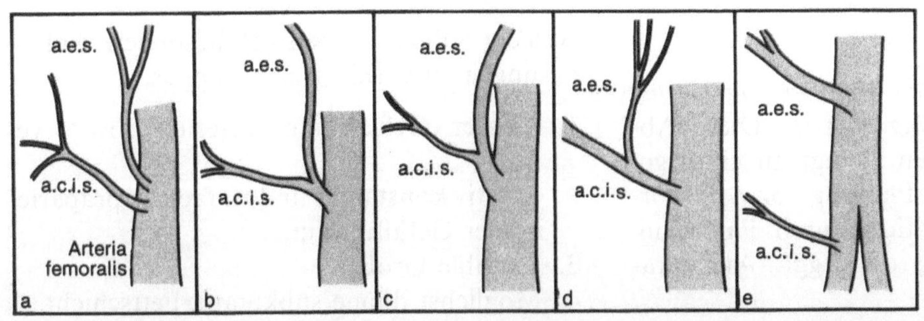

Abb. 107a–e. Variationen der Gefäßabgänge der Arteria epigastrica superficialis (a.e.s.) und der Arteria circumflexa ilium superficialis (a.c.i.s.). Die weitaus häufigste Situation ist 107a

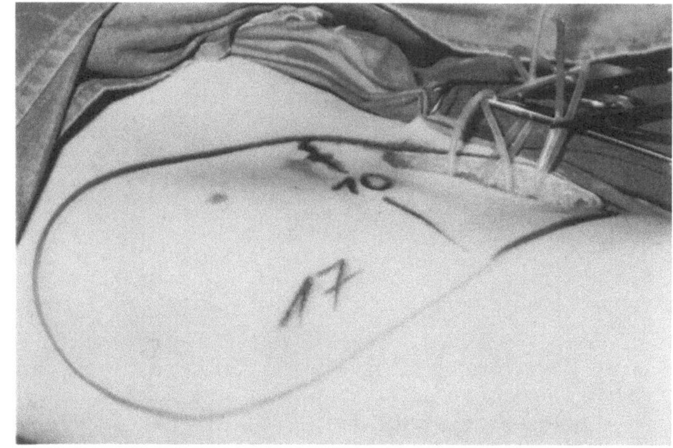

Abb. 108. Die Hebung eines Leistenlappens beginnt mit einer ca. 5 cm langen Inzision über der palpablen A. femoralis. Die Gefäße sind durch weiche Plastikschläuche angeschlungen

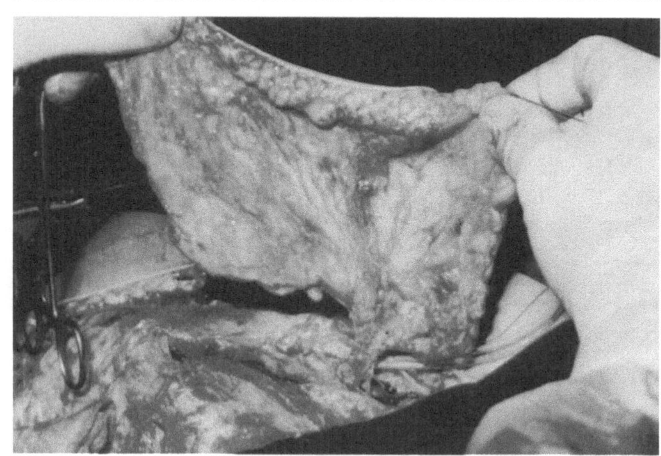

Abb. 109. Ein gehobener Leistenlappen. Der Gefäßbaum der Vasa c.i.s. ist zu sehen

torius in das subkutane Fettgewebe einzutauchen. Der Gefäßstiel ist meist nur 1–2 cm lang und gabelt sich rasch baumartig auf.

Die A.e.s. verläuft epifaszial mehr nach kranial gerichtet.

Die beiden Gefäße A.c.i.s. und A.e.s. unterliegen verschiedenen Varianten (s. Abb. 107).

Die beiden Arterien werden von Venen begleitet, die aber sehr unterschiedlich ausgebildet sein können. Günstiger für die venösen Anastomosen sind meist die oberflächlichen Venen, die dicht unter der Haut ungefähr dem tiefen Arterienbild folgen. Sie sollten deshalb bei jeder Hebung mit erhalten werden.

Einen axialen nervalen Verlauf gibt es beim Menschen in dieser Region nicht. Das Gebiet wird von mehreren sensiblen Hautästen versorgt.

Die Hebung des Leistenlappens beginnt mit einer senkrechten, ca. 5 cm langen Inzision über der palpablen A. femoralis. Zunächst werden die oberflächlichen Venen dargestellt (s. Abb. 108). Nach der Präparation der Abgänge der A.c.i.s. und A.e.s. wird der Hautbezirk entsprechend der Verlaufsrichtung der Gefäße nach dem Muster des zu deckenden Defektes endgültig festgelegt.

Bei großen Transplantaten können beide Arterien miteingeschlossen und wenn möglich auch angeschlossen werden (s. Abb. 103). Bei nur einer Anschlußmöglichkeit wird das kräftigere Gefäß gewählt und das Transplantat mehr in sein Hauptversorgungsgebiet verschoben (s. Abb. 110).

Werden beide Gefäße eingeschlossen, so kann auch eine Art „bilop-flap“ gebildet werden (Godina 1978).

Danach erfolgt die eigentliche Hebung des Lappens von lateral nach medial direkt über der Faszie. Die Durchtrittsstelle der A.c.i.s.

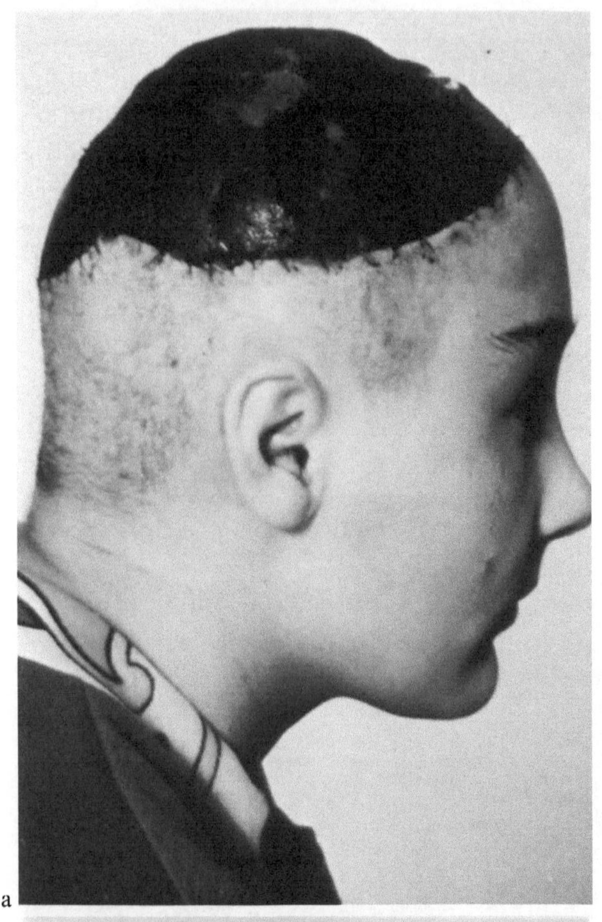
a

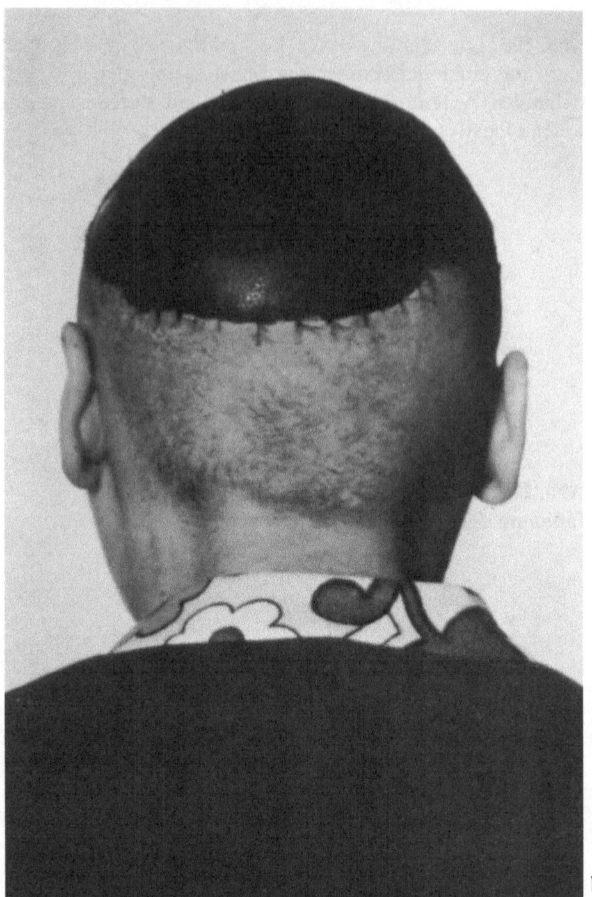
b

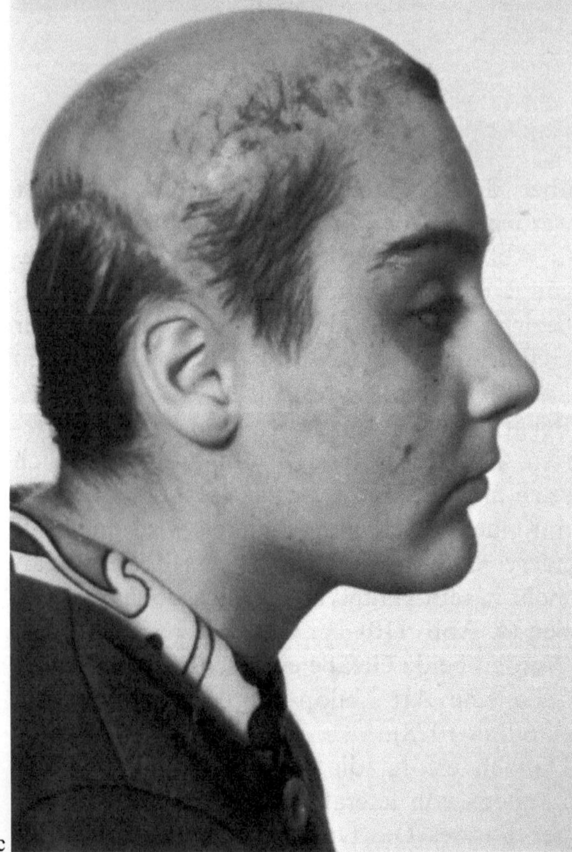
c

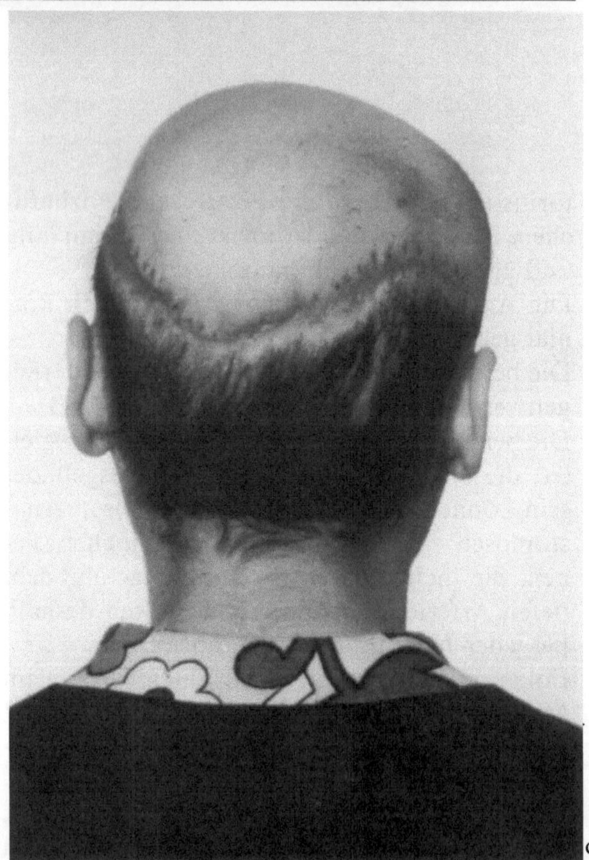
d

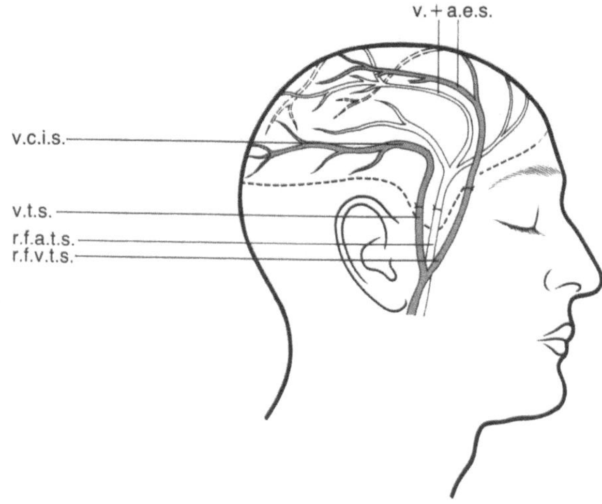

r.f.a.t.s. = ramus frontalis arteriae temporalis superficialis
v.t.s. = vena temporalis superficialis
r.f.v.t.s. = ramus frontalis vena temporalis superficialis
v. + a.e.s. = vena + arteria epigastrica superficialis
e v.c.i.s. = vena circumflexa ilium superficialis

Abb. 110. a, b Totalnekrose der Kopfhaut nach einem Replantationsversuch der Haut ohne Gefäßanschluß. Das 16jährige Mädchen hatte durch eine Papiermaschine eine Totalskalpierung erlitten. **c–e** Der Schädel wurde mit einem 20 × 22 cm großen Leistenlappen gedeckt. Der Anschluß erfolgte nach obigem Schema

muß beachtet werden und die Fascia lata ab hier nach medial gespalten werden. Eine Ausdünnung des Lappens an seinem Rande ist ohne Gefahr möglich.

Im Gebiet des Gefäßstieles muß aber aus anatomischen Gründen die volle Dicke des subkutanen Fettgewebes mitgehoben werden.

Hängt das Transplantat nur noch an seinem Gefäßstiel, wird die Durchblutung nochmals geprüft.

Wegen des sehr kurzen Gefäßstiels ist es sehr wichtig, die Gefäße gut und sicher zu markieren, da sie später nur schwer im subkutanen Fettgewebe wieder gefunden werden können (Biemer u. Duspiva 1976a).

Der Hebedefekt kann selbst bei sehr großen Transplantaten fast immer nach Mobilisierung, besonders der Bauchdecke, verschlossen werden. Wegen seiner variablen Größe, seiner relativ großen und konstanten Gefäße, und vor allem wegen der unauffälligen Versorgung des Hebedefektes, gilt der Leistenlappen als das bisher günstigste und vielseitigste Transplantat und wird weltweit am meisten herangezogen.

Funktionelle Nachteile sind gelegentlich seine dicke subkutane Fettschicht sowie das Fehlen eines verwendbaren sensiblen Nerven.

Als Abwandlung gilt der sog. *iliakale Lappen* (Acland 1977).

Hierbei wird der Hauptast der A. circumflexa ilium superficialis und Vene länger herauspräpariert und der Lappen erst im Gebiet der Spina iliaca anterior superior gehoben. Hierdurch erzielt man einen längeren Gefäßstiel sowie ein wesentlich dünneres Transplantat, welches aber in seiner Größe und Variabilität stark eingeschränkt ist.

Nach Entfernung der Epidermis kann das Leistentransplantat auch als freies Fett-Transplantat mit Gefäßanschluß verwendet werden (Anderl 1977a, b).

Von Taylor (1979) wurde ein Leistentransplantat, gestielt an der wesentlich kräftigeren und konstanteren circumflexa ilium profunda, vorgestellt.

Sie entspringt ca. 1–2 cm cranial unter dem Leistenband aus der A. femoralis, begleitet von einer kräftigen Vene. Sie verläuft auf der Innenseite der Beckenschaufel über dem oder in dem M. iliopsoas.

Sie versorgt durch perforierende Äste die Haut über dem Beckenkamm und lateral davon. Ferner führt sie zu einer guten Vascularisierung des Beckenkamms (s. Kapitel: „Kombiniertes Knochenlappentransplantat“).

b) Fußrückentransplantat (Interdigitalfaltentransplantat, Zehenpulpalappen)

Die A. tibialis anterior wird distal des Retinaculum musculorum extensorum inferius als A. dorsalis pedis bezeichnet. Diese läuft sehr oberflächlich auf dem Fußrücken über die Fußwurzel. Nach Abgabe eines Ramus plantaris profundus läuft sie zwischen den beiden Metatarsalia als A. metatarsea dorsalis nach distal, um sich für die Gefäßversorgung der fibularen Seite der Großzehe und der radialen Seite der Zweitzehe aufzuspalten (s. Abb. 113).

In ca. 30% senkt sich das Gefäß bei der Abgabe des Ramus plantaris profundus tief in die Muskulatur ein.

Der Verlauf der A. dorsalis pedis wird von der Sehne des M. extensor hallucis brevis

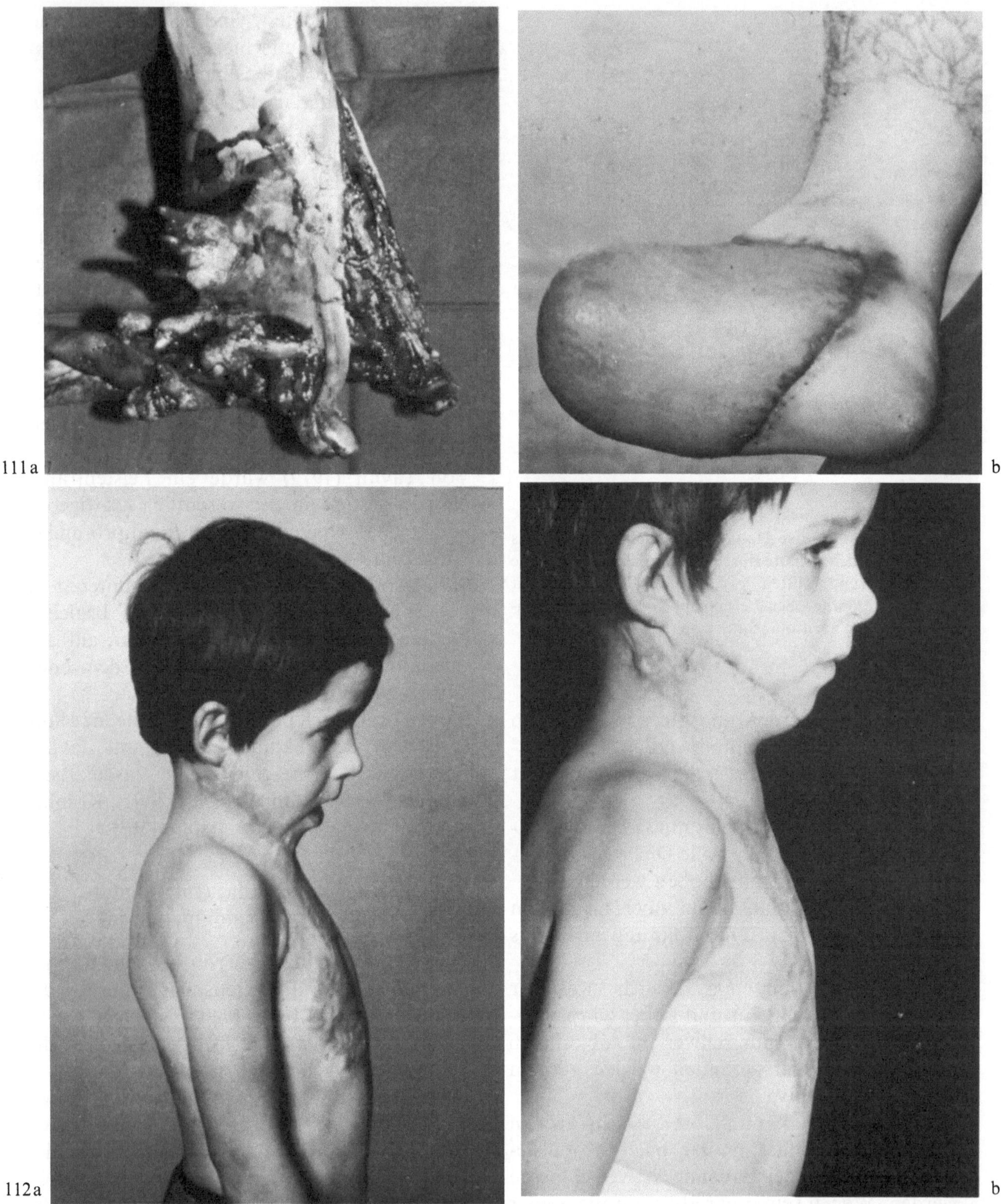

Abb. 111a, b. Bei einem 28jährigen Rangierer wurde der rechte Vorfuß durch die darüberfahrende Lokomotive zerquetscht. Nach vorübergehender Spalthautdeckung wurde der Vorfußstumpf mokassinartig durch ein großes Leistenlappentransplantat gedeckt. Der arterielle Anschluß erfolgte End-zu-End an die A. tibialis posterior

Abb. 112a, b. Halskontraktur bei einem 8jährigen Jungen nach III-gradiger Verbrennung. Das Kinn ist auf dem Sternum fixiert. Wiederherstellung des Halses durch ein freies Leistentransplantat mit Anschluß an die linke A. facialis

überkreuzt. Sie wird begleitet von 2 Venen und dem tiefen Endast des N. fibularis, der die Rückseite der Groß- und Zweitzehe sowie den ersten Zwischenzehenraum sensibel versorgt. Vermerkt sei, daß in einigen Fällen die A. dorsalis pedis nicht vorhanden ist (Lanz u. Wachsmuth 1972).

Wie anatomische und klinische Studien zeigten, wird das ganze Hautgebiet des Fußrükkens einschließlich der beiden ersten Zehen von ihr arteriell versorgt. Über die Art. arcuata – ein Ast der A. dorsalis pedis – werden die gesamten Zehen des Fußes versorgt.

Ferner bestehen auch Verbindungen zu den Metatarsalknochen.

Wegen des sehr dünnen subkutanen Fettgewebes, selbst bei adipösen Patienten, und der axialen nervalen Versorgung ist dies das ideale Transplantat für die Handchirurgie (s. Abb. 114 u. 115). Sein Nachteil ist die notwendige Spalthautversorgung des Hebedefektes (s. Abb. 115a), für die ein sorgfältiges Erhalten des Sehnenhüllgewebes Voraussetzung ist. Besonders bei Einschluß der ersten Zwischenzehenfalte kann diese Spalthautversorgung zu lang bestehenden Ulzerationen führen, die aber nach eigenen Erfahrungen durch „overgrafting" behoben werden konnten.

Die Größe des Transplantates ist durch den Fußrücken begrenzt. Seine Gefäße sind groß und leicht darstellbar. Neben den Begleitvenen stehen noch zahlreiche Venen des Fußrückengeflechtes, insbesondere die Vena saphena magna zur venösen Anastomose zur Verfügung.

Soll der gesamte Fußrücken als sensibles Transplantat gehoben werden, muß der Endast des N. peroneus superficialis, der dicht unter der Haut verläuft, mit eingeschlossen werden (s. Abb. 116e). (Anatomie des Fußrückens und Darstellung der Gefäße s. Kap. „Zehentransplantation".)

Vor der Hebung sollte der Verlauf der Arterie und der Venen markiert werden. Zunächst wird proximal die A. dorsalis pedis mit ihren Begleitvenen sowie der sie begleitende N. peroneus profundus dargestellt und der Lappen dann von proximal und beiderseits lateral gehoben.

Als Variation gilt der distale Lappen, der nur die erste Zwischenzehenfalte umfaßt, oder ein

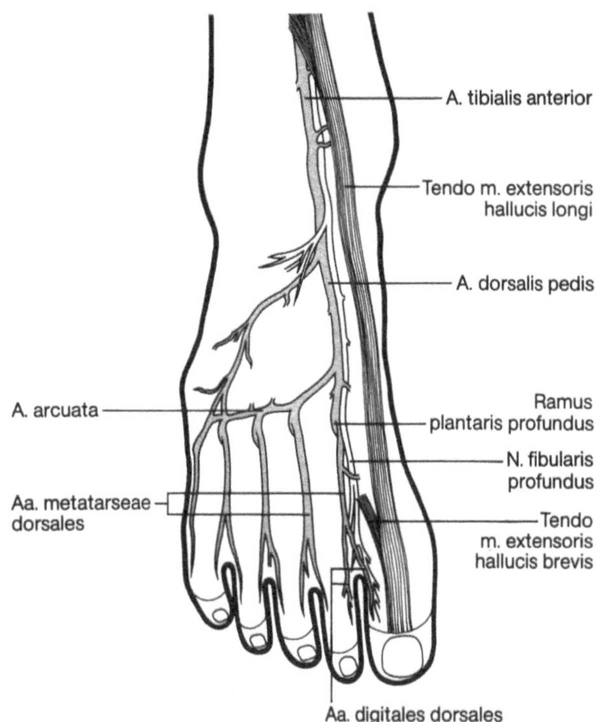

Abb. 113. Schematische Darstellung der Anatomie des Fußrückens

kleiner Insellappen, der von der fibularen Seite der Großzehe gehoben wird. Letzterer wird auch als *Zehenpulpalappen* bezeichnet (s. Abb. 116).

c) Delto-pektoraler Lappen

Der freie delto-pektorale Lappen umfaßt das von Bakamjian (1963) umschriebene Gebiet. Es wird ernährt von den perforierenden Ästen der ersten und zweiten Interkostalarterie. Meistens sind die der zweiten Interkostalarterie entspringenden Äste die kräftigsten und für die Anastomosen am geeignetsten (s. Abb. 117).

Der Gefäßstiel ist meist sehr kurz und der Durchmesser der Arterien liegt bei 0,8–1,2 mm (Harii et al. 1974).

Der Lappen wird von lateral über der Faszie des Musculus deltoideus gehoben. Medial der Vena cephalica muß die Faszie des Musculus pectoralis major mit eingeschlossen werden (Harii et al. 1974).

Das subkutane Fettgewebe ist meist dünner als beim Leistenlappen. Ferner besitzt er eine

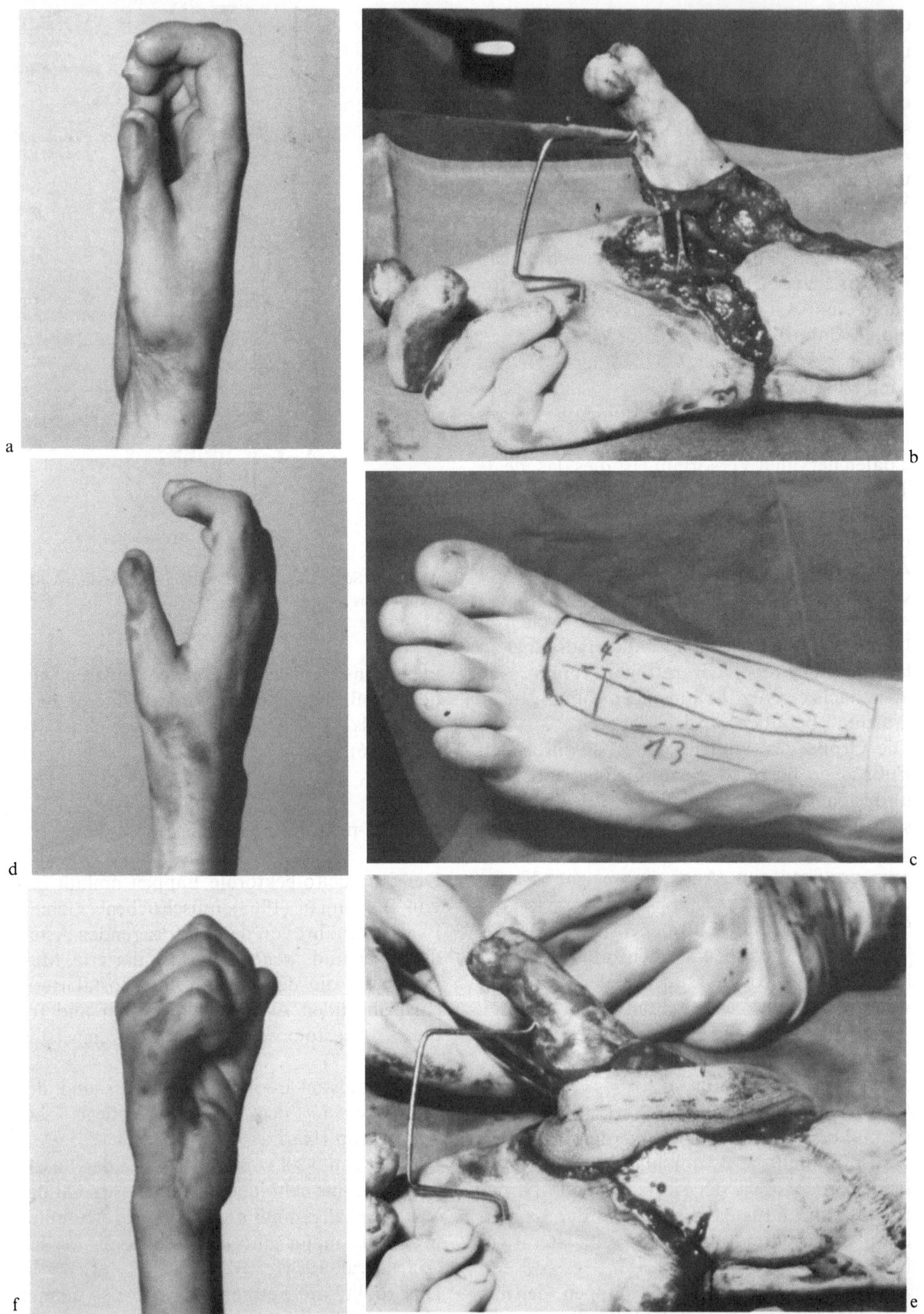
a
b
4
13
d
c
f
e

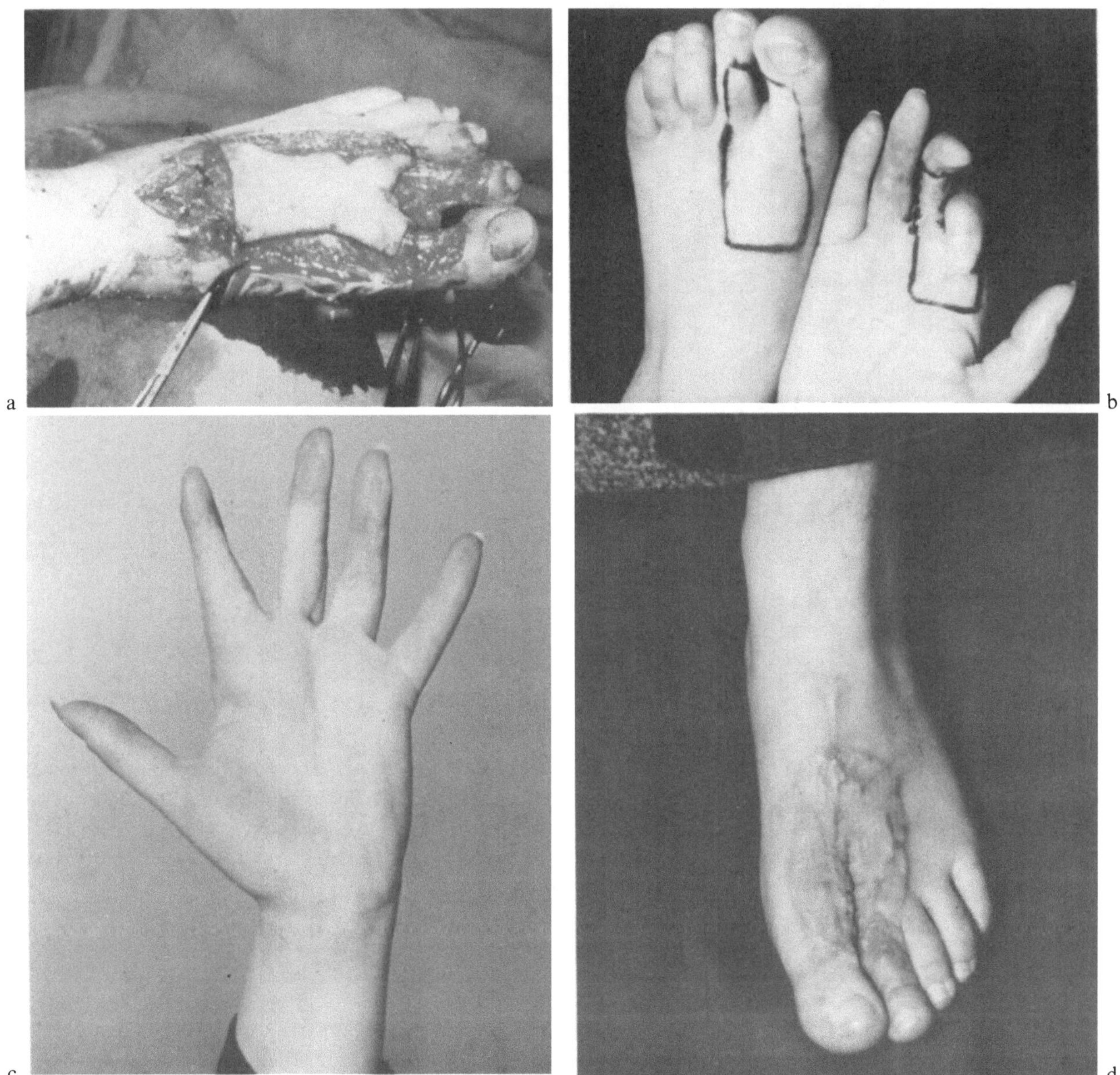

◄ **Abb. 114. a** Zustand nach schwerer kombinierter Handverletzung bei einem 18jährigen Mann. Es besteht eine völlig kontrakte und absolut bewegungsunfähige Hand mit Beugekontraktur aller Langfinger und Adduktionskontraktur des Daumens. **b–d** Durch Lösung der kontrakten Muskulatur wird der Daumen abduziert. Der entstandene Weichteildefekt wird durch ein 4 × 13 cm langes Fußrückentransplantat gedeckt. Der arterielle Anschluß erfolgt an die A. radialis. Der N. fibularis superior wird mit Ästen des N. radialis verbunden. **e, f** Funktionelles Ergebnis nach voll eingeheiltem Transplantat und einer Tendolyse der Langfinger

Abb. 115. a, b Beugekontraktur von Zeige- und Mittelfinger nach drittgradiger Bügelmaschinenverbrennung und eingezeichnetes Fußrückentransplantat. Gehobenes Transplantat am Fußrücken. **c, d** Gut eingeheiltes Transplantat nach einmaliger Ausdünnung und Vertiefung der zweiten Interdigitalfalte. Der arterielle Anschluß erfolgte an eine Fingerarterie. Der venöse Abfluß erfolgt über ein Veneninterponat auf die Handrückseite. Der Anschluß des N. fibularis prof. erfolgte an einen Fingernerven. Der Hebedefekt wurde mit Spalthaut gedeckt

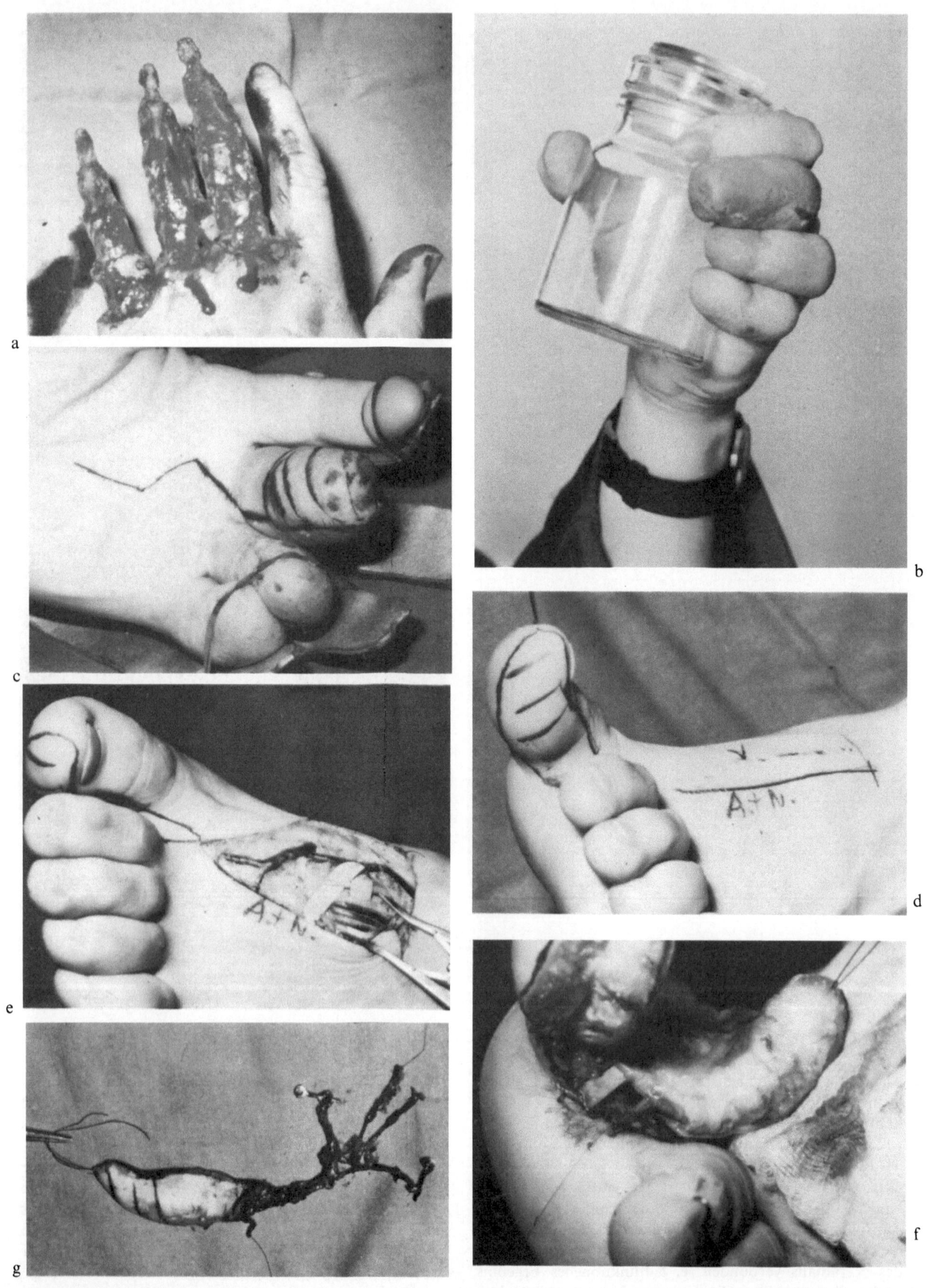

Abb. 116a–g

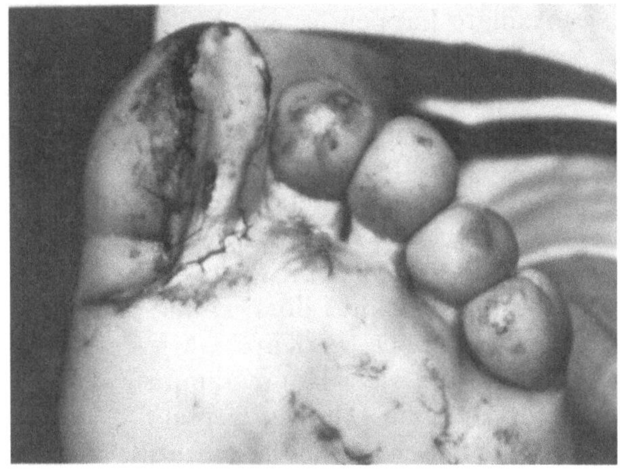

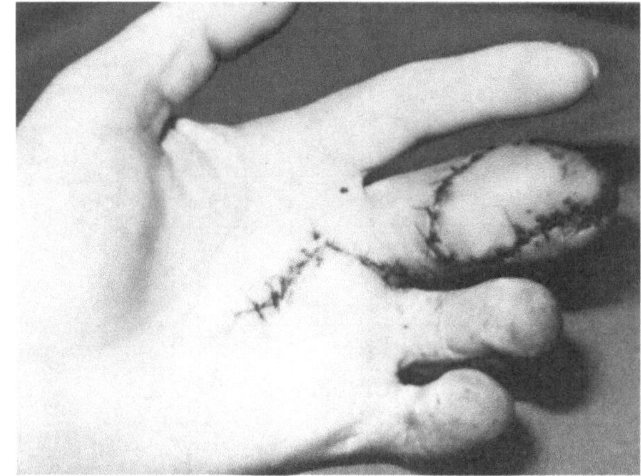

Abb. 116h i

günstigere Färbung zur Deckung von Gesichtsdefekten.

Bei Männern ist die Anwendung oft durch eine starke Brustbehaarung eingeschränkt. Seine Hauptnachteile sind dabei sein sehr auffallender Hebedefekt, der immer mit Spalthaut versorgt werden muß, sowie die sehr kleinlumigen Gefäße. Er wird deshalb heute klinisch fast nicht mehr angewendet.

◀ **Abb. 116. a–c** Skeletierungsverletzung am Mittel-, Ring- und Kleinfinger durch eine Walze bei einem 35jährigen Mann. Die Defekte wurden durch einen gestielten Leistenlappen mit sekundärer Teilung und Ausdünnung versorgt. Die recht gute Funktion der Finger wird stark beeinträchtigt durch fehlende Sensibilität, die besonders bei dem häufig benutzten Mittelfinger zu Ulzerationen und Entzündungen führt. **d, e** Die Volarseite des Mittel- und Endgliedes am Mittelfinger (straffiert) wird durch einen Zehenpulpalappen von der fibularen Seite der Großzehe (straffiert) gedeckt. Der Verlauf der A. dorsalis pedis sowie die oberflächlichen Hautvenen sind eingezeichnet. **f** Die A. dorsalis pedis mit ihren zwei Begleitvenen und dem medial davon verlaufenden tiefen Ast des N. fibularis sind dargestellt. Ferner ist ein Teil des venösen Fußrükkenbogens freigelegt. Getrennt ist der oberflächliche Ast des N. fibularis unterlegt. **g, h** Der Zehenpulpalappen ist gehoben. Dargestellt ist das arterielle Ästchen der A. digitalis dorsalis, die den Lappen versorgt. Ferner ist der plantare fibulare N. digitalis plantaris proprius, der den plantaren Teil des Lappens innerviert, am Faden markiert. Er wird zusammen mit dem N. fibularis profundus, der den dorsalen Teil sensibel versorgt, an einen Fingernerv angeschlossen. Am gänzlich gehobenen Transplantat sind alle Strukturen markiert. Die Gefäße mit unterschiedlichen Klemmen und die Nerven mit Fäden. **i** Der Hebedefekt wird mit einem Stückchen Spalthaut gedeckt. Das Transplantat heilte gut ein. Nach 9 Monaten war eine Zwei-Punkte-Unterscheidung von 21 mm erreicht – wie an der übrigen Großzehe

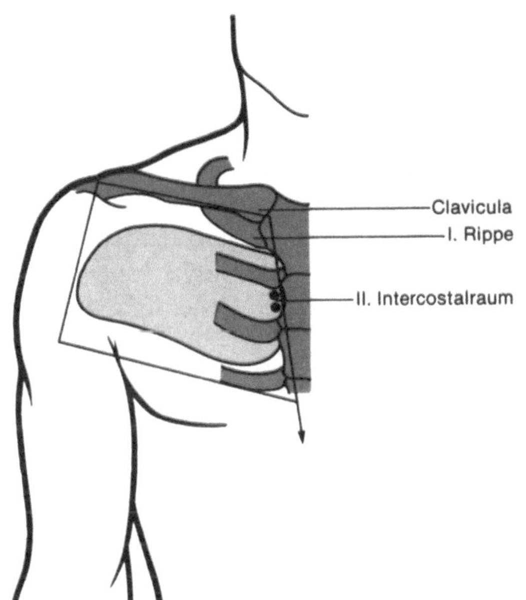

Abb. 117. Schematische Darstellung des delto-pektoralen Lappens

d) Temporallappen

Gestielt an den Ästen der A. temporalis superficialis kann einmal ein sog. Stirnlappen gehoben werden, unter Einschaltung des Ramus frontalis arteriae temporalis superficialis (s. Abb. 118). Dieser Lappen hat aber wegen der starken Variabilität seiner Gefäße und besonders wegen seines sehr entstellenden Hebe-

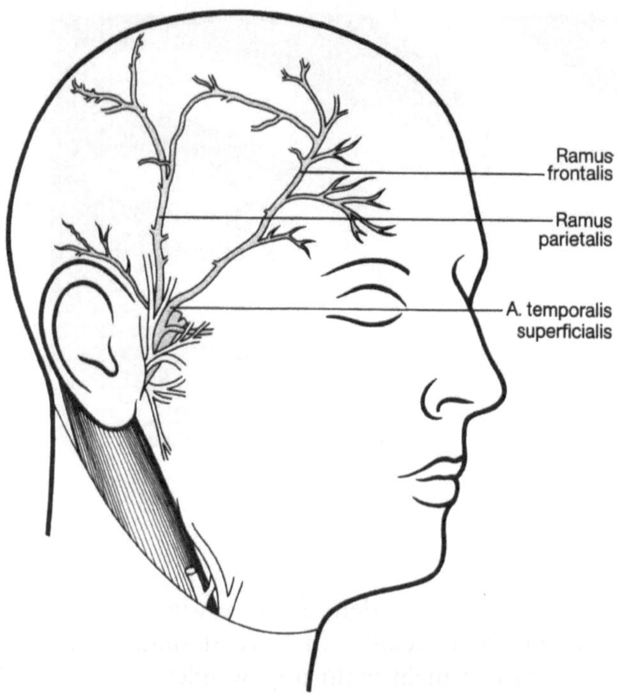

Abb. 118. Schematische Darstellung des Verlaufes der A. temporalis superficialis

defektes bisher als freies Transplantat nur eine geringe klinische Bedeutung.
Wesentlich bedeutungsvoller ist das haartragende Transplantat, gestielt an dem Ramus parietalis arteriae temporalis superficialis. Dies kann z.B. auf der Gegenseite zur Dekkung eines traumatischen Alopeziebereiches herangezogen werden (Harii et al. 1974, Baudet et al. 1974).

e) Axillare Lappen

Freie axillare Lappen wurden von Boeckx (1976) und von Baudet et al. (1976) beschrieben. Diese Lappen sind gestielt an den kutanen Ästen der Vasa thoracodorsalia oder an Hautästen der Vasa thoracalia lateralia (s. Abb. 119). Unter Einschluß eines Teiles des Musculus latissimus dorsi kann ein muskulokutaner Lappen (s. Kap. „Muskulo-kutane Lappen") an den Hauptstämmen der Vasa thoracodorsalia gehoben werden.
Nachteil dieser Region ist die große Variabilität der Gefäße (Taylor u. Daniel 1975), ferner bei adipösen Patienten die kräftige subkutane Fettschicht. Auch die auffällige Narbe an der seitlichen hinteren Thoraxwand stellt einen Nachteil gegenüber dem Leistenlappen dar.
Baudet et al. (1976) unterstreichen dagegen als Vorteil den langen kräftigen Gefäßstiel.

f) Retro-aurikulärer Lappen

Fujino et al. berichten 1975 von der erfolgreichen Anwendung eines sog. retro-aurikulären Lappens zur Deckung des Nasenrückens. Dieses Transplantat wird durch die A. auricularis posterior und entsprechende Begleitvenen versorgt. Der Hebedefekt wurde mit Spalthaut bedeckt. Die Größe des Transplantates ist allerdings durch die benachbarte Kopfbehaarung stark eingeschränkt.

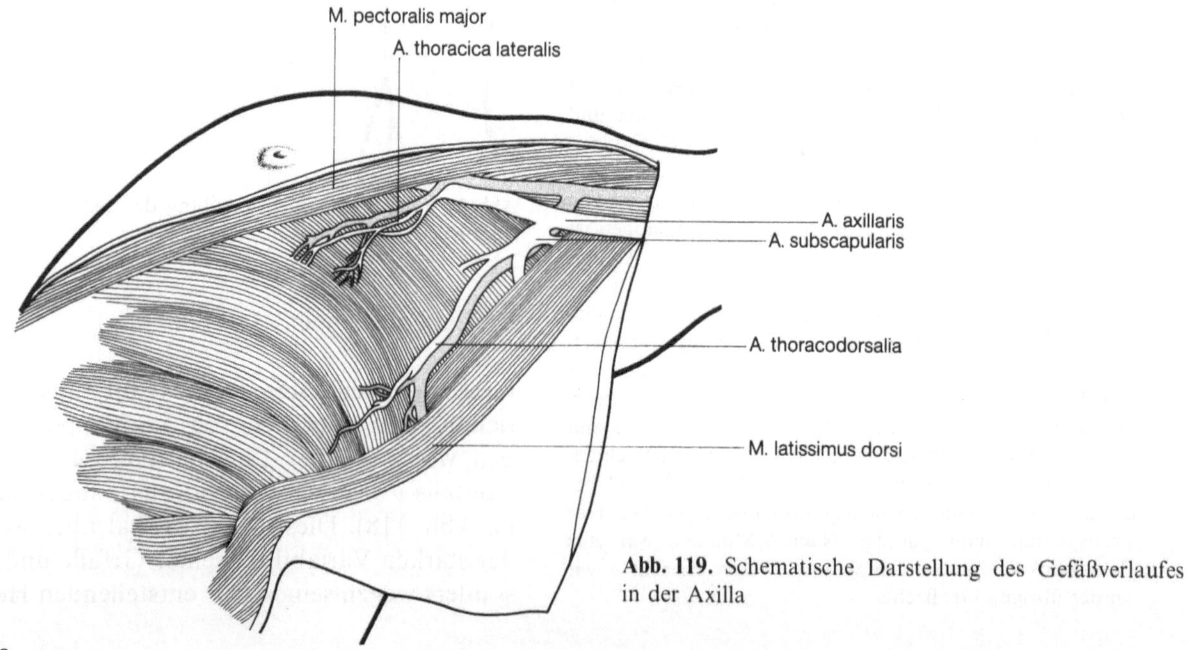

Abb. 119. Schematische Darstellung des Gefäßverlaufes in der Axilla

VII Kombiniertes Muskellappentransplantat
(muskulo-kutaner Lappen)

Das Prinzip der muskulo-kutanen Lappen beruht auf der Gefäßversorgung der über einem Muskel liegenden Haut durch zarte perforierende Äste von den Gefäßen, die den Muskel versorgen (s. Abb. 120).

Als Vorteile für diese kombinierten Lappen kann angeführt werden:

Ausweitung der Spenderegionen auf Gebiete, in denen kein subkutaner axialer Gefäßbaum gefunden wird, ferner die Möglichkeit von dicken und gut gepolsterten Transplantaten. Ferner besteht der Vorteil darin, daß es sich hier meistens um größere, den Muskel ernährende Gefäße handelt.

Durch gleichzeitigen nervalen Anschluß kann auch letztlich der Muskel funktionell ausgenutzt werden.

Die muskulo-kutanen Lappen zeigen eine Entwicklung an, bei der durch Einschluß größerer zentraler Gefäße die kleinen zarten oberflächlichen Hautgefäße verlassen werden und die Anastomosen einfacher und sicherer mit größeren Gefäßen durchgeführt werden. Ein ähnliches Beispiel ergibt sich bei der Zehentransplantation unter Benutzung der kräftigeren A. dorsalis pedis anstelle der zarten plantaren Digitalgefäße.

Bei den muskulo-kutanen Lappen kann natürlich, je nach Bedarf, die ganze, über dem Muskel liegende Haut oder auch nur ein Teil derselben im Sinne einer Insel verwendet werden.

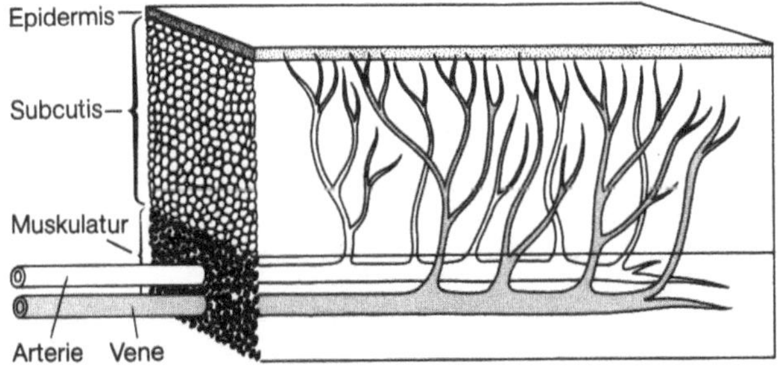

Abb. 120. Schema eines muskulo-kutanen Lappens

a) Gracilis-Lappen

Unter Einschluß des M. gracilis kann an der Innenseite der Oberschenkel ein kombinierter muskulo-kutaner Lappen gehoben werden (Harii et al. 1976a). Die den Muskel ernährenden Gefäße entspringen meist direkt aus der A. profunda femoris oder der A. circumflexa femoris medialis und ziehen im kranialen Drittel in den Muskelbauch. Nach Harii haben sie einen äußeren Durchmesser von 1,2–1,8 mm und die begleitenden Venen von 1,5–2,2 mm.

Nerval wird der Muskel von einem Ast des N. obturatorius versorgt. Dieser tritt distal der Arterien in den Muskel ein (s. Kap. „Muskeltransplantation") (s. Abb. 122).

Der Hebedefekt kann meist primär verschlossen werden.

Bei voller Funktionstüchtigkeit der anderen Adduktoren am Bein wurde bisher nach Entnahme des M. gracilis kein funktioneller Ausfall festgestellt (Harii 1976).

b) Latissimus-Lappen

Der Latissimus-Lappen hat ungefähr die gleiche Ausdehnung wie der axillare Lappen (s. Abschn. „Axillare Lappen"). Bei kleineren bis mittleren Transplantaten kann der Hebedefekt meist direkt geschlossen werden. Die ernährenden Gefäße sind die Vasa thoracodorsalia (s. Abb. 119).

Diese kräftigen Gefäße, meist über 2 mm im Durchmesser, sind am vorderen Rande des palpablen Musculus latissimus leicht aufzufinden. Entsprechend den Anforderungen können die Gefäße noch ein Stück aus dem Muskel herauspräpariert werden, so daß ein 10–15 cm langer Gefäßstiel gebildet werden kann.

Bei sehr kräftig ausgebildetem Muskel ist das Transplantat, besonders im kranialen Abschnitt, häufig sehr dick. Durch Atrophie des Muskels wegen fehlender Innervation gleicht sich dies aber meistens spontan aus.

Godina berichtete 1979 über 64 solcher Transplantate, bei denen sich nur in einem Fall eine Nekrose eingestellt hatte.

VIII Kombinierte Knochenlappentransplantate

(osteo-kutaner Lappen)

Analog zu den muskulo-kutanen Lappen kann auch ein Transplantat aus Haut und darunterliegendem Knochen gebildet werden. Die diese Region ernährenden Gefäße geben Äste meist zu beiden Anteilen ab.
Klinisch wurden bisher 3 Transplantate erprobt.

1. Rippenbrustwandtransplantat.
2. 2. Metatarsale zusammen mit Fußrückenlappen.
3. Crista iliaca zusammen mit Leistenlappen.

Das Rippenbrustwandtransplantat wird von den Interkostalgefäßen versorgt (s. Kap. „Knochentransplantation"). Buncke et al. berichten 1977 von einem Beispiel, wo dieses kombinierte Transplantat zur Überbrückung eines Tibiaweichteildefektes herangezogen wurde.

Ohmori beschrieb 1977 einen Fall, bei dem aus einem kombinierten Transplantat, bestehend aus dem Fußrückenlappen unter Einschluß des 2. Metatarsale, die Rekonstruktion einer kompletten Nase erfolgte. Die ernährende Arterie, die A. dorsalis pedis, wurde hierbei in ihrer zentralen Verlängerung als A. tibialis anterior gehoben, so daß der weit entfernte Anschluß an die Temporalgefäße mit langem Gefäßstiel möglich wurde. Von den Autoren wurde ein ähnliches Transplantat zum Ersatz eines traumatisch verlorengegangenen I. Metacarpale mit darüberliegendem Hautverlust herangezogen. Unter Einschluß der langen Strecksehne der 2. Zehe und der kurzen Strecksehne der Großzehe konnten auch die Abduktorsehnen des Daumens sowie die lange Strecksehne des Daumens ersetzt werden.
Ein ähnliches Transplantat kann durch Einschluß der *Spina iliaca anterior* bzw. der *Crista iliaca* in Verbindung mit einem Leistenlappen gebildet werden. Eine sicherere Arterialisierung wurde von Taylor, 1979, unter Verwendung der Art. circumflexa ilium profunda angegeben (s. Kapitel „Leistenlappen").
Eine Indikation für solche kombinierten Knochen-Hauttransplantate besteht in Knochendefekten an den Extremitäten und besonders im Gesichtsbereich, bei denen neben dem Knochendefekt zusätzlich noch eine ungenügende Weichteilbedeckung besteht.

IX Knochentransplantation

Vitaler Knochen war bereits von Blair 1918 an einem Stiel verlagert worden. Als ernährende Verbindung kann Muskel oder Haut herangezogen werden. Strauch et al. isolierten 1971 eine Rippe an einem Gefäßstiel der A. mammaria interna, um einen Defekt am Unterkiefer beim Hund zu versorgen. McCullough und Fredrickson durchtrennten 1973 diesen Gefäßstiel und reanastomosierten die Gefäße mit mikrochirurgischer Technik.

Tschopp (1976) anastomosierte gleichzeitig mit den Gefäßen auch den Interkostalnerv für die mittransplantierte Interkostalmuskulatur.

Bos berichtete 1977 von freien Fibulatransplantationen an Hundeextremitäten. Er konnte zeigen, daß bei intakten Anastomosen der Knochen voll vital erhalten bleibt, während bei Gefäßverschluß der Knochen meist völlig resorbiert wurde.

Klinische Beispiele von freien Fibulatransplantationen wurden von Taylor et al. (1975) beschrieben. Bei einem Fall mußte das Transplantat wegen einer Infektion entfernt werden, während das zweite gut einheilte. O'Brien (1977) transplantierte die Fibula auf einen Defekt des Wirbelkanals beim Menschen.

Bei den Rippentransplantaten werden die Interkostalgefäße mitgehoben. Problematisch ist hier die venöse Seite, da die Interkostalvenen oft nur mäßig ausgebildet sind. Benutzt werden kann aber ebenso der Interkostalnerv, z.B. als Transplantat bei gleichzeitiger Nervenzerstörung. Ein Nachteil ist die notwendige Thorakotomie, die, besonders wenn eine extrapleurale Auslösung der Rippe nicht gelingt, belastend für den Patienten sein kann.

Am geeignetsten ist die 5. bis 6. Rippe. Die Entnahmehöhe richtet sich nach der klinischen Anforderung, bezüglich ihrer Krümmung. Grundsätzlich sollte aber die Rippe so weit dorsalwärts wie möglich gehoben werden. Einmal sind hier die Gefäße größer, andererseits besteht wegen der kräftigeren Muskeldecke eine geringere Gefahr für die Entstehung einer Brustwandhernie (s. Abb. 121).

Das Hauptindikationsgebiet für die Rippentransplantation ist sicherlich die Unterkieferrekonstruktion. Unter Einschluß von Pleura bzw. Brustwand kann in einer Sitzung hier eine 3schichtige Rekonstruktion der Unterkieferregion durchgeführt werden.

Das Fibulatransplantat ist besonders geeignet, um lange, gerade Knochendefekte zu überbrücken.

Bei seiner Hebung muß ein ca. 1 cm dicker Muskelmantel am Knochen belassen werden, um die periosteale Durchblutung sicherzustellen. Als ernährendes Gefäß wird die A. fibularis mitgehoben. Zu beachten ist, daß das Fibulaköpfchen sowie das distale Drittel der Fibula zur Erhaltung der Knie- bzw. Sprunggelenksstabilität belassen wird (Taylor et al. 1975).

Neben diesen beiden Knochentransplantaten können kombinierte Knochen-Lappentransplantate, wie der Darmbeinkamm in Verbindung mit dem Leistenlappen, oder das 2. Metatarsale in Verbindung mit einem Fußrükkenlappen, gehoben und transplantiert werden (s. Kap. „Kombinierte Knochenlappentransplantate").

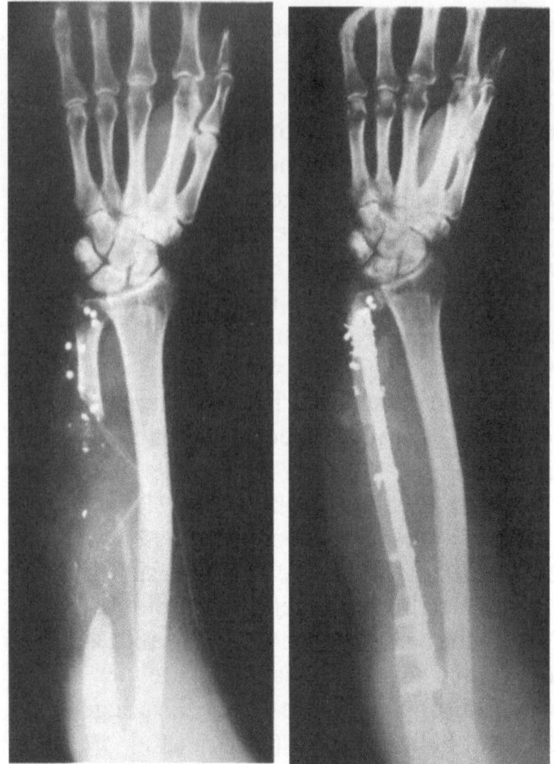

a b

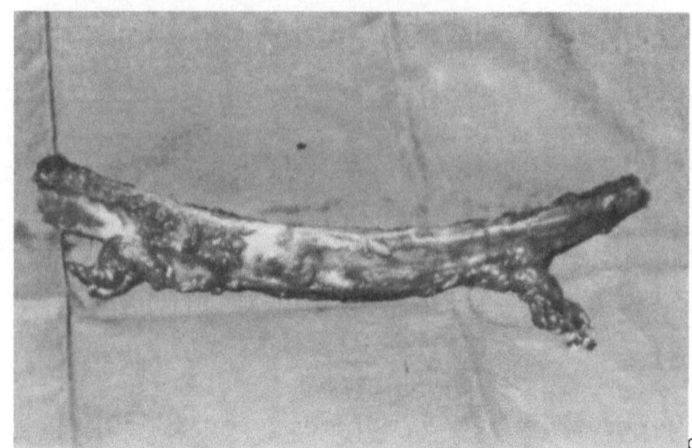

c

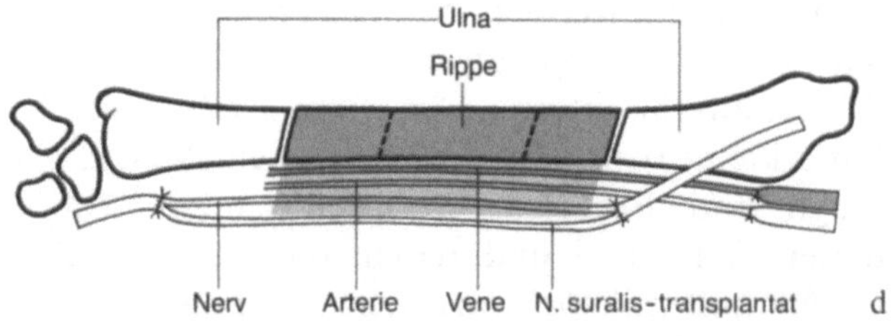

d

Abb. 121. a, b Durch einen Jagdunfall erlitt ein 38jähriger Mann einen Verlust von 12 cm der Ulna sowie des N. ulnaris. Der Weichteildefekt war durch eine gestielte Lappenplastik vom Unterbauch versorgt worden. Der Knochendefekt wird durch ein 13 cm langes Rippentransplantat überbrückt. Der arterielle Anschluß erfolgte zwischen der Interkostalarterie und dem Stumpf der A. ulnaris. Der 15 cm lange Defekt des N. ulnaris wurde durch den Interkostalnerv und zwei Suralistransplantate versorgt. Nach 13 Monaten erste Reinnervationsanzeichen. **c–e** Das gehobene Rippentransplantat von der 5. Rippe rechts. Gefäße und Nerven sind markiert. Durch subperiostale Frakturen wird die Rippe gerade gestreckt, so daß ein Einbau mit einer langen Osteosyntheseplatte möglich wird. Wegen der Kürze des distalen Ulnarfragmentes werden hier zusätzlich Cerclagen verwendet

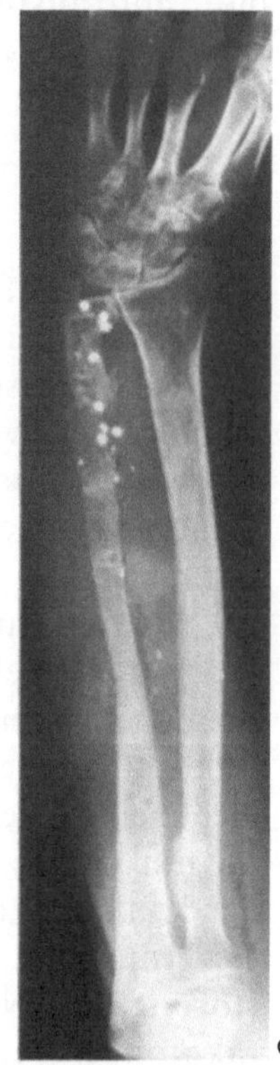

e

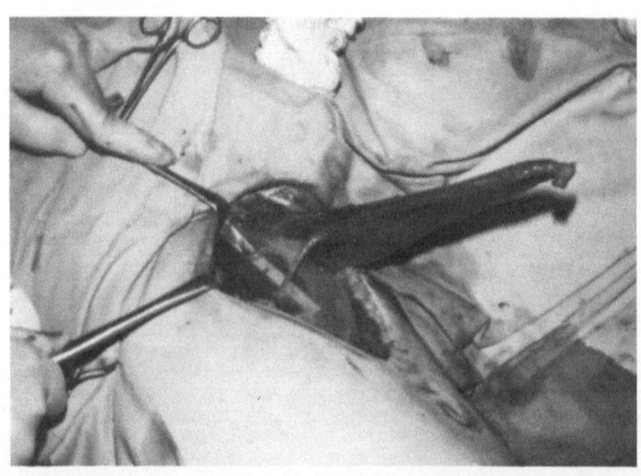

Abb. 122. Gehobener M. gracilis. Kranial befindet sich der innervierende Nerv, kaudal davon das Gefäßbündel (Pfeil)

X Muskeltransplantation

Tamai et al. beschrieben 1970 die erfolgreiche Transplantation des M. rectus femoris beim Hund.

Harii et al. berichten 1975 von der klinischen Anwendung der Muskeltransplantation mit Gefäßanschluß. Sie benutzten den M. gracilis zur Rekonstruktion bei veralteten Fazialisparesen.

Der M. gracilis wird durch einen ca. 10 cm langen Schnitt an der Innenseite des Oberschenkels an seinem kranialen Teil zu einem Drittel freigelegt. Der motorische Ast für den Muskel kommt vom N. obturatorius und zieht kranial des Gefäßbündels in den Muskel. Etwas distal davon findet sich der vaskuläre Stiel mit Ästen der A. profunda femoris sowie Begleitvenen (s. Abb. 122).

Durch eine Inzision eine Handbreit oberhalb des Kniegelenkes wird der distale Muskelansatz abgelöst und dann der Muskel ganz herausgenommen.

Am Kopf erfolgt zunächst bei der Fazialisparese eine Fixierung des kranialen Teiles an der Temporalisfaszie.

Für den vaskulären Anschluß werden die Temporalgefäße, für den nervalen Anschluß entweder ein motorischer Ast des N. trigeminus (Harii 1976), oder ein $^1/_2$ Jahr vorher eingefügtes sog. Cross-face-Transplantat von dem gesunden N. fascialis der Gegenseite gewählt (Anderl 1973).

Der M. gracilis wird durch eine Tasche unter die Wangenhaut geführt und an einer Inzision in der Nasolabialfalte herausgezogen. Das distale Ende des Muskels wird gespalten, in Ober- und Unterlippe umgreifend eingezogen und dort fixiert.

Der zunächst sehr voluminöse Muskel atrophiert etwas bis zur Reinnervation.

Unter Einschluß der Haut über dem M. gracilis kann ein kombiniertes muskulo-kutanes Transplantat gebildet werden (s. Kap. „Muskulo-kutaner Lappen“).

1973 wurde in Shanghai im No. VI People's Hospital die zerstörte Beugemuskulatur am Unterarm eines Patienten durch die Transplantation der lateralen Hälfte des M. pectoralis major ersetzt (No. VI People's Hospital 1976). Gestielt war der Muskel an den Vasa thoracalia lateralia und dem lateralen Pektoralis-Nerv.

Durch diese Operation konnte eine aktive Beugung der Langfinger erreicht werden.

XI Omentumtransplantation

Das Omentum wurde bisher von vielen Autoren gestielt als Bedeckung für große Weichteildefekte herangezogen. McLean und Buncke (1972) transplantierten es frei mit örtlichem Gefäßanschluß, um einen Defekt am Schädel zu decken. Das Netz wurde danach mit Spalthaut bedeckt, auch Harii (1975) und Ikuta (1975) haben es für ähnliche Fälle mit Gefäßanschluß verwendet.
Eine Indikation für die freie Omentumtransplantation besteht vor allen Dingen bei großflächigen Weichteildefekten, die entweder wegen ihrer Größe mit anderen Lappentransplantaten nicht versorgt werden können oder bei denen gleichzeitig eine Auffüllung tiefer Gewebedefekte erreicht werden muß. Das Omentum wird dann sekundär mit einer Spalthautplastik gedeckt.

XII Zehentransplantation

Die von Nicoladoni 1897 angegebene Technik, einen Daumen durch eine Zehe zu ersetzen, machte eine wochenlange Fixierung der Hand am Fuß notwendig. Aus diesem Grunde wurde dieses Verfahren nur in Einzelfällen angewendet. Durch Eiselsberg wurde 1900 ein Zeigefinger durch eine gestielte 2.-Zehen-Transplantation ersetzt.
Der Pollizisation eines Langfingers wurde meist der Vorzug bei der Daumenrekonstruktion gegeben. Buncke et al. erzielten 1966 erste Erfolge bei der freien Transplantation von Groß- und Zweitzehen mit Gefäßanschluß beim Rhesusaffen. Der erste erfolgreiche klinische Fall einer Großzehentransplantation zum Daumenersatz wurde von Cobbett (1969a) publiziert. Er transplantierte die Großzehe als Daumen mit Anschluß der plantaren Zehenarterien.
Der venöse Anschluß erfolgte auf der Rückseite der Hand. Buncke et al. (1973) anastomosierten die erste dorsale Metatarsalarterie, um eine Daumenrekonstruktion durch die Großzehe zu erreichen. In beiden Fällen wurde aber von postoperativen Schwierigkeiten bezüglich der Anastomosen sowie über Nachoperationen berichtet.
Von einem komplikationslosen Verlauf berichten 1975 O'Brien et al.
Zweitzehentransplantationen zum Ersatz von Daumen und Fingern wurden von Buncke et al. 1973 und Ohmori u. Harii 1975a als Fallberichte veröffentlicht. Im Frühjahr 1977 wurde vom Autor eine Zweitzehentransplantation als Daumenersatz vorgestellt, die im Oktober 1976 durchgeführt worden war.

Bei diesen Fällen wurde nun die A. dorsalis pedis, bzw. ihr Endast, die erste dorsale Metatarsalarterie, als arterieller Anschluß gewählt.

Bei dem Daumen- und Fingerersatz durch Zehentransplantation wird die anatomische Ähnlichkeit im Aufbau bezüglich der Nerven, des Streck- und Beugesehnenapparates sowie der Gelenke ausgenutzt.

Anatomie der Gefäßnervenversorgung der Groß- und Zweitzehe am Fuß

In der Regio malleolaris zieht die Sehne des M. extensor hallucis longus von lateral nach medial über das Gefäßnervenbündel der A. tibialis anterior. Nach dem Durchtritt dieses Gefäßes unter dem Retinaculum extensorum inferius setzt sich die A. tibialis anterior als A. dorsalis pedis auf dem Fußrücken fort. Nach Abgabe von Ästen zum Innen- und Außenknöchel gibt sie drei weitere Äste zum lateralen Fußrand ab. Die A. tarsea lateralis (proximalis), die A. tarsea lateralis (distalis) und im Bereich der Articulationes tarsometatarseae die A. arcuata. Von letzterer entspringen dann die Aa. metatarseae dorsales, die sich in Höhe der Zehengrundgelenke in die Aa. digitales dorsales zu den jeweils benachbarten Zehenseiten teilen. Vor Abgabe der ae. metatarseae dorsales gibt die A. arcuata den Ramus plantaris profundus ab. Sie zieht zwischen dem ersten und zweiten Metatarsalknochen auf die Fußsohle (s. Abb. 113).
Normalerweise ziehen die Aa. metatarseae dorsales auf den Mm. interossei distalwärts.
In ca. 30% (Lanz u. Wachsmuth 1972) ziehen sie aber unter dem Interosseusmuskel bzw. in ihm nach distal. In solchen Fällen erschwert sich die Präparation. Meistens gibt die erste A. metatarsea dorsalis den kräftigsten Ast zur Großzehe ab und lediglich ein bis drei sehr zarte Aa. digitales dorsales ziehen zur tibialen Seite der 2. Zehe (s. Abb. 113).
Erwähnt sei noch, daß in ca. 15% der Fälle die A. dorsalis pedis nicht vorhanden ist (Lanz u. Wachsmuth 1972).
Parallel – meist lateral der Arterie – zieht der N. peroneus profundus in den ersten Zwischenzehenraum, um diesen sensibel zu versorgen. Der sonstige Fußrücken wird von dem oberhalb der Fußrückenfaszie verlaufenden N. peroneus superficialis versorgt.
Die A. dorsalis pedis wird meist von zwei häufig miteinander kommunizierenden Venen begleitet (s. Abb. 116).
Das ganze Gefäßnervenbündel wird von der Sehne des M. extensor hallucis brevis am Fußrücken überquert. Diese muß bei der Präparation und Hebung durchtrennt werden.
Das oberflächliche Venennetz des Fußrückens läuft lateral vorwiegend über die Vena saphena parva und medial über der Vena saphena magna ab.

Operationsvorgehen

Bei einer Zehentransplantation an die Hand wird zweckmäßigerweise mit zwei Operationsteams vorgegangen: Am Fußrücken wird durch eine Längsinzision über der palpablen A. dorsalis pedis eingegangen.
Vorher muß man sich vergewissern, daß die A. tibialis posterior zur Versorgung des Vorfußes nach Wegfall der A. dorsalis pedis zur Verfügung steht.
Ferner werden präoperativ neben dem Verlauf der Arterie auch die am besten die entsprechende Zehe drainierenden Venen des oberflächlichen Fußrückennetzes markiert, da sie mitgehoben werden sollen, falls die Präparation der Begleitvenen Schwierigkeiten bereitet.
Die Präparation und Hebung erfolgt unter sorgfältiger Unterbindung aller Seitenäste in Blutsperre.
(Die beste Situation zur Präparation wird erreicht, indem der Fuß zunächst im Sinne einer Blutleere ausgewickelt wird. Nach Eröffnung der Haut läßt man die Blutleere kurzfristig öffnen, bis Arterie und Venen prall gefüllt sind. Danach wird erneut eine Blutsperre angelegt) (s. Abb. 116f).
Bei der Zweitzehentransplantation müssen besonders die zarten Ae. digitales dorsales, die sie versorgen, beachtet werden.
An der Basis der zu transplantierenden Zehe wird hier nach Erfordernis ein größerer oder kleinerer dreieckiger Hautweichteillappen mitgehoben (s. Abb. 123c). Im Extremfall kann die Zehentransplantation mit einem Fußrückenlappen verbunden werden.
Ebenso kann die benachbarte Zwischenzehenfalte oder mit der 2. Zehe die Innenseite der

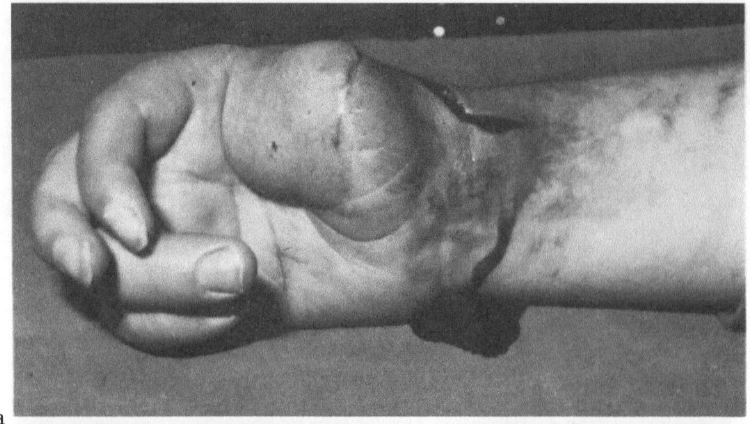

a

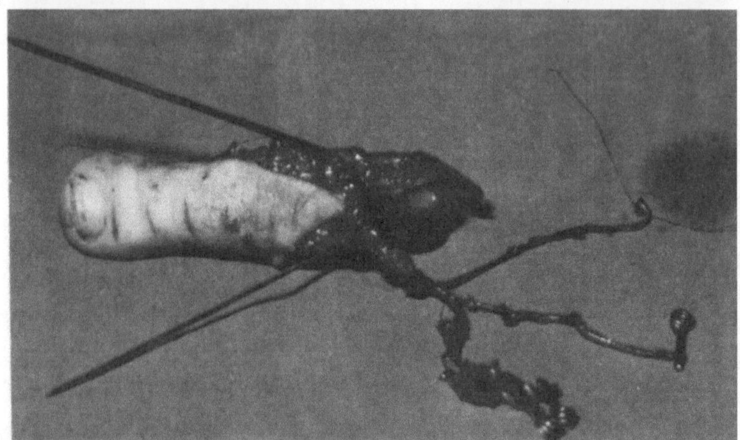

b

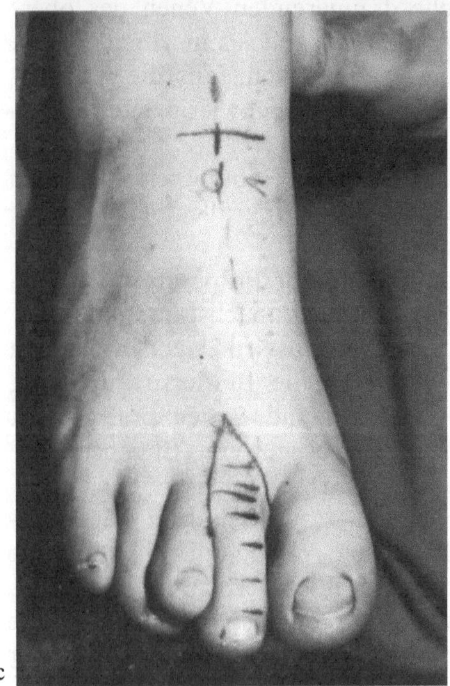

c

Abb. 123a–c. Eine 21jährige Bäuerin hatte durch einen Betriebsunfall ihren rechten Daumen verloren. Ferner bestand eine starke Bewegungseinschränkung am Zeige- und Mittelfinger. Daumenersatz durch eine Zweitzehentransplantation

Großzehe im Sinne eines kombinierten Transplantates mitgehoben werden (s. Abb. 127b). An der Plantarseite sollte die resultierende Narbe nach Zehenentnahme niemals bis zur Lauffläche reichen. Die Strecksehnen werden immer zunächst etwas länger als notwendig am Transplantat belassen.

Entsprechend den Erfordernissen wird die Osteotomie im distalen Drittel des 2. Metatarsale oder im Grundgliedbereich gewählt.

Bei der Großzehe muß zumindest die plantare Hälfte des 1. Metatarsalkopfes aus funktionellen Gründen erhalten bleiben. Bei der 2. Zehe nehmen wir grundsätzlich den Kopf des 2. Metatarsale mit, um einen funktionell und ästhetisch besseren Verschluß des Hebedefektes im Sinne einer Fußverschmälerung zu ermöglichen (s. Abb. 126g).

Das Zweitzehengrundgelenk kann wegen seiner extremen Hyperextensionsstellung funktionell an der Hand nicht zur Beugung eingesetzt werden. Durch seinen Einschluß ins Transplantat erzielt man lediglich eine Verlän-

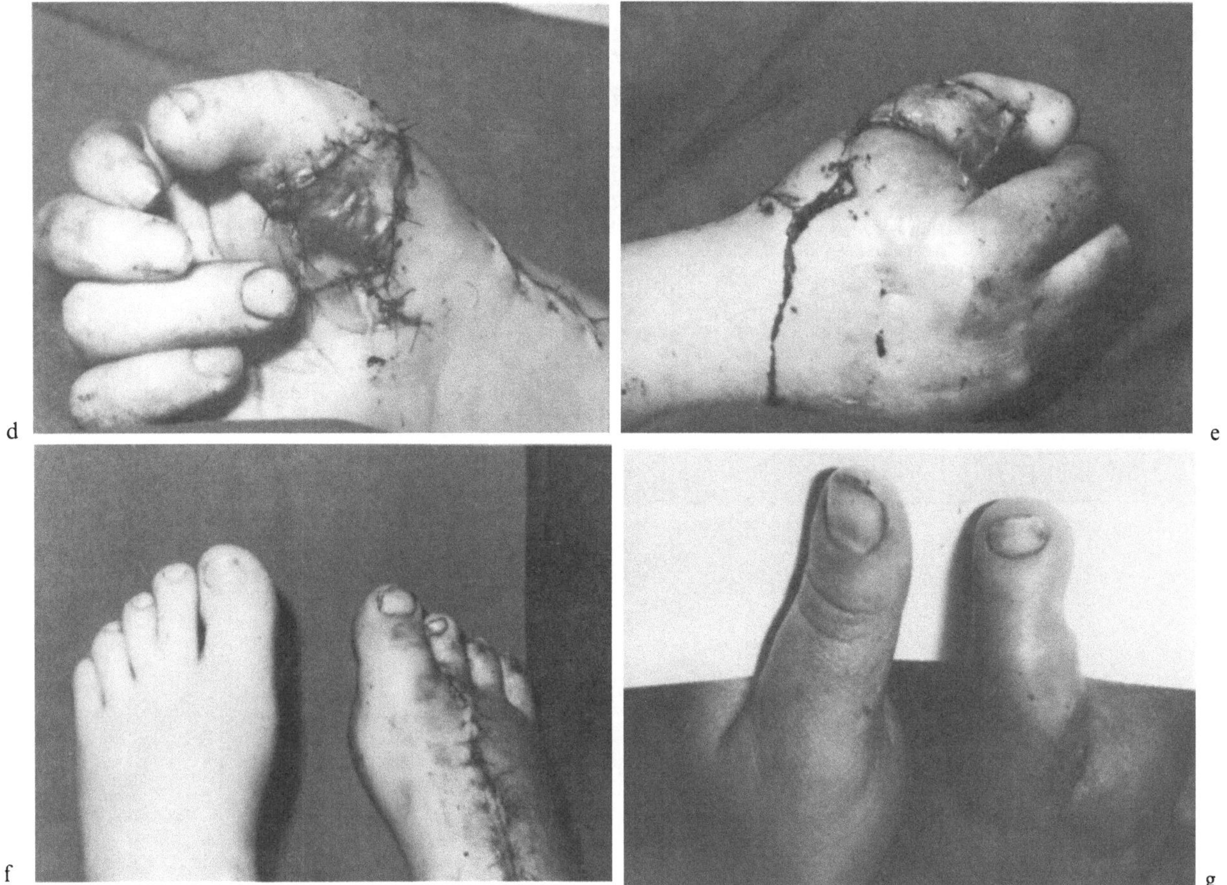

Abb. 123d–f. Wegen der Kürze des Weichteilmantels am Stumpf und der partiellen Syndaktylie zwischen der Zweit- und Drittzehe waren sichelförmige Spalthauttransplantate an der Zehenbasis notwendig. Der Hebedefekt wurde im Sinne einer Fußverschmälerung direkt verschlossen. **g, h** Der neue „Daumen" paßt in Form und Länge gut zu dem erhaltenen linken Daumen. Die Angiographie zeigt die durchgängige A. dorsalis pedis angeschlossen und die A. radialis (Pfeil zeigt die Anastomosestelle)

gerung. Beugefunktionen können nur im Zehenmittel- und Endgelenk erreicht werden.
Auf der plantaren Seite der Zehe werden die beiden plantaren Nerven dargestellt und lang genug mitgehoben. Die Darstellung der Beugesehnen erfolgt zur Vermeidung einer Eröffnung der Lauffläche am sinnvollsten von dorsal nach der Osteotomie.
Der Verschluß des Hebedefektes gelingt direkt unter schichtweiser Adaptation im Sinne einer Fußverschmälerung. Am Daumenstumpf wird durch einen Fischmaulschnitt das Knochenende freigelegt und entsprechend vorbereitet (s. Abb. 124a).
Die Sehnen des M. extensor pollicis longus und des M. flexor pollicis longus sowie die beiden volaren Daumennervenstümpfe werden dargestellt und markiert.
Durch eine zusätzliche S-förmige Inzision über dem Sattelgelenk des Daumens wird dorsalseitig eingegangen. Hier werden die A. radialis in der Foveola radialis sowie 2–3 Venen und ein Ast des N. radialis aufgesucht (s. Abb. 126c). Nachdem die 2. Zehe durch zwei gekreuzte Kirschner-Drähte oder Schrauben auf den Daumenstumpf fixiert ist, erfolgt zunächst die Naht der Sehne des M. extensor pollicis longus mit der Strecksehne der Zehe. Danach wird der arterielle Anschluß an die A. radialis hergestellt. Ein bis zwei Venenanastomosen sowie die Nervennaht zwischen dem N. fibularis profundus und einem Ast des N. radialis schließen sich an. Nach der Naht der Flexorsehne werden ebenfalls die beiden volaren bzw. plantaren Nerven miteinander verbunden (s. Abb. 126e). In vielen Fällen be-

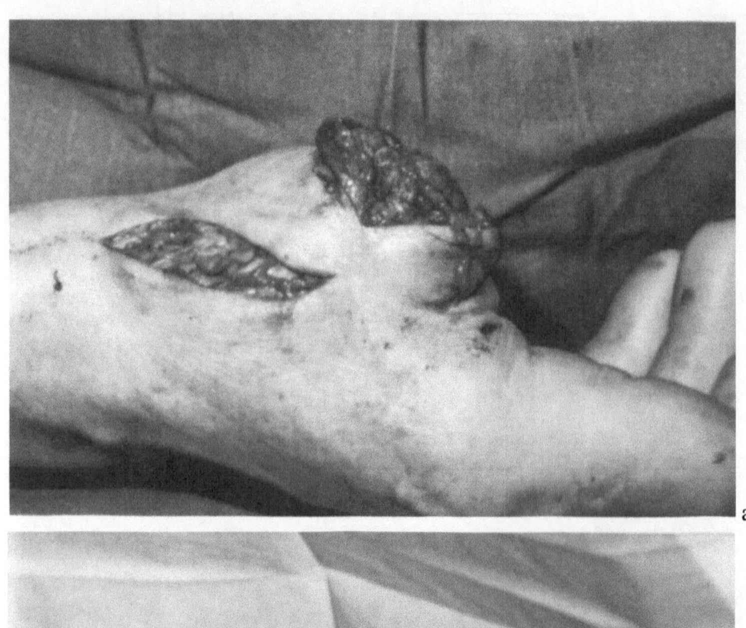

a

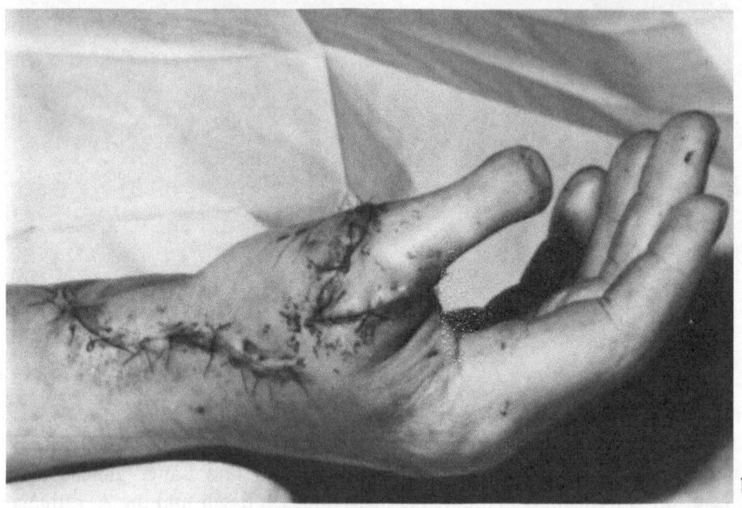

b

Abb. 124a, b. Durch einen Fischmaulschnitt am Daumenstumpf werden Knochen, volare Daumennerven und Arterien und die lange Flexorsehne dargestellt. Durch eine S-förmige Inzision über der Foveola radialis wird die A. radialis, 1–2 Venen, 1 Ast des N. radialis und die Extensorsehne freigelegt. Die dreieckige Basis des Zehentransplantates paßt gut in die Inzision am Daumenstumpf

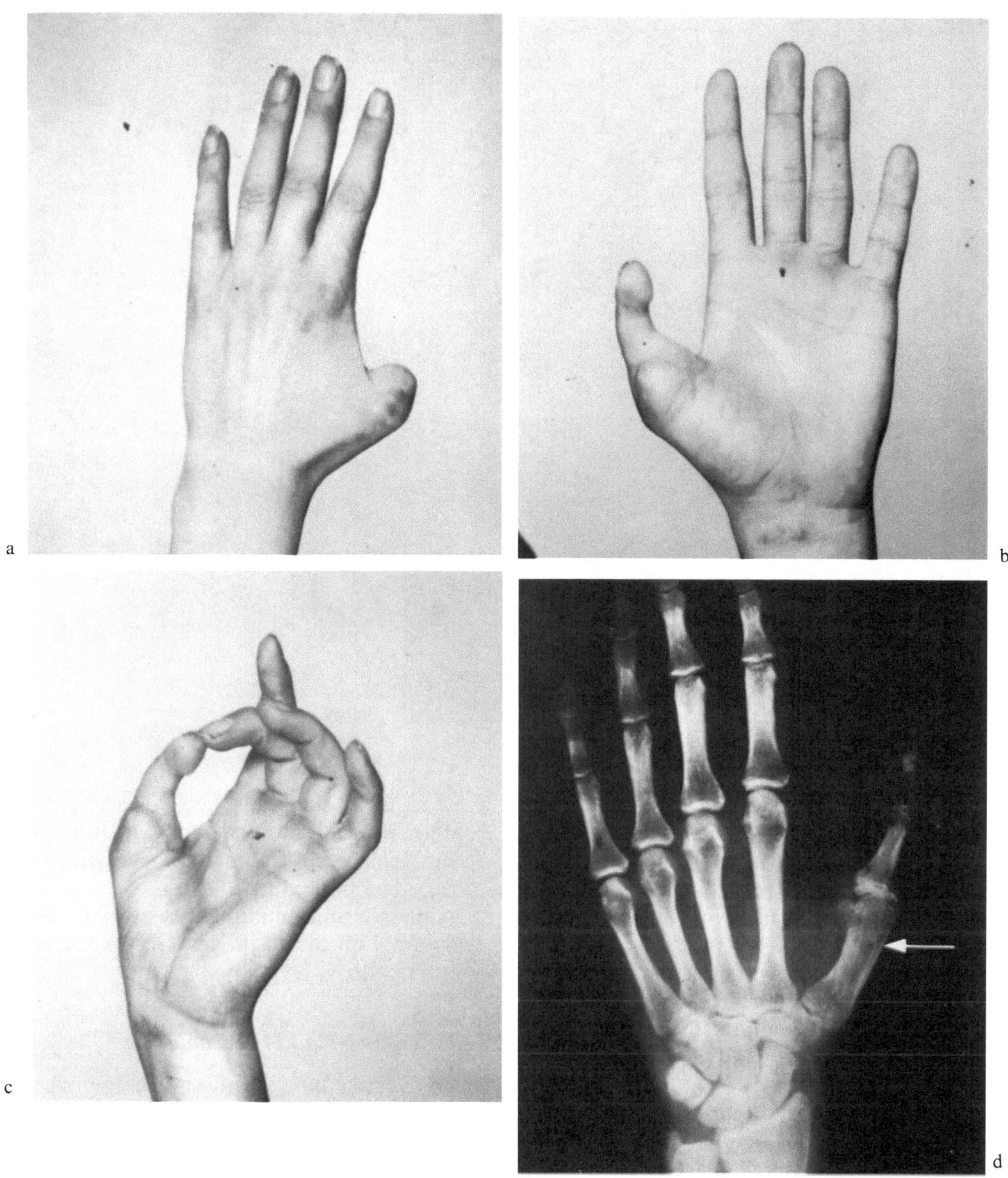

Abb. 125a–d. Eine 46jährige Konzertpianistin verlor bei einem Verkehrsunfall ihren linken Daumen. Durch eine Zweitzehentransplantation kann sie 1 Jahr nach dem Unfall wieder Konzerte geben. Das Röntgenbild zeigt eine gute Ausheilung der Osteosynthesestelle (Pfeil). Der „neue Daumen“ besitzt ein Gelenk mehr als ein natürlicher erster Strahl

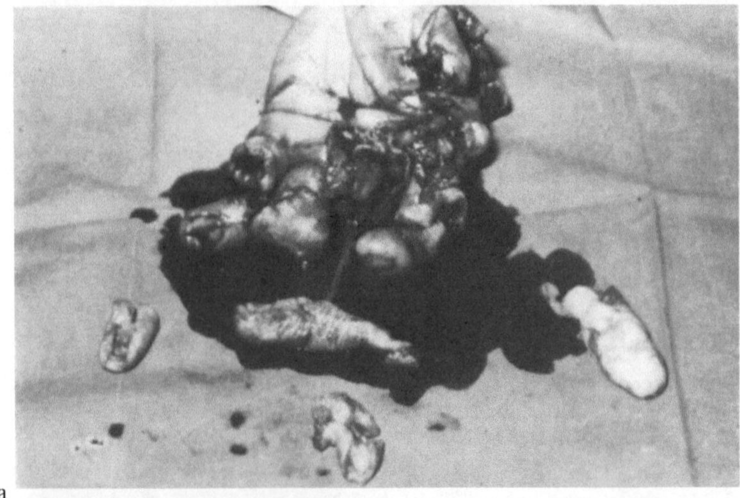
a

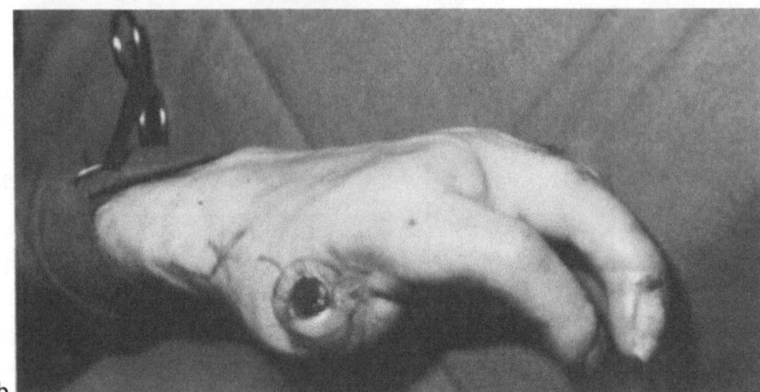
b

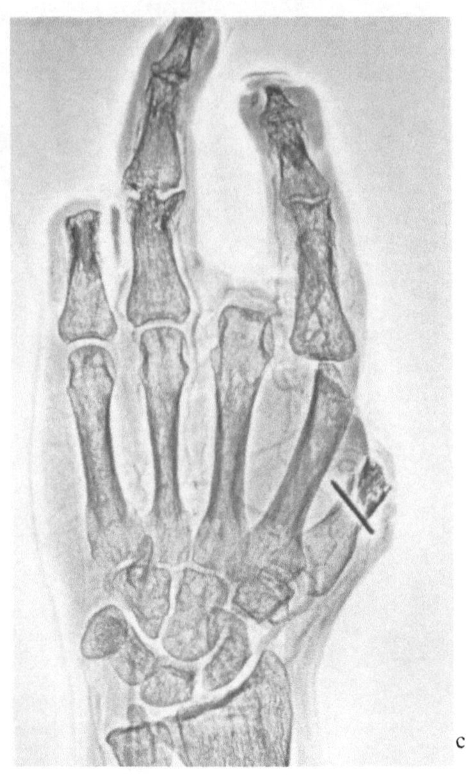
c

Legende s. S. 141

darf es noch einer Versorgung von zwei lateralen halbmondförmigen Gebieten an der Basis der Zehe durch Spalthauttransplantat (s. Abb. 123). Diese Gebiete sind größer bei der relativ häufigen partiellen Syndaktilie zwischen der 2. und 3. Zehe.

Nach eigenen Beobachtungen dauert es ca. 1–2 Std., bis eine deutliche Zirkulation bzw. eine reaktive Hyperämie in den Zehentransplantaten eintritt. Als Ursache dürfte sicherlich ein Gefäßspasmus der A. dorsalis pedis durch die ausgedehnte Präparation zu erwähnen sein.

Die Medikation entspricht der bei der Gewebetransplantation üblichen.

Wird die Zweitzehe als Finger eingesetzt, so erfolgt der arterielle Anschluß günstiger an einer A. digitalis communis und der venöse Anschluß an eine kräftige Vene des Handrükkens (s. Abb. 127).

Die Zweitzehe hat nach Meinung der Autoren gegenüber der Großzehe beim Daumenersatz folgende Vorteile:

1. Sie ist meist länger als die Großzehe.
2. Meist passendere Form im Vergleich mit dem erhaltenen Daumen der Gegenseite, besonders bei Frauen.
3. Ästhetisch und funktionell besseres Ergebnis am Fuß als nach der Großzehenentnahme.

Zwei-Zehen-en-bloc-Transplantation

Unter Verwendung gleicher anatomischer Strukturen, wie bei der 1-Zehen-Transplantation, können auch 2-Zehen-en-bloc zum Ersatz größerer Handabschnitte herangezogen werden (O'Brien 1977). Dieses Verfahren eignet sich als Ersatzoperation beim Verlust aller vier Langfinger, sowie beim Verlust der Gesamthand und angeborener Finger- oder Handaplasien. Gegebenenfalls kann dies noch mit einer weiteren Großzehentransplantation oder 2-Zehen-Transplantation vom Gegenfuß zum Aufbau eines Daumens erweitert werden.

Abb. 126. a–c. Fräseverletzung der linken Hand bei einem 34jährigen Schreiner. Durch Replantation kann nur eine Zweifingerhand erhalten werden, wobei das Zeigefingergrundgelenk zerstört ist. Ein mehrstöckiger Daumenaufbau mißlang

Abb. 126. d, e Entnahme der zweiten Zehe und Anschluß nach dem gezeichneten Schema. **f–i** Das Zeigefingergrundgelenk wurde durch eine Fingergelenksprothese („St. Georg-Prothese") ersetzt. Der Hebedefekt am Fuß wird direkt verschlossen. Zwei Jahre danach bestehen keinerlei Beschwerden. Der junge Schreiner trägt normales Schuhwerk und kann seinen Beruf wieder voll ausführen

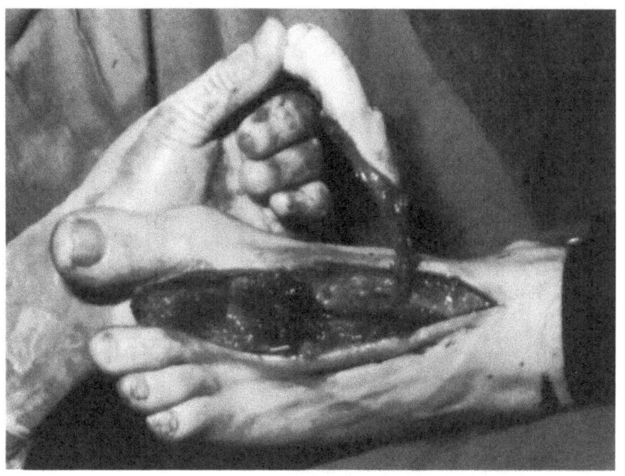

d

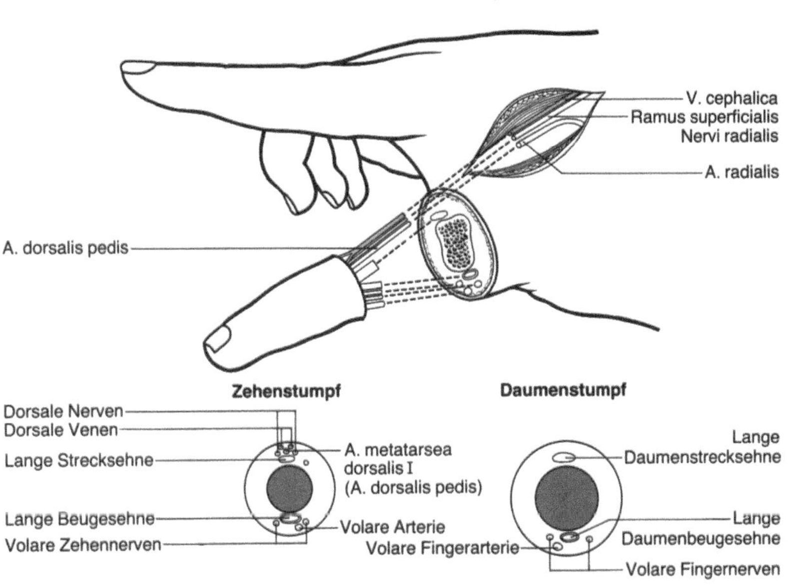

e

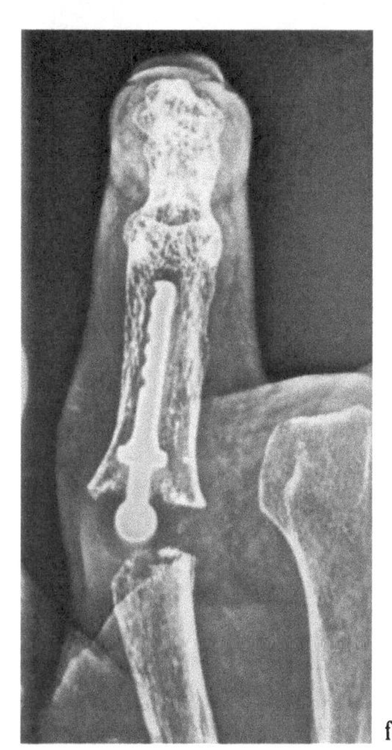

f

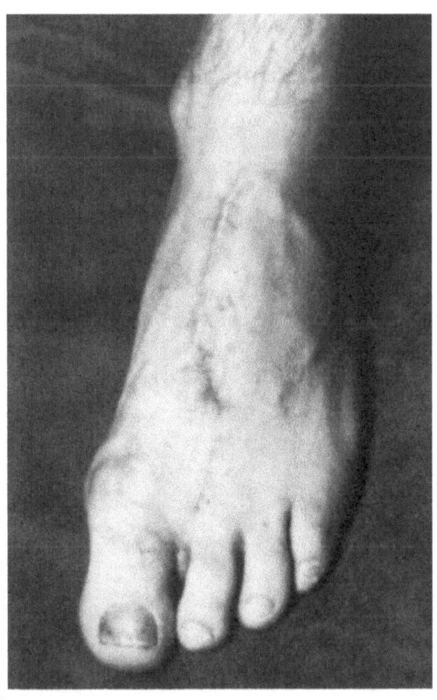

g

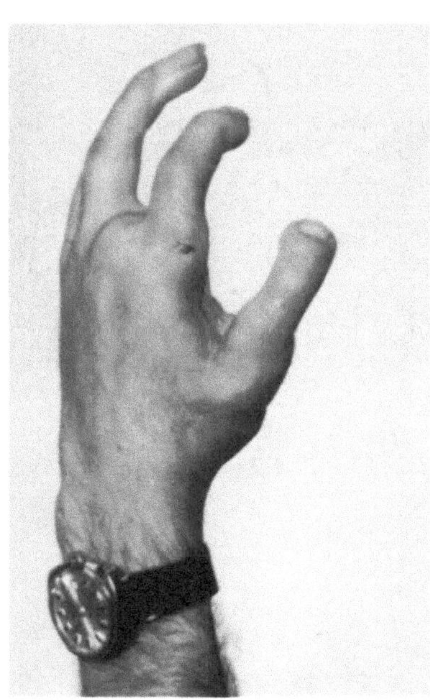

h

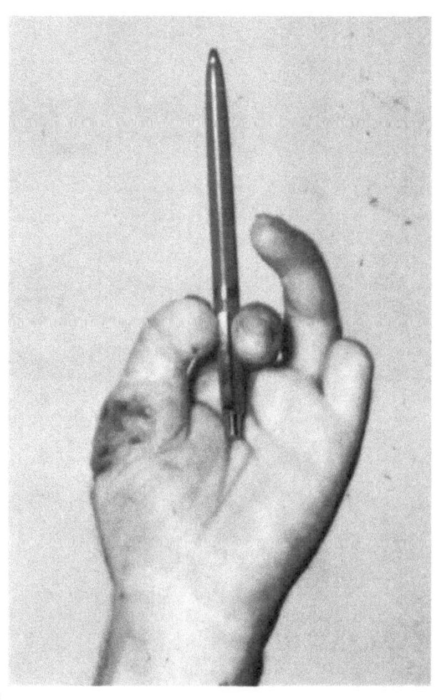

i

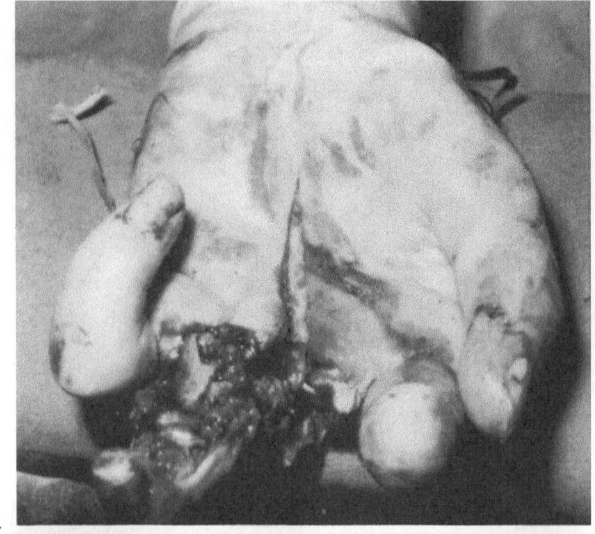

a

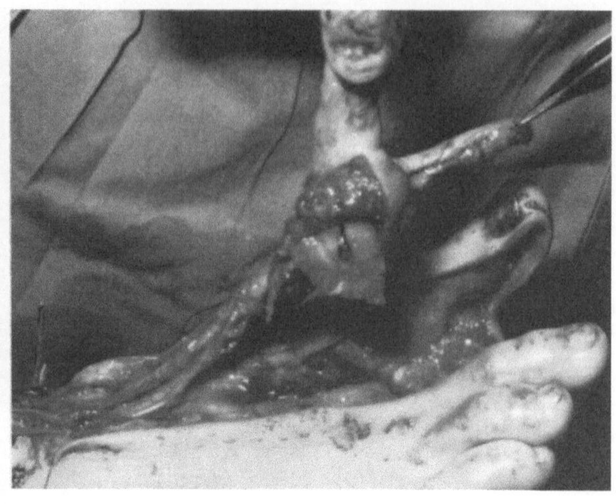

b

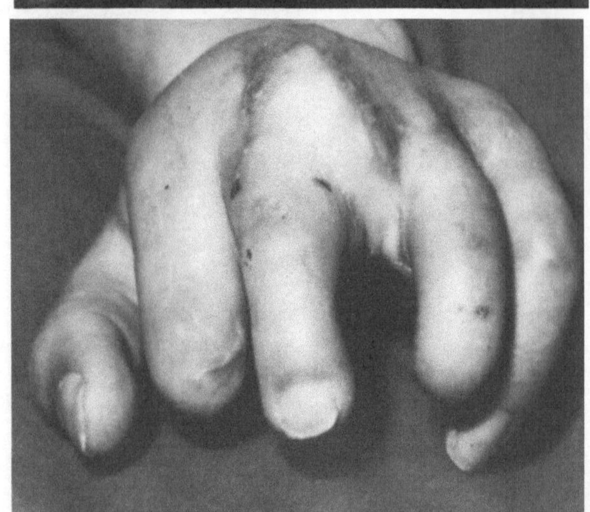

c

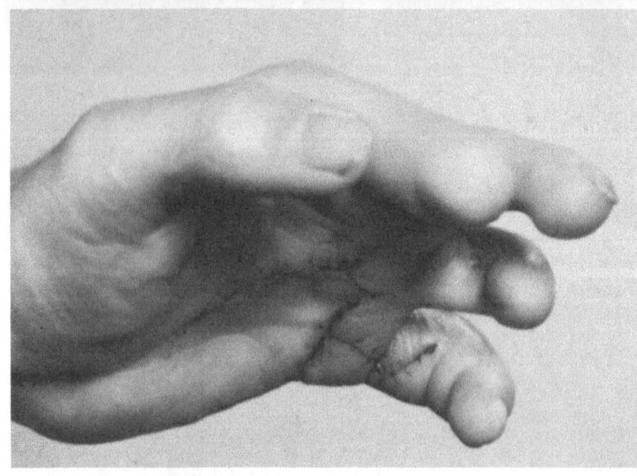

d

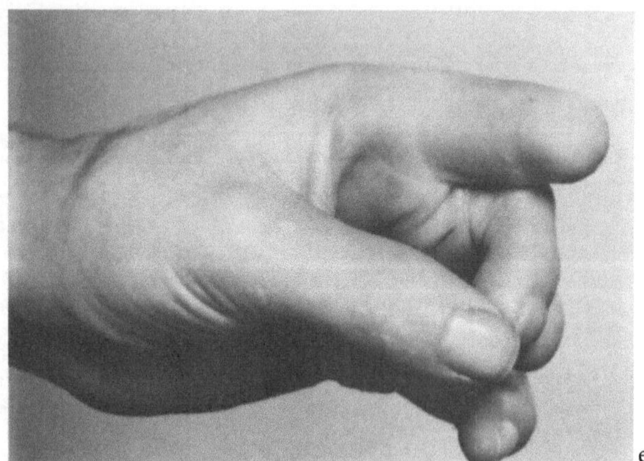

e

Abb. 127. a, b Ein 19jähriger Jungbauer hatte durch einen vorausgegangenen Unfall einen teilversteiften Zeigefingerstumpf, der Mittelfinger fehlte, am Ringfinger bestand eine instabile Fraktur des Grundgliedes mit völliger Zerstörung des Beugesehnenlagers und des volaren Weichteilmantels. Der Kleinfinger war in Beugestellung kontrakt. Somit bestand kein funktionstüchtiger Gegenfinger für den voll funktionstüchtigen Daumen. Durch ein kombiniertes Transplantat, bestehend aus Zweitzehe und fibularer Seite der Großzehe, wurde der Mittelfinger ersetzt und die volare Seite des Ringfingers gedeckt. **c–e** Funktionsbild nach 6 Monaten. Guter, sicherer Spitzgriff zwischen Daumen und neuem Mittelfinger

Literatur

Acland RD (1972) Prevention of thrombosis in microvascular surgery by use of magnesium sulphate. Br J Plast Surg 29:292

Acland RD (1973) Thrombusformation in microvascular surgery: An experimental study of the effects of surgical trauma. Surgery 73:766

Acland RD (1977) Persönliche Mitteilungen

Acland RD, Smith P (1976) Microvascular surgical techniques used to provide skin cover over an ununited tibial fracture. J Bone Joint (Am) Surg 583:471

American replantation mission to China (1973) Replantation surgery in China. Plast Reconstr Surg 52:476

Anderl H (1973) Reconstruction of face through cross face nerve transplantation in facial paralysis. Chir Plastica 2:17

Anderl H (1977a) Freie Fett-Transplantation mit Mikrogefäßanastomosen. 8. Tagung d. Vereinigung Deutscher Plastischer Chirurgen, Erlangen (12.–15. Okt. 1977)

Anderl H (1977b) Mikrochirurgische Transplantation eines Inguinallappens, der 30 Stunden gebankt wurde. Diskussionsbemerkung, 8. Tagung d. Vereinigung Deutscher Plastischer Chirurgen, Erlangen (12.–15. Okt. 1977)

Antia NH, Buch VI (1971) Transfer of an abdominal dermo-fat graft by direct anastomosis of blood vessels. Br J Plast Surg 24:15

Bakamjian V (1963) A technique for primary reconstruction of the palate after radical maxillectomy for cancer. Plast Reconstr Surg 31:103

Baudet J, Lemaire M, Legroux PH, Vidal L, Sargos P, deConnick L, Goumain AJM (1974) Transfer par microanastomoses dùn lambeau de cuir chevelu dans un cas dàlopècie cicatricielle. Ann Chir Plast 19:213

Baudet J, Guimberteau JC, Nascimento E (1976) Successful clinical transfer of two free thoracodorsal axillary flaps. Plast Reconstr Surg 58:680

Berger A, Meissl G, Millesi H, Piza-Katzer H (1976) Replantation amputierter Gewebeteile durch mikrovaskuläre Anastomosen. Vortrag: 17. Tagung d. Österr. Gesellschaft f. Chirurgie, Salzburg, 27.–29. Mai, 1976. Veröffentlicht: Acta Chirurgica Austriaca, Bericht von H Steiner, G Zimmermann, 1976/77

Biemer E (1977a) Replantation von Fingern und Extremitätenteilen. Technik und Ergebnisse. Chirurg 48:353

Biemer E (1977b) II.-Zehentransplantation. Vortrag auf Third Congress of the European Section of the Int. Confederation for Plastic and Reconstructive Surgery. The Hague 22.–27. Mai 1977

Biemer E (1977c) Klassifizierung von totalen und subtotalen Amputationen. Handchirurgie 9:21

Biemer E (1977d) Vein grafts in microvascular surgery. Br J Plast Surg 30:197

Biemer E (1977e) Erstbehandlung bei Amputationsverletzungen. Ther Ggw 116:146

Biemer E (1978) Replantation at the hand by microvascular anastomoses. In: Balas P (ed) Proceedings of the Int. Congress of Cardiovascular Surgery, Athen 11.–15. Juni 1978. Sulocton, Athen, p 441

Biemer E, Duspiva W (1976a) Free microvascular transfer of a groin flap to the skull following scalp avulsion. Chir Plast 3:277

Biemer E, Duspiva W (1976b) Erfolgreiche Replantation eines völlig abgetrennten Daumens. Münch Med Wochenschr 118:711

Biemer E, Duspiva W (1976c) Erfolgreiche Replantation der Mittelhand Münch Med Wochenschr 118:473

Biemer E, Duspiva W (1977a) Freie Verpflanzung von Haut- und Weichteilgewebe mit mikrovaskulären Anastomosen zur Defektdeckung. Münch Med Wochenschr 119:587

Biemer E, Duspiva W (1977b) Komplikationen bei der Replantation abgetrennter Gliedmaßen. Handchirurgie 9:67

Biemer E, Duspiva W (1978) Erfahrungen nach über 272 Replantationen peripherer Extremitätenteilen mit mikrovaskulären Anastomosen. Z Orthop 116:587

Biemer E, Heiss J (1978) Free flap transfer by microvascular anastomoses. In: Balas P (ed) Proceedings of the Int. Congress of Cardiovascular Surgery, 11.–15. Juni 1977, Athen, p 446

Biemer E, Duspiva W, Herndl E, Stock W, Ramatschi P (1977) Replantation an der oberen Extremität durch mikrovaskuläre Anastomosen. Chir Praxis 22:281

Biemer E, Duspiva W, Herndl E, Stock W, Ramatschi P (1977) Early experiences in organising and running a replantation service. Br J Plast Surg 31:9

Blair VP (1918) Surgery and disease of the mouth and jaws. Mosby, St. Louis

Boeckx WD, DeConinck A, Vanderlinden E (1976) Ten free flap transfers. Plast Reconstr Surg 57:707

Bos KE (1977) Bone transplantation revascularized by microvascular anastomoses. Vortrag auf dem Third Congress of the European Section of the Int. Confederation for plastic and reconstructive surgery. Mai 22.–27. 1977, The Hague

Bowen JE, Poole MD (1975) Multiple digital replantations. A case report. Br J Plast Surg 28:8

Buck-Gramcko D (1974) Mikrochirurgie peripherer Gefäße. Experimentelle Untersuchungen und klinische Anwendung. Handchirurgie 6:101

Buck-Gramcko D (1978) Indikation und Technik der Replantation. Langenbecks Arch Chir 347:97

Buncke HJ, Schulz WP (1966) Total ear reimplantation in the rabbit utilizing microminiature vascular anastomoses. Br J Plast Surg 10:15

Buncke HJ, Buncke CM, Schulz WB (1965) Experimental Digital Amputation and Reimplantation. Plast Reconstr Surg 36:62

Buncke HJ, Buncke CM, Schulz WP (1966) Immediate

Nicaladoni procedure in the rhesus monkey, or hallux-to-hand transplantation, utilizing microminiature vascular anastomoses. Br J Plast Surg 19:332

Buncke HJ, McLean DH, George PT, Creech BJ, Chater NL, Commons GW (1973) Thumb replacement: great toe transplantation by Microvascular anastomosis. Br J Plast Surg 26:194

Buncke HJ, Furnas DW, Gordon L, Achauer BM (1977) Free osteocutaneous flap from a rib to the tibia. Plast Reconstr Surg 59:799

Chen CW (1976) Persönliche Mitteilungen

Chen YC, Chen CW, Pin CT, Pao YS (1966) Some problems concerning small vessel anastomosis in the reattachment of complete traumatic amputations. Chin Med J 85:79

Chi-Shui-Tan Hospital, Peking (1976) Persönliche Mitteilungen

Cobbett JR (1969a) Free digital transfer. Report of a case of transfer of a great toe to replace an amputated thumb. J Bone Joint Surg 51B:677

Cobbett JR (1969b) Small vessel surgery in hand. The Hand 1:57

Cohen BE, May JW, Daly JSF, Young HH (1977) Successful clinical replantation of an amputated penis by microneurovascular repair. Plast Reconstr Surg 59:276

Daniel G, Entin MA, Kahn DS (1971) Autogenous transplantation in the dog of metacarpophalangeal joint with preserved neurovascular bundle. Can J Surg 14:253

Daniel RK, Taylor GI (1973) Distant transfer of an island flap by microvascular anastomoses. Plast Reconstr Surg 52:111 (1973)

Daniel RK, Terzis JK (1977) Reconstructive microsurgery. Little Brown, Boston

Daniel RK, Terzis JK, Schwartz G (1975) Neurovascular free flaps. Plast Reconstr Surg 56:13

Daniel RK, Williams HB (1973a) The free transfer of skin flaps by microvascular anastomoses: An experimental study and a reappraisal. Plast Reconstr Surg 52:16

Daniel RK, Williams HB (1973b) The free transfer of skin flaps by microvascular anastomoses. Plast Reconstr Surg 52:16

Duspiva W, Biemer E (1976a) Technik der Mikrogefäßchirurgie. Med Welt 27:852

Duspiva W, Biemer E (1976b) Tecnicas de cirurgia microvascular. Med Welt 9:46

Duspiva W, Biemer E (1977) Komplikationen bei der freien Gewebeübertragung mit mikrovaskulären Anastomosen. Handchirurgie 9:71

Duspiva W, Biemer E, Herndl E, Stock W, Alberti Irene von (1979) Knochenheilung in der Replantationschirurgie der Hand. Fortschr Med 97:953

Eiselsberg Fr. v. (1900) Ersatz des Zeigefingers durch die zweite Zehe. Arch Klin Chir 61:2

Emmans PR, Harrison MJG, Honour AJ, Mitchell IRH (1965) Effect of pyrimidopyrimidine derivate on thrombus formation in the rabbit. Nature 208:255

Finseth F, Kavarana N, Antia N (1975) Complications of free flap transfers to the mouth region. Plast Reconstr Surg 56:652

First Teaching Hosp. of Chung Shan Med. College (1973) Experience in replantation of severed fingers. Chin Med J 6:71

First Teaching Hosp. of Chung Shan Med. College (1973) Replantation of severed limbs. Chin Med J 6:70

Fujikawa S, O'Brien BMcC (1975) An experimental evaluation of microvenous grafts. Br J Plast Surg 28:244

Fujino T, Harashina T, Mikato A (1972) Autogenous en-bloc transplantation of the mammary gland in dogs using microsurgical technique. Plast Reconstr Surg 50:376

Fujino T, Harashina T, Nakajima T (1975) Free skin flap from the retroauricular region to the nose. Plast Reconstr Surg 57:338

Fujino T, Saito S (1975) Repair of pharyngoesophageal fistula by microvascular transfer of a free skin flap. Plast Reconstr Surg 56:549

Geldmacher J, Brug E (1973) Arbeitsunfall und Handverletzung. Münch Med Wochenschr 115:1212

Godina M (1978) Persönl. Mitteilungen auf Arbeitstreffen über Mikrochirurgie, München, Klinikum rechts d. Isar, April 1978

Godina M (1979) Vortrag auf dem Fifth International Symposium on Microsurgery. Guarujá, Brasilien, 15.–18. Mai

Goldwyn RM, Lamb DL, White WL (1963) An experimental study of large island flaps in dogs. Plast Reconstr Surg 31:528

Harashina T, Nakajima T, Yoshimura Y (1977) A free groin flap reconstruction in progressive facial hemiatrophy. Br J Plast Surg 30(1):14

Harii K (1974) Free deltopectoral skin flaps. Br J Plast Surg 27:231

Harii K (1975) Omentumtransplant. Vortrag auf Third Int. Symposium on Microsurgery. East Grinstead 1975

Harii K, Ohmori S (1973) Use of the gastroepiploic vessels as recipient or donor vessels in the free transfer of composite flaps by microvascular anastomoses. Plast Reconstr Surg 52:541

Harii K, Ohmori K (1975a) Direct transfer of large free groin skin flap to the lower extremity using microvascular anastomoses. Chir Plast 3:1

Harii K, Ohmori K (1975b) Free groin flaps in children. Plast Reconstr Surg 55:588

Harii K, Ohmori K, Ohmori S (1974) Successful clinical transfer of then flaps by microvascular anastomoses. Plast Reconstr Surg 53:259

Harii K, Ohmori K, Schiguchi J (1976a) The free musculocutaneous flap. Plast Reconstr Surg 57:294

Harii K, Ohmori K, Torii S (1976b) Free gracilis muscle transplantation with microvascular anastomoses for treatment of facial paralysis. Plast Reconstr Surg 27:133

Harii K, Ohmori K, Torii S, Murakami F, Kasai Y, Schiguchi J, Ohmori S (1975) Free groin skin flaps. Br J Plast Surg 28:225

Hirsch J (1965) Increased platelets adhesiveness in recurrent venous thrombosis and pulmonary embolism. Br Med J II:797
Höpfner E (1903) Über Gefäßnaht, Gefäßtransplantation und Reimplantation von amputierten Extremitäten. Arch Klin Chir 70:417
Holzmann T, Wriedt-Lübbe I, Kramann B, Biemer E, Blümel G (1973) An experimental study of venous grafts in microvascular surgery. – A functional and micromorphological investigation. Vortrag auf dem 13th Congress of European Society for Surgical Research, Helsinki, May 21.–24. 1978

Ikuta Y (1975) Autotransplant of omentum to cover large denucation of the scalp. Plast Reconstr Surg 55:490
Ikuta Y (1977) Replantation surgery in upper extremity. Handchirurgie 9:51
Ikuta Y, Kubo T, Tsuge K (1976) Free muscle transplantation by microsurgical technique to treat severe Volkmann's contracture. Plast Reconstr Surg 58:407 (1976)
Ikuta Y, Vatari S, Kowamuna H, Sluma R, Matamaski Y, Mugaski Y, Tsuge K (1975) Free flap transfer by end-to-side-anastomoses. Br J Plast Surg 28:1

Jacobson JH, Suarez EL (1960) Microsurgery in anastomoses of small vessels. Surg Forum 11:243

Kleinert HE, Kasdan ML (1963) Salvage of devascularized upper extremities, including studies on small vessel anastomoses. Clin Orthop 29:29
Kleinert HE, Kasdan ML (1965) Anastomosis of digital vessels. J Ky Med Assoc 63:106
Komatsu S, Taimai S (1968) Successful replantation of a completely cut-off thumb. Plast Reconstr Surg 42:374
Krizek TJ, Tani T, Desprez JD, Kiehn CL (1965) Experimental transplantation of composite grafts by microsurgical vascular anastomoses. Plast Reconstr Surg 36:538
Kutz JE, Hay EL, Kleinert HE (1969) Fate of small vessel repair. J Bone Joint Surg 51a:792

Lanz T, Wachsmuth W (1972) Praktische Anatomie, Bd I, Springer, Berlin Heidelberg New York
Lapchinsky AG (1960) Recent results of experimental transplantation of preserved limbs and kidneys and possible use of this technique in clinical practice. Ann NY Acad Sci 64:539
Leeb DC, Ben-Hur N, Mazzarella L (1977) Reconstruction of the floor of the mouth with a free dorsalis pedis flap. Plast Reconstr Surg 59(3):379
Lendvay PG (1968) Anastomoses of small digital vessels. Med J Aust 2:723
Lendvay PG, Owen ER (1970) Microvascular repair of completely severed digit: Fate of digital vessels after six months. Med J Aust 2:818
Lendvay PG (1973) Replacement of the amputated digits. Br J Plast Surg 26:398
Lister GD (1977) Persönliche Mitteilungen
Lister GD, Kleinert HE, Kutz JE, Atasoy E (1977) Primary flexor tendon repair followed by immediate controlled mobilisation. J Hand Surg 2:441

Lu MM (1969) Successful replacement of avulsed scalp. Plast Reconstr Surg 43:231

Mandl H, Freilinger G, Holle J (1976) Replantationen im Handbereich mit ersten funktionellen Ergebnissen. Vortrag auf der 17. Tagung d. österr. Gesellschaft f. Chirurg, Salzburg 27.–29. Mai 1976, Veröffentlicht: Acta Chirurgica Austriaca, Steiner H, Zimmermann G, 1976/77
Mayer JE (1973) Dipyridamol and aspirin tested against an experimental model of thromboses. Ann Surg 178:108
McCullough DW, Frederickson JM (1973) Neovascularized rib grafts to reconstruct mandibular defects. Can J Otolaryngol 2:96
McGraw JB, Furlow LT Jr (1975) The dorsalis pedis arterialized flap. A clinical study. Plast Reconstr Surg 55:177
McGregor IA, Jackson IT (1972) The groin flap. Br J Plast Surg 25:3
McLean BH, Buncke HJ (1972) Autotransplant of omentum to a large scalp defect with microsurgical revascularization. Plast Reconstr Surg 49:268
Miller GDH, Anstee EJ, Snell JA (1976) Asuccessful replantation of an avulsed scalp by microvascular anastomoses. Plast Reconstr Surg 58:133
Millesi H (1976) Diskussionsbemerkung auf der 17. Tagung d. österr. Gesellschaft f. Chir., Salzburg, 27.–29. 5. 1976

Nicoladoni C (1897) Daumenplastik. Wiener Klin Wochenschr 28:663

O'Brien BMcC (1977) Microvascular reconstructive surgery. Churchill Livingstone, Edinburgh London New York
O'Brien BMcC, Hayhurst JW (1973) Metallized microsutures and a new microneedle holder. Plast Reconstr Surg 52:673
O'Brien BMcC, Miller GDH (1973) Digital reattachment and revascularisation. J Bone Joint Surg 55A:714
O'Brien BMcC, Shanmugan N (1973) Experimental transfer of composite free flaps with microvascular anastomoses. Aust NZ J Surg 43:285
O'Brien BMcC, Miller GDH, McLeod AM, Newing RK (1973a) Saving the amputated digit and hand. Med J Aust 1:558
O'Brien BMcC, McLeod AM, Hayhurst JW, Morrison WA (1973b) Successful transfer of a large island flap from the groin to the foot by microvascular anastomoses. Plast Reconstr Surg 52:271
O'Brien BMcC, McLeod AM, Miller GDM, Newing RK, Hayhurst JW, Morrison WA (1973c) Clinical replantation of digits. Plast Reconstr Surg 52:490
O'Brien BMcC, Morrison WA, Ishida H, McLeod AM, Gilbert A (1974) Free flap transfer with microvascular anastomoses. Br J Plast Surg 27:220
O'Brien BM, McLeod AM, Sykes PJ, Donahoe S (1975) Hallux-to-hand transfer. The Hand 7:128
Östrup LT, Fredrickson JM (1974) Distant transfer of a free, living bone graft by microvascular anastomoses. Plast Reconstr Surg 54:274

Östrup LT, Frederickson JM (1975) Reconstruction of mandibular defects after radiation, using a free living bone graft, transferred by microvascular anastomoses. Plast Reconstr Surg 55:563

Östrup LT, Tam CS (1975) Bone formation in a free, living bone graft transferred by microvascular anastomoses. Scand J Plast Reconstr Surg 9:101

Ohmori K, Harii K (1975a) Transplantation of a toe to an amputated finger. The Hand 7:134

Ohmori K, Harii K (1975b) Free groin flaps: Their vascular basis. Br J Plast Surg 28:238

Ohmori K (1977) Vortrag auf dem 3rd Congress of the European Section of the Int. Confederation for Plast and Reconstructive Surgery, May 22.–27. 1977, The Hague

Olivari N, Olivari B (1975) Beeinflussung der Lappendurchblutung und Nekroserate nach Verschiebeschwenkplastiken durch Pentoxifyllin und Dextran 40. Med Welt 26:1973

Owen ER (1975) Replantation of amputated extremities. Langenbecks Arch Chir 339:613

Owen ER (1976) Persönliche Mitteilung

Reimann R, Fritz G (1975) Der Leistenlappen – anatomische Untersuchungen zum axialen Gefäßverlauf. Handchirurgie 7:109

Reuter H (1970) Hemmung der Plättchenaggregation durch Acetylsalicylsäure. Dtsch Med Wochenschr 95:14

Rigg BM (1975) Transfer of a free groin flap to the heel by microvascular surgery. Plast Reconstr Surg 55:36

Robinson DW (1976) Microsurgical transfer of the dorsalis pedis neurovascular island flap. Br J Plast Surg 29:209

Scharrer J (1969) Thromboseprophylaxe mit Aspirin. Der Einfluß von Acetylsalicylsäure auf die Thrombozytenaggregation in vitro und in vivo. Klin Wochenschr 47:1318

Schmidt-Tintemann U (1970) Chirurgische Operationslehre IV. 8. Ergänzung, Urban & Schwarzenberg, München Berlin Wien

Schmidt-Tintemann U, Biemer E, Duspiva W (1976) Replantationen abgetrennter Finger, Daumen und Hände durch Mikrogefäßchirurgie. Dtsch Ärztebl 20:1367

Serafin D, Rios AV, Georgiade N (1976) Fourteen free groin flap transfers. Plast Reconstr Surg 57:707

Six peoples hospital, Shanghai (1976) Persönliche Mitteilungen

Six peoples hospital Shanghai. Research laboratory for replantation of severed limbs (1976) Free muscle transplantation by microvascular neurovascular anastomoses. – Report of a Case. Chin Med J 2:47

Snyder CC, Batemann JM, Davis CW, Warden GD (1970) Mandibulo-facial restoration with live osteocutaneous flaps. Plast Reconstr Surg 45:14

Snyder CC, Knowles RP, Mayer PW, Hobbs JC (1960) Extremity replantation. Plast Reconstr Surg 26:251

Snyder CC, Stevenson RM, Browne EZ (1972) Successful replantation of a total severed thumb. Plast Reconstr Surg 50:553

Stranc MF, Labandter H, Roy A (1975) A review of 196 tubed pedicle. Br J Plast Surg 24:54

Strauch B, Murray DE (1967) Transfer of composite grafts with immediate suture anastomoses of its vascular pedicle measuring less than 1 mm in external diameter using microsurgical techniques. Plast Reconstr Surg 40:325

Strauch B, Bloomberg AE, Lewin ML (1971) An experimental approach to mandibular replacement: Island vascular composite rib grafts. Br J Plast Surg 24:334

Tamai S (1974) Present status and prospect of limb and finger replantation. Surg Diag Treat 6:547

Tamai S (1977a) Persönliche Mitteilungen

Tamai S (1977b) Vortrag auf: Third Congress of the European Section of the Int. Confederation for Plastic and Reconstructive Surgery, 22.–27. May, 1977, The Hague

Tamai S, Komatsu S, Sakamoto H, Sano S, Sagaushi N, Hori Y, Tatsumi Y, Okuda H (1970) Free muscle transplants in dog with microsurgical neurovascular anastomosis. Plast Reconstr Surg 46:219

Tamai S, Nakamura Y, Motomiya Y (1977) Microsurgical replantation of a completely amputated penis and scrotum. Plastic Reconstr Surg 60:287

Taylor GI, Miller GDH, Ham FJ (1975) The free vascularized bone graft. Plast Reconstr Surg 55:533

Taylor GI, Daniel RK (1975) The anatomy of several free flap donor sites. Plast Reconstr Surg 56:243

Taylor GT (1979) Vortrag: Fifth International Symposium on Microsurgery Guarujá, Brasilien, 15.–18. Mai

Tschopp HM (1976) Microsurgical neuro-vascular anastomoses for transplantation of composite bone and muscle grafts. Springer, Berlin Heidelberg New York

Webster M (1977) Photoelektrischer Pulsfühler zur Überwachung von freien Transplantaten. Persönliche Mitteilungen

Wells JH, Edgerton MT (1977) Correction of severe hemifacial atrophy with a free dermis-fat flap from the lower abdomen. Plast Reconstr Surg 59(2):223

Werber KD, Biemer E (1978) Eigene Erfahrungen mit Replantationen von Fingern im Bereich der Zone I (Fingerkuppen). Vortrag auf der Tagung der Deutschsprachigen Arbeitsgemeinschaft für Handchirurgie, Budapest, 14.–17. Juli 1978

Werber KD, Biemer E (1978) Erfahrungen mit der percutanen Sauerstoffpartialdruckmessung in der Lappenplastik. Vortrag auf der 9. Tagung der Vereinigung der Deutschen Plastischen Chirurgen, 18.–21. Okt., Köln

Sachverzeichnis

Allgemeine und spezielle Operationslehre

10 Bände

Begründet von M. Kirschner. Fortgeführt und herausgegeben von R. Zenker, G. Heberer, R. Pichlmayr

Subskriptionspreise werden gewährt bei Verpflichtung zur Abnahme des Gesamtwerkes

1. Band
G. Hegemann

Allgemeine Operationslehre

2 Teile. 2. Auflage. 1958. 1. Teil: 378 zum größten Teil farbige Abbildungen. XX, 420 Seiten. 2. Teil: 256 zum größten Teil farbige Abbildungen. XIV, 747 Seiten
Gebunden zusammen
DM 780,–; approx. US $ 429.00
Subskriptionspreis Gebunden zusammen
DM 624,–; approx. US $ 343.20
ISBN 3-540-02243-0

2. Band
N. Guleke

Die Eingriffe am Gehirnschädel, Gehirn, an der Wirbelsäule und am Rückenmark

2. Auflage. 1950. 372 zum größten Teil farbige Abbildungen. XIV, 589 Seiten
Gebunden DM 230,–; approx. US $ 126.50
Subskriptionspreis
Gebunden DM 184,–; approx. US $ 101.20
ISBN 3-540-01443-8

4. Band

Gesicht, Gesichtsschädel, Kiefer

Bearbeitet von K.-E. Herlyn, R. Ritter, A. Rosenthal, E. Walser, R. Zenker
2. Auflage. 1956. 895 zum größten Teil farbige Abbildungen in zahlreichen Einzeldarstellungen. XVIII, 815 Seiten
Gebunden DM 540,–; approx. US $ 297.00
Subskriptionspreis
Gebunden DM 432,–; approx. US $ 237.60
ISBN 3-540-01986-3

5. Band
3., völlig neubearbeitete Auflage
1. Teil

Die oto-rhino-laryngologischen Operationen des Ohres

In Vorbereitung

2. Teil

Die oto-rhino-laryngologischen Operationen im Nasenbereich

In Vorbereitung

3. Teil
H. J. Denecke

Die oto-rhino-laryngologischen Operationen im Mund- und Halsbereich

Unter Mitarbeit von M. U. Denecke
1979. Etwa 480 Abbildungen in etwa 800 Einzeldarstellungen, überwiegend farbig. Etwa 850 Seiten
Gebunden DM 870,–; approx. US $ 478.50
Vorbestellpreis/Subskriptionspreis
Gebunden DM 696,–; approx. US $ 382.80
ISBN 3-540-09572-1

4. Teil
K. Schwemmle

Die allgemein-chirurgischen Operationen am Halse

Unter Mitarbeit von V. Schlosser, W. Wolfart
1979. Etwa 180 Abbildungen in etwa 250 Einzeldarstellungen, überwiegend farbig. Etwa 420 Seiten
Gebunden DM 360,–; approx. US $ 198.00
Vorbestellpreis/Subskriptionspreis
Gebunden DM 288,–; approx. US $ 158.40
ISBN 3-540-09573-X

6. Band: 1. Teil

Die Eingriffe an der Brust und in der Brusthöhle

2. Auflage, neubearbeitet von A. Brunner. Unter Mitarbeit von H. G. Borst, F. Deucher, H. Hamelmann, G. Hossli, W. Klinner, W. Overbeck, H. J. Peiper, G. Töndury, A. Widmer
Redigiert von A. Brunner, R. Zenker
1967. 705 zum größten Teil farbige Abbildungen. XX, 969 Seiten
Gebunden DM 740,–; approx. US $ 407.00
Subskriptionspreis
Gebunden DM 592,–; approx. US $ 325.60
ISBN 3-540-03715-2

Springer-Verlag
Berlin Heidelberg New York

2. Teil

Herz und herznahe Gefäße

Herausgeber: H. G. Borst, W. Klinner, Å. Senning
Bearbeitet von zahlreichen Fachwissenschaftlern
1978. 388 zum Teil farbige Abbildungen in 797 Einzeldarstellungen, 7 Tabellen.
XXII, 802 Seiten
Gebunden DM 740,–; approx. US $ 407.00
Subskriptionspreis
Gebunden DM 592,–; approx. US $ 325.60
ISBN 3-540-08267-0

7. Band: 1. Teil

Die Eingriffe in der Bauchhöhle

Herausgeber: R. Zenker, R. Berchthold, H. Hamelmann
3., völlig neubearbeitete Auflage. 1975.
573 Abbildungen davon 99 farbig. 12 Tabellen.
XXVI, 923 Seiten
Gebunden DM 720,–; approx. US $ 396.00
Subskriptionspreis
Gebunden DM 576,–; approx. US $ 316.80
ISBN 3-540-07380-9

2. Teil
M. Kirschner

Die Eingriffe bei den Bauchbrüchen einschließlich der Zwerchfellbrüche

Neubearbeitet von R. Zenker unter Mitarbeit von W. Grill
2. Auflage. 1957. 179 zum größten Teil farbige Abbildungen. X, 270 Seiten.
Gebunden DM 300,–; approx. US $ 165.00
Subskriptionspreis
Gebunden DM 240,–; approx. US $ 132.00
ISBN 3-540-02113-2

8. Band
L. Lurz, H. Lurz

Die Eingriffe an den Harnorganen, Nebennieren und männlichen Geschlechtsorganen

2. Auflage. 1961. 467 zum größten Teil farbige Abbildungen. XVIII, 588 Seiten
Gebunden DM 490,–; approx. US $ 269.50
Subskriptionspreis
Gebunden DM 392,–; approx. US $ 215.60
ISBN 3-540-02629-0

9. Band
K. G. Ober, H. Meinrenken

Gynäkologische Operationen

Unter Mitarbeit von E. Fauvet, E. Schmiedt
2. Auflage. 1964. 427 zum Teil farbige Abbildungen. XX, 638 Seiten
Gebunden DM 580,–; approx. US $ 319.00
Subskriptionspreis
Gebunden DM 464,–; approx. US $ 255.20
ISBN 3-540-03089-1

10. Band

Die Operationen an den Extremitäten

W. Wachsmuth
Teil 1: Allgemeiner Teil und die Operationen an der oberen Extremität.
1956. 797 zum größten Teil farbige Abbildungen. XX, 616 Seiten
Teil 2: Die Operationen an der unteren Extremität.
1956. 660 zum größten Teil farbige Abbildungen. XXII, 641 Seiten
Gebunden zus. DM 940,–; approx. US $ 517.00
Subskriptionspreis
Gebunden zus. DM 752,–; approx. US $ 413.60
ISBN 3-540-01987-1

3. Teil

Die Operationen an der Hand

Herausgeber: W. Wachsmuth, A. Wilhelm
1972. 393 zum größten Teil farbige Abbildungen. XXIV, 641 Seiten
Gebunden DM 720,–; approx. US $ 396.00
Subskriptionspreis
Gebunden DM 576,–; approx. US $ 316.80
ISBN 3-540-05752-8
Vertriebsrechte für Japan: Igaku Shoin Ltd., Tokyo

Springer AV-Lehrprogramm

Mikrochirurgie bei Unfällen

Eine Videoproduktion über Replantationen, Transplantationen und Transpositionen von L. Zwack, P. Hertel und L. Schweiberer, Homburg/Saar
Herstellung: Springer-Verlag Berlin Heidelberg New York in Zusammenarbeit mit Film Design, Wiesbaden, 1980
Technische Daten: Farbe, ca. 17 Minuten, Videokassetten (VCR, VCR-Longplay, VHS, Beta, U-matic), Filmkopien auf Anfrage
Sprachfassungen: deutsch, englisch
Preis pro Kassette: ca. 395,–

Springer-Verlag
Berlin Heidelberg New York